董氏奇穴与十四经穴临证治验

（赠光盘）

杨朝义　编著

辽宁科学技术出版社
·沈阳·

内容提要 CAPSULE SUMMARY

　　本书是作者20余年临床治疗经验的总结。书中系统地介绍了董氏重要穴位、董氏针灸体系、操作技术、临床治疗等几个方面。理论翔实，层次明确，对高深莫测、玄学之理及无实用理论均不采纳，择其大要，将最实用部分系统整理出董氏针灸体系，对学习、运用、发展董氏奇穴均有指导作用。仅将董氏常用穴以临床实用角度分析；对不常用穴，疗效尚难肯定、功效模糊的穴位及作用均删去，就此去伪存真，还原真实可靠运用理念。

　　全书从实用出发，本着客观求实的态度（在治疗中用董氏穴位效佳的则选用董氏穴位，对用传统穴位疗效满意的就用传统穴位）选穴。对针灸治疗满意的疾病精当处方，组方源于实践，并配用刺血、火针、艾灸等方法，并全面诠释了配穴机制。本书是目前董氏奇穴与传统针灸结合运用比较全面系统的图书，具有较强的可读性、实用性、启发性。配有光盘，光盘中详细介绍了常用董氏奇穴的取法、作用特点等。本书适合于针灸医师、中医师、针灸专业学生以及针灸爱好者参考阅读。

前言 PREFACE

医学在迅速发展，针灸学也在日新月异，各种特色疗法及针灸新思维不断涌现，在临床中大放异彩，可谓百花齐放。其中董氏奇穴就是针灸医学中的一颗璀璨明珠，是百花园中的一朵绚丽之花。董氏奇穴针灸学，是董景昌先生（1916—1975，祖籍山东省平度县）在其家传奇穴基础上，逐渐完善发展起来的一门独特的针灸体系。因其易学、易掌握、适应证广、功效强大、操作安全等优势特点，得到了针灸界的认可，迅速传遍了世界各地，为神奇的针灸之术锦上添花。

目前，有关董氏奇穴及十四经穴方面的专著已是林林总总，各有特色，但基本上是分而论之，各成体系，很少有将两者融于一体的书籍。笔者在临床中充分挖掘两者所长，使其相互为用，相得益彰，在治疗中起到了事半功倍之效。

此书是笔者多年应用董氏奇穴及十四经穴融会贯通之经验总结。董公的原著为《董氏针灸正经奇穴学》，可见"奇穴"也是"正经"的发挥，两者有不可分割的紧密关系。若想真正理解董氏奇穴的内涵，活用董氏奇穴的穴位，就必须理顺好两者之间的关系。此书即以董氏奇穴为主体将"奇穴"与"正经"融于一体阐述两者相结合的妙用、应用方式、原理。目前，这类"正经"与"奇穴"相结合的著述较少，故经验还不足，尚属在尝试阶段。此书的出版但愿能起到抛砖引玉的作用，与诸位同仁交流争鸣，亦为足矣。

本书的编辑出版，乃是笔者的经验和心得总结，并结合相关的医籍编写而成。在撰写过程中，虽工作繁忙，但始终一丝不苟、严格要求，冀以刻苦勤奋之志，而想弥补学识之不足。但因才疏学浅，水平有限，故难免有谬误、不足之处，谨望同道师长不吝赐教，以使本书日臻完善。

最后，我要衷心地感谢辽宁科学技术出版社的鼎力支持与协作，尤其是医学图书中心主任寿亚荷女士为本书的出版做了大量的工作。可以说没有她的关心、支持、帮助，就没有这本书的问世，特此诚挚地感谢。

杨朝义

2014年金秋

目 录 CONTENTS

第四篇　针灸要领与临床验案

第一篇

董氏奇穴理论体系

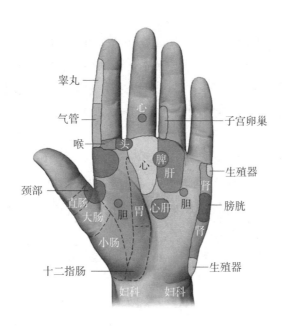

- 睾丸
- 气管
- 喉
- 颈部
- 直肠
- 大肠
- 胆
- 小肠
- 十二指肠
- 妇科
- 心
- 头
- 心
- 脾
- 肝
- 胃
- 心肝
- 子宫卵巢
- 生殖器
- 肾
- 胆
- 膀胱
- 肾
- 生殖器
- 妇科

第一章 董氏奇穴特点与针法

一、董氏奇穴源流

董氏奇穴系董门祖传数十代具有独立体系的奇穴针灸学。历经千年，代代相传，董景昌先生在其家传绝学奇穴基础上，经大量的临床实践逐渐完善发展起来的独具特色之针灸体系。

董景昌先生（1916—1975），祖籍山东省平度市。自幼随父学医，18岁在家乡独立行医，名震四方。1949年董公举家迁往中国台湾，自此在台行医，期间临诊多达40万人次，患者遍及台湾各地。并于1971年，董公以奇穴针术速愈高棉国总统朗诺之半身不遂，自此名扬天下。为弘扬董门针术，董公打破家规，广收门徒，开山授徒73人，董氏传人遍及世界各地，为传播董氏绝学奠定了良好的基础。董公于1973年编著《董氏针灸正经奇穴学》一书，使董门绝学正式公开于世，相继在世界各地生根发芽，不断壮大。近年来已风行全球，传遍世界各地。理论体系逐渐形成，学说不断完善，"董氏针灸正经奇穴学"已正式形成，是目前行之有效众多针灸新法中的一个新体系，具有重要的研究和发展前途，为针灸的发展注入了新的活力。

二、董氏针法优势特点

（1）董氏取穴主要在四肢部，其次在头部，很少用到胸腹及腰背部，这正是与传统针灸反差最大的地方。这一取穴的运用避开了人体的脏腑器官，若在胸腹及腰背用穴时也仅以刺血用之，不用毫针刺法，故董氏奇穴具有取穴方便、危险性小的优势。

（2）董氏奇穴不以经络定穴，而是以部位定穴，具有易学、易记、易掌握之优势。

（3）董氏针术乃循"正经"之"奇穴倒马组穴"，若诊断正确，认穴准确，手法精确，则功效强大，奏效神速，立除沉疴，具有作用效速的特点。

（4）董氏针法操作简便，临床仅以动气、倒马、牵引、刺血法即可，既简单又明确，一般不需要各种复杂的补泻手法，具有易操作、疗效强的特点。

（5）董氏针术一般不采用强刺激手法，仅以"正刺"、"斜刺"、"皮下刺"即可，可减轻患者之痛苦，减少晕针的发生。

（6）董氏奇穴治病广泛，不但对常见病、多发病有良效，而且对疑难杂症、顽症痼疾也有很好的治疗功效，加大了针灸在临床上的广泛运用。

三、董氏奇穴针法

董氏奇穴普及广、疗效高的一个重要原因就是有其独到的针法。董氏针法具有易学、易操作的特点，无须复杂的补泻手法，即可达到应有的疗效。若能正确地运用这些针法，则能立起沉疴，不仅对常见病有速效，而且对久治不愈的顽疾依然有针下立效之功。董氏针法别具一格，自成一派，这些针法不仅在董氏奇穴中运用，目前已被广泛用于传统针灸临床中，并得到了大量临床病案的验证。董氏针法主要有4种：动气针法、倒马针法、牵引针法、刺血针法。

（一）动气针法

动气针法是董氏针法中应用最广的一种针法，此针法不仅是董氏奇穴中的重要针法，而且也是目前传统针灸中的一种重要手法。特别是在一针疗法中治疗各种痛证，被广泛运用，一针疗法若离开了动气针法（在传统针灸中，这种针法一般称为运动针法），其疗效则会大大降低。目前一些新发展的针法，如平衡针法、浮针疗法等均需配合这种针法，否则难以彰显奇效。

动气针法是针刺后立动患处牵引其气的一种操作针法，动引其气之意，即在某个穴位进针得气后，边行针边令患者活动患处的方法，使病痛立即缓解，表示所选之穴已发挥应有效能。动气针法具体操作如下：

（1）首先决定针刺穴位。

（2）当针刺得气后，一边行针（捻转或提插），一边嘱患者配合活动患处。根据患者实际临床效果决定留针还是出针，若病痛已完全消失，则可出针；若病痛未完全好转，病情严重，病程长的患者，根据情况决定留针时间，在留针期间必须行针（捻转或提插）数次以提气，并同时配合动气针法活动患处。

（3）当病患处于难以活动的部位，如在胸腹部、鼻子、眼睛、耳朵等特殊部位时，可采用特殊动气针法。当病在胸腹部时可让患者用深呼吸的方法运动；当病在鼻子，可让患者用鼻子喘息的方法；当病在眼睛时可嘱患者配合眼睛睁闭动作；当病在耳朵时可用鼓耳的方法；若是某些神智病变，让患者配合意念引导法而发挥特殊动气疗法。可见动气疗法具有广泛的实效性。

动气针法简单实用，作用强大，是提高针刺疗效的一种有效手段，但是在运用此针法时必须注意以下几点，方能正确地用好这一针法。①针刺之穴不能在患处，否则难以活动患部，一般为远端健侧选穴。②令患者配合活动时先从小幅度动作开始，由轻到重，逐渐加大力度。③运用动气针法取穴宜少，尤其适宜于一穴治疗。④动气针法的运用有两个方面的作用。一是牵引其气，当针刺后，活动患处，是让针刺后直接迅速打通患处之瘀，使针穴与患处之气相互通应；二是检查所选穴位是否有效，当针刺得气后，让患者活动病痛处，若疼痛缓解或消失，说明选穴正确；若病痛无改善，说明辨证选穴不准确，需要重新思考辨证选穴组方。

（二）倒马针法

倒马针法是采用二针或三针并列的方法，加强疗效的一种特殊针法。这种倒马针法类似于古代针灸中的傍刺法、排针刺法。这种倒马针法的运用，较之散列的多针效果强大，具有联合效应、强化效应，是提高针刺疗效的有效方法。二针并用为小倒马针，三针并用为大倒马针（董氏奇穴一般多为三针并用）。在董氏奇穴所设穴位中有很多便是这种倒马针法组合穴，尤其是三针联用的倒马针组合最多，这是董氏奇穴突出特点之一。如三其穴（其门、其角、其正），上三黄（明黄、天黄、其黄），足三重（一重、二重、三重），足驷马（驷马上、驷马中、驷马下）等。不仅董氏奇穴可用这种针法，十四经穴依然能利用这一优势针法，如手三里与曲池的配合运用、复溜与太溪的合用、支沟与外关的合用、后溪与腕骨的合用、内庭与陷谷的合用等，不一而举，均是这一针法的运用。倒马针法的应用仍然是董氏奇穴的独创，临床实际操作运用，疗效非凡。具体操作如下：

（1）首先选定某一穴位（如合谷穴）。

（2）然后再在同经邻近穴位再选取一穴（如三间），这样合谷与三间便形成了倒马针法。

（3）在倒马针的基础上可用补泻法，也可用动气针法与之配合，加强疗效。

（三）牵引针法

牵引针法是两端选穴相互牵引之意。牵引针法的作用在于疏导与平衡。具体操作如下：

（1）首先在健侧远端取穴为治疗针。

（2）再于患侧远端选取相关穴位为牵引针。

（3）当两针针刺得气后，在两端同时捻针，或让患者配合动气针法，使两者相互感应，这样病患处在两穴之间，彼此两穴相互牵引，其气相通，病痛而解。

（4）当收效后根据患者的具体情况决定出针还是留针。当留针时，中间仍需同时捻针相互牵引，动引其气，发挥作用。

这种针法仍然是一种简单有效的好方法，在临床中具有很强的实效性。如右内侧膝痛，首先取用左侧的内关，再在右侧的太冲穴刺一针，可产生治疗作用；如右肘关节痛，先取用左侧的犊鼻，再针右侧的灵骨，可起到有效的治疗作用；再如左侧足少阳经坐骨神经痛，首先取用右侧的外关，再在患侧的足临泣刺一针，可立见奇效。这种取穴法的运用即为牵引针法的运用。牵引针法也不仅是肢端远处选穴。如耳鸣、耳聋时可选用听会牵引；治鼻子病时选用迎香牵引；牙痛时选用颊车牵引，也是一种特殊牵引针法的运用。

（四）刺血针法

刺血针法自古有之，并非董氏所独有，但董氏针法对此多有发挥，运用独到，乃为董氏针刺疗法之精妙处，为普及推广刺血疗法起到了重要的作用。

刺血疗法早在汉代帛书《足臂十一脉灸经》和《阴阳十一脉灸经》成书时，刺血疗法已有运用。《内经》一书的问世标志着刺血疗法理论体系已基本形成。《内经》全书162篇，论到刺血疗法的就有40多篇，可见刺血疗法在当时已广为运用。随着临床的普及运用，其理论不断完善，运用逐渐拓宽，为中华民族千百年来的人类健康发挥了重要的作用。但由于多方面因素的影响，刺血疗法在近代运用逐渐减少，使这一古老、独特优异的治疗方法受到了冷落，用之渐少，甚至到了濒临失传的地步。因董氏奇穴的推广运用，使这一沉埋已久的优势疗法重现生机。董氏刺血针法乃董氏针法之精妙处，在秉承家传绝学基础上，又广泛涉猎各家活血化瘀文献，厚积薄发，独出机杼，将董氏刺血针法运用得出神入化。一些大病重病顽疾多运用刺血之法立起沉疴。因此刺血针法是董氏针法的重要一部分。近几年随着董氏奇穴的普及推广，刺血之法彰显出了其独特的功效。

刺血疗法又称"刺络放血疗法"，或叫"刺血"、"点刺"，俗称"放血"。就是用锋利的器械（过去多用三棱针，目前多用一次性无菌注射针头）在患者体表上某一部位点刺，使之流出一些血液，以期达到治病的目的。特别是在治疗慢性顽固性脏腑病变时，用刺血方法可立起沉疴。董氏针灸根据"久病必瘀"、"重病必瘀"、"痛证必瘀"、"难症必瘀"等相关理论，用于临床，将毫针与刺血疗法完美结合，达到了"气至病所"和"邪有出路"的扶正与驱邪的目的。

董氏刺血针法与传统刺血疗法有所不同，董氏刺血针法有以下几个方面的特点。

（1）董氏刺血针法多以远离患处施针为主，甚合"泻络远针"之古义。传统刺血多以"阿是"或病患处邻近穴位为主，很少在病患远处选穴。

（2）董氏刺血部位可遍及全身，并且以病变划分某些特效刺血区。如小腿正前方为肝区、心区；解溪附近为胃区；足背为前头区；大腿下半及小腿上半正后方为后头区；小腿膝盖侧边为口齿区；小腿外侧边为肺区；外踝四周为耳区；足背外侧边及内侧边为偏头区；小腿内侧边为肾区及膀胱区等。这种脏腑固定对应部位刺血法的运用为董氏刺血所独有，临床运用既有效又方便，确为实用之法。另外有些具体疾病可有较为固定的刺血点，如伤口感染可在拇指背瘀络刺血；在足部然谷区瘀络刺血可治疗脑震荡；在掌缘后溪至腕骨区刺血可治疗荨麻疹；在舌下部相当于金津、玉液部位刺血，可治疗语言障碍性疾病等，这种刺血部位点可遍及全身，在此不再一一列举。

（3）董氏刺血针法多以瘀络、反应点为主，很少以单纯穴位点刺血，重视的是瘀络刺血。

（4）董氏刺血针法治疗范围广泛，几乎能用毫针者即可用刺血针法。

（5）董氏在背部不扎针，均以刺血为用，既降低了操作风险性又操作便利。

以上5点是董氏刺血针法独具特点，若能够正确地运用于临床，则能立起沉疴。这正如临床所言"祛一分瘀血，存一分生机"。

第二章　董氏奇穴应用与注意事项

一、董氏奇穴与十四经

董氏奇穴不仅具有确实的临床实效性，而且也具有完整的理论体系。有了理论体系能够正确地指导临床、验证临床，更能便于推广研究。在临床中若与十四经穴相互合用，具有相互补充、取长补短、相得益彰的作用。把十四经与董氏奇穴可以看作为《内经》与《难经》之间的关系，两者相互并存，相互为用，完美结合，更好地服务于临床，许多疑惑在相互间可明确而解。董氏奇穴与十四经皆起源于华夏大地，共同植根于我们古老的东方文化，皆以祖国医学为基础，因此两者血脉相通。在针灸中有了董氏奇穴的出现，是锦上添花、如虎添翼，完善了十四经不足之处。

董氏奇穴的功效性不可否认，正因为作用疗效好，才得以被针灸界肯定，迅速传遍了世界各地。但是学习董氏奇穴绝不可否认十四经的作用，可以说没有十四经穴的存在，就没有董氏奇穴的诞生，因此要想真正学好董氏奇穴必须首先掌握好十四经穴理论，否则难以真正把董氏奇穴搞清、弄懂。董景昌先生在世时所编写的《董氏正经奇穴学》，可见董氏奇穴是十四经穴的一部分，确实如此。董氏奇穴穴位的发现、穴位的临床运用皆没有离开十四经的相关理论。如用肝门穴治肝病，肝门穴处于小肠经的循行线上，中医认为肝病多湿，小肠为分水之官，肝门穴位于手臂小肠经中央，既合经络，又合全息治中焦肝病之理；又如正筋、正宗治疗颈项痛，其穴在膀胱经循行线上，用之既合对应又符合经络；用其门、其角、其正治疗大便秘结、痔疮，这是本穴组处于手阳明大肠经上有关；人士、地士、天士治疗气喘感冒甚效，其理是本穴组处于肺经循行线上；门金治疗肠胃病，其穴就在胃经上；用火主、火硬治疗张口不灵、妇科病、尿道炎等所用，均为经络所行之用，两穴处于肝经线上，足厥阴肝经"……循股阴，入毛中，环阴器，抵小腹……"其支者"从目系下颊里，环唇内"。用腕顺一、二穴治疗足太阳经腰腿痛，其穴处于手太阳小肠经上，这是运用了同名经之理；用四花中穴治疗食指痛，四花中穴处于足阳明经循行线上，食指是手阳明经循行，也为同名经之用；用中白、下白治疗少阳经型坐骨神经痛，其穴处于手少阳经，也是同名经的作用原理。用土水穴治疗久年胃病，用驷马穴治疗肺病，皆于经脉循行有关。手太阴肺经起于"中焦，下络大肠，环循胃口"。因肺经与胃有直接的联系，所以用土水穴治疗久年胃病。驷马穴组处于胃经循行线上，因肺经与胃的这种络属关系，因此用胃经循行线上的驷马穴治疗肺病。用火膝穴治疗心绞痛，火膝穴处于手太阳小肠经，手太阳与手少阴相表里，这是表里经的运用原理。用上三黄穴组治疗面神经痉挛、帕金森病、梅尼埃病，这是根据上三黄治疗肝病的原理，这些疾病均为肝风内动之疾，透过中医的脏象学说原理而用之。以上所举的种种取穴方法，真是不胜枚举，通过这些例子可以说明董氏奇穴是以十四经为基础发展起来的，因此要学好董氏奇穴，必须要以十四经穴理论为基础，否则只能是断章取义，难以深入，不能真正掌握其内涵。

如何把董氏奇穴与十四经穴有效地结合起来运用，这是既棘手又重要的问题，在针灸临床书籍中很少有关于董氏奇穴与十四经穴相结合的专业书籍，多为孤立性的论述与运用，很少谈及两者的有效结合。这对发展董氏奇穴极其不利。学习董氏奇穴的理论应当作十四经内容完善补充，要融入十四经中去，不可单独分开来看，特别是在临床运用时，无论针法理论，还是穴位的运用，要把这两者作为一个系统的理论来看。在脑中不能将此截然分开来看。

董氏奇穴与十四经穴之间是并列的针灸体系，是相互补充和完善的关系，只有精通十四经穴才能真正掌握董氏奇穴，所以在头脑中始终想到只有一个针灸系统理论，通过诊病、辨证确立治疗方案，需要何种治疗方法，需要何种治疗的手法，需要什么穴位，而不是刻意地去想用董氏奇穴还是用十四经穴的孤立思维。通过患者病情的实际需要选择相应的治疗手法和治疗穴位。如此方能举一反三，有的放矢。只有通过这种方式的学习，才能真正学好用好董氏奇穴，发挥出董氏奇穴的应有效能。不是过度地夸大其疗效，放大其作用，应本着实事求是的客观态度，放在正确的理念中，深入挖掘，发挥出董氏奇穴应有的效能，使董氏奇穴得以发扬光大，更好地服务于患者，为人类的健康做出更大的贡献。

二、董氏奇穴适应证

董氏奇穴取穴少，见效快，凡能利用十四经穴治疗的疾病，均可用董氏奇穴治疗。不但能够治疗多发病、常见病，而且对一些重症久治不愈的顽疾往往能立起沉疴。尤其是各种痛证，如各种头痛、三叉神经痛、坐骨神经痛、颈肩腰腿痛、四肢痛、扭挫伤、胃痛、胆道痛、非器质性胸腹痛等均有良效，对中风后遗症、痿证、妇科病、消化系统疾病均有特效，可涉及临床各科疾病。

三、董氏奇穴取穴特点与操作注意事项

（一）董氏奇穴取穴特点

董氏奇穴与十四经穴主要不同点在于按部位与经络的定穴，因这一取穴的不同，董氏奇穴而有了自身的特点。虽然董氏奇穴是以按部位定穴，但是董氏奇穴很多穴位的临床运用与十四经脉理论有一定的关系，因此董氏奇穴的发现与经络理论有重要的关系。董氏奇穴穴位的发现与运用有一套完整的系统的理论。下面将这一系统理论简述如下。

1. 从暗影与青筋上发展而来

当某脏腑或某经络有病变时，常会在身体某一个部位出现暗影（称为发乌）。这种现象的出现既可以帮助诊断疾病，又可以作为疾病的一个治疗点。这种治疗方法作用强、疗效快，实属一种有效的治疗方法。这种暗影多在手掌及面部出现，也可以在身体其他部位出现，只不过难以发现。

相同的疾病往往在同一个部位出现暗影，久而久之可形成了一个固定的治疗点，经反复的临床实践证明了其作用功效，便确立为穴位点。如水金、水通治咳喘，重子、重仙治肩背痛，用木火治疗下肢发凉，五虎穴治疗手脚痛等，这些穴位的发现就是以暗影的运用。这一用法类似于十四经穴某些经外奇穴的发现，如阑尾炎时会在阑尾点出现明显的压痛反应，胆囊炎时在胆囊穴出现明显的压痛反应。两者的区别，一种是以体表颜色的变化而发现，一种是痛点反应而发现。

青筋相当于静脉瘀，通常称为瘀络。这种瘀络多出现于肘弯部，腿弯部，或四肢外侧。如脑震荡后遗症、更年期综合征多会在然谷部位出现瘀络；久年胃病会在四花中穴出现瘀络；高脂血症多会在丰隆部位出现瘀络等。某些久病、怪病、顽疾痼疾多会出现瘀络反应。若就瘀络点刺出血，多可使疾病速愈，有些疾病，如不经刺血治疗，往往难以治愈，迁延不愈成为顽疾，若能找到相关瘀络刺之，往往立起沉疴，使疾病霍然而愈。

2. 全息论在董氏取穴中的运用

在中医天人合一学说中认为，每一个局部与整体相关，每一个局部均能

反映整体，生物体相对独立的部分，都包含着整体的信息，这就是全息论的观点。

针灸与全息的运用有着重要的关系，正是全息论的发现，针灸理论才更加完善，治疗思路才更加宽广，治疗作用才更加强大。也因全息论在针灸上的运用，临床上才有耳针、头针、面针、眼针、足针、腹针等多种针法的发明运用。董氏奇穴更与全息论有着紧密的关系，董氏穴位的发现及临床运用无不包含着全息论的运用，是董氏奇穴设穴的核心理论。

（1）董氏奇穴十二部与全息：董氏奇穴的穴位并不是以经设穴，而是以部位设穴。

全身划分为十二个治疗部位，以十二部位定穴法，但每一部位的穴位均可独立治疗全身疾病。在临床施治时，根据患者具体相关情况决定针刺部位。比如同类性质作用的穴道在手及脚同时有分布，如指五金、手五金、足五金；指千金、手千金、足千金；指驷马、足驷马；指三重、足三重等即是典型的代表。

（2）倒马组穴取用与全息：董氏穴位多以组穴出现，一个组穴本身即常蕴有全息治疗整体的思维。例如灵骨、大白并用为温阳补气要穴，治病之多，几乎全身无所不包，疗效之高，亦非他穴所能相比。灵骨穴在第一、第二掌骨结合部之前（处于下焦部位），大白与三间位置相符（处于上焦部位），二穴即符合了"第二掌骨全息论"，又符合手掌竖掌时的上下焦分布，因为二穴针刺是以深针为主，故可深透上、中、下三焦，因此不论纵横，此二穴皆涵盖三焦，故才有如此强大的疗效。又如肠门、肝门、心门三穴分别处于小肠经循行线上，肠门穴对应下焦可治疗下焦的病，肝门穴对应中焦可治疗中焦的病，心门穴对应上焦可治疗上焦的病。再如董氏奇穴穴位最重要部位的七七部与八八部，均为穴位组出现，可治疗相关脏腑病变。用驷马上、中、下，可治疗肺病；用通关、通山、通天治疗心脏病；用明黄、天黄、其黄治疗肝病；用通肾、通胃、通背治疗肾脏病等，就有上针治上部，下针治下部的作用意义。整体合用，全体互应，故疗效强大。正是这种全息理论取穴的运用，才有倒马组穴的出现，实际倒马组穴是全息理论的运用结果，是董氏针灸运用全息理论设穴的具体表现形式。

3. 对应取穴法在董氏取穴的运用

对应取穴法也是董氏取穴的重要原理之一。这是远端取穴的常用方法，这种取穴不在患处局部针刺，而在患处远端选穴。这一取穴法自古有之，只不过在临床上没有被推广运用，董氏奇穴不但继承了这一优势方法，而且进一步完善和推广了在临床上的运用。《标幽赋》中曰："交经缪刺，左有病而右边取，泻络远针，头有病而脚上针。"也就是说左病针右，右病针左，上病下治，下病上治的取穴方法。这种取穴不在病患处局部选穴，而是根据病变部位采取对应取穴，以发挥更强大的作用功效。如用董氏奇穴的心门穴治疗膝盖内侧痛，穴位处于肘内侧对应膝盖内侧，以小节穴治脚踝痛，用犊鼻治肘痛，左曲池部位痛针右曲池等，均为对应取穴法的运用。常用的对应取穴法有：等高对应、手足顺对、手足逆对、手躯顺对、足躯逆对、头骶对应、头足对应等对应取穴法。上述对应取穴法在临床中应灵活合理地运用。临床中以关节部位的对应取穴用之最多，疗效可靠，上述所举例之用均为关节部位的对应取穴之用。其他部位对应取穴法在临床运用时，应结合其他相关理论，一般不以孤立的对应取穴法的思维选穴，若是一味地运用对应取穴，往往获效不佳，所以在运用对应取穴法时应全方位地考虑选穴的规则，才是获得疗效的保障。如用正筋、正宗治疗颈项部不适，这一取穴的原理即是足躯逆对选穴，二穴正处于筋上，又是依筋治筋之理，并且二穴在足太阳经脉上，颈项部也为足太阳经脉所过，用之也是经络所行之用，故用二穴治疗颈项部不适疗效甚佳。用手三里治疗小腿酸痛极效，这一取用是根据手足顺对的应用，但取效之因不仅仅是对应，手三里为手阳明经穴，多气多血，酸痛之因是气血不足，刺之故有佳效。再如长强治疗癫狂脑病，这一取穴是根据头骶对应取穴思想，但起效作用原理还因长强是督脉之穴，督脉入脑，有镇静安神之效，由此发挥了治疗本病的功效。这样的例子举不胜举，以举其例，领会其内涵。只有掌握其内涵，才能融会贯通，以此原理发挥应用更能挥洒自如。

4. 体应针法的临床应用

体应针法的运用也是自古而有之，只不过在过去的记载比较散，没有形成系统性理论，而在董氏奇穴中运用成熟，发挥尽致，可以说是董氏奇穴的创造发明。早在《灵枢·终始》篇中言："手屈而不伸着，其病在筋，伸而不屈者，其病在骨，在骨守骨，在筋守筋。"后在《行针总要歌》中也有类似的记载："寸寸人身皆是穴，但开筋骨莫狐疑，有筋有骨傍针去，无骨无筋须透之。"在这里已明确地提及贴骨贴筋取穴法之用。

体应针法的操作要点是以骨治骨，以筋治筋，以脉治脉，以肉治肉，以皮治皮。

（1）以骨治骨：以骨治骨法的运用，相当于古法之刺骨法。在《刺齐论》中言"刺骨无伤筋"之用。以骨治骨的操作要点是紧贴骨头边缘或是抵达骨头进针。这种操作方法早在《内经》中有相关的记载："输刺者，直入直出，深内至骨，以取骨痹。""短刺者，刺骨痹，稍摇而深之，致针骨所，以上下摩骨也。"在现代医学中也有"骨膜传导"之用，骨膜富含神经及血管，针刺抵骨或贴骨，透骨膜传导，治疗骨病。由此说明这种针法的运用也符合现代医学相关理论。如在临床中灵骨、大白均贴骨进针治疗坐骨神经痛甚效；后溪、束骨贴骨进针治疗颈腰骨刺；风市抵骨进针也能治疗各种骨病；曲池穴贴骨进针可治疗网球肘、膝痛等。在临床中应用甚广，是体应针法中用之最广的一种方法。

（2）以筋治筋：以筋治筋法相当于古法之刺筋法。在《刺齐论》中言"刺筋者无伤肉"之说。这种针法在《内经》中也有类似的记载："关刺者，有刺左右尽筋上，以取筋痹，慎无出血。""恢刺者，直刺傍之，举之前后，恢筋急，以治筋痹也。"也就是说以筋治筋之法类似于古针法中的关刺与恢刺法。以筋治筋的操作要点是直接刺在筋上，或是贴筋进针。如在临床中常用的正筋、正宗治疗颈项强痛，尺泽贴筋治疗五十肩等疾病之运用均是此理。

（3）以脉治脉：以脉治脉相当于古法之刺脉法。《刺齐论》中言"刺脉无伤皮"。这种针法的操作要点是紧贴着血管而进针治疗血管病。例如用人宗、地宗能调节血液循环，可用于治疗心脏病及血管硬化等疾病。这种针法在古书中很少见到相关理论记载，但在临床确有实用之例，如将太渊穴定为八会之脉会，治疗脉病，用于无脉证、静脉炎等病，这一临床实用即为以脉治脉的实例。

（4）以肉治肉：以肉治肉相当于古法之中的刺肉法。在《刺齐论》中言"刺肉无伤脉，刺肉无伤筋"。这种刺法类似于古法中浮刺、分次、合谷刺之用。如临床应用肌肉丰厚处足驷马治疗肌肉方面的病变，尤其是肌肉萎缩作用甚效。如用合谷、足三里、手三里治疗肌肉方面的疾病也与此相关。

（5）以皮治皮：以皮治皮相当于古法中的刺皮法。在《刺齐论》中言"刺皮无伤肉"。这种刺法类似于古法中的毛刺、半刺。针刺较浅，如用梅花针在皮肤上的叩刺法治疗斑秃、神经性皮炎、白癜风、牛皮癣等，均属于这种以皮治皮法。

5. 五脏别通论在董氏取穴的应用

经络是针灸的核心，辨经论治是针灸治疗的基础。传统针灸辨经主要以循经辨证、表里经辨证及同名经辨证为用。董氏取穴在临床运用理论中不但没有离开针灸辨经体系，并且还进一步强化了辨经论治在针灸中的治疗作用，使经络辨证更为深入周到。董氏取穴在原有的辨经论治基础中，又确立了以脏腑别通为理论的经络辨证体系。脏腑别通论又称脏腑通治。这是董氏奇穴应用最突出、最广泛及最精华内容之一。首见于明代李梴《医学入门》，引自《脏腑穿凿论》。清代唐宗海《医学精义》则有较深入的解释。其主要内容为："心与胆通，心病怔忡，以温胆为主，胆病战栗癫狂，宜补心为主；肝与大肠通，肝病宜疏大肠，大肠宜平肝为主；脾与小肠通，脾病宜泻小肠火，小肠病润脾为主；肺与膀胱通，肺病宜清利膀胱水，膀胱病宜清肺气为主；肾与三焦通，肾病宜调和三焦，三焦病宜补肾水为主。"

这种五脏别通论的运用是由六经之开合枢变化发展而来。《灵枢·根结》说"太阳为开，阳明为合，少阳为枢"，"太阴为开，厥阴为合，少阴为枢"。以三阴三阳同气相求。

这样就构成了肺与膀胱通，脾与小肠通，心与胆通，肾与三焦通，肝与大肠通。除五脏别通外，还有胃与心包通。由此系统全面地五脏别通理论学说正式形成。用这一理论来探索董氏奇穴之原理及应用，使之无法释疑的理论与临证顽疾便可迎刃而解。

脏腑别通其意理论，使之相通的脏腑所连属的经络之间虽然在经脉循行上未必通连，但在气化上却密切相关，从而在功能上息息相通，因此在针灸学上有着更为广泛的应用。扩展了脏与腑之间的功能，病机传变，经络等多因素间的关系，丰富了藏象学说的内容。在临床实际应用中主要表现在以下几个方面。

（1）运用解释、扩展穴位的功用。由于互通脏腑之经气相互连通，则一条经上的穴位可治疗相通经的主治或循行部位的疾病，这样首先可以对一些穴位的功用从理论上做出更合理、更全面的解释。如重子、重仙在肺经上，但可治背痛及肩胛部痛；肝门穴在小肠经上，小肠为分水之官，清利湿热之效甚好，所以能治肝炎；五间穴在大肠经上，都能治疝气；十四经穴中的曲池穴可用来治疗肝阳上亢所致的高血压，其机制可以从"肝与大肠通"得到较为合理的解释；中渚在三焦经上，能治肾虚腰痛，运用原理乃为肾与三焦通之故。这样的临床运用实例举不胜举。其实这一理论早在《蠡子医》卷三中已有明确的记载，其曰："腑病治脏，脏病治腑，原自相通。"

（2）为临床治疗选穴提供了新的思路。根据这一脏腑别通论，在临证选穴时，不仅从传统的经络辨证方法中选穴组方，而且可从脏腑互通论中思考组穴，尤其是已运用了传统辨经选穴，治疗疗效不佳及顽固性疑难杂证患者，可以运用别通配穴法。这一配穴法的运用可以同时调节互通的两经气血，协调互用，扩大了治疗范围，提高了治疗效果。如在临床中常以胃经的足三里、心包经的内关配穴广泛用于消化系统疾病中的胃痛、呕吐，心脏疾病中的胸痹心悸，作用甚效，起因就是胃与心包通之故；再如水湿停留，湿气重浊的患者，可选取足太阴脾经阴陵泉与手太阳小肠经的腕骨共同治疗，其原理是脾与小肠通。

（二）董氏奇穴操作注意事项

（1）任何一种疗法都不是万能的，所以首先要掌握好临床适应证与禁忌证。在传统针灸禁刺的疾病董氏奇穴也属禁刺。

（2）董氏奇穴重要穴位多在四肢部位，针刺多较敏感，疼痛明显，故尽量少选穴，操作宜轻柔。为避免晕针，对惧针者、年老体弱者应采取卧位轻刺激。

（3）董氏奇穴刺激量强，发挥作用迅速，一般留针相对较短，取穴少，尤其是痛证，见效极快，中病即止，一般不可过多地选穴。

（4）在临床实际操作中要与十四经穴密切配合运用，不可偏颇，相互并重，相互为用。

（5）董氏奇穴重视刺血疗法，许多疾病均需用刺血法，一般先刺血，后用毫针，注意刺血量，不可过，也不可不及，一定根据患者的体质、年龄、性别、疾病的轻重等决定出血量。掌握好适应证、注意事项，并与毫针紧密配合运用。毫针调气调经，三棱针刺血调络，由此达到了完美的结合。

（6）董氏奇穴取穴具有高度灵活性，往往不拘泥于固定的穴位点，这种针法又称为"不定穴"针法。董氏奇穴穴位的取用有时是以暗影、对应及全息等方法取穴，所以穴位不是固定点。如水金、水通针刺时就以暗影处扎针，大间、小间、外间、浮间、木火、重子、重仙等穴位的取穴也均以暗影处的反应点扎针，只有如此取穴，方能发挥穴位最佳的临床效能。

（7）董氏针法虽然不谈补泻手法，不是不注重补泻，而是不用那些烦琐复杂的花招，只注重实用之针法。要求在针刺中做到"心要细，胆要大，左手如握虎，右手如掌龙"的操作技巧。《董氏针灸临床精要秘录》中言："意境要随心而动，下针前，意先精，而后带动心之意识，可增进念力，手法意念配合一致，猛而粗者为初学，杀而带猛者治惊吓，杀而带劲者是霸针，意而带劲者治筋骨，以柔相随者治脏腑，若能意境神贯注，则为至高无上心法。"

（8）董氏奇穴善用掌诊。董氏掌诊的具体方法是察看手掌青筋或红筋分布的部位（详见董氏掌诊图）。从而审知病因之所在而据以用穴治病。因为各脏腑皆有经络到达手掌上，又因为董氏奇穴所言某腑神经或身体某部位神经，具有与该脏该腑或该部位的相应关系（这里所指的神经并不是一般所指解剖学上的神经）。透过这种脏腑与掌及脏腑与穴道的联系关系，便成为一种诊断与治疗的体系。

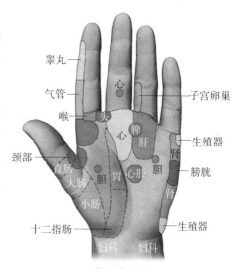

董氏掌诊图

董氏掌针的运用理论也来自于传统中医学，在中医诊断学有"盖有诸内者，必行诸外"，"视其外应，以知其内脏，则知其所病矣"的望诊理论。所以董氏掌诊没有如一些书籍中所说的那么复杂，但也没有想象中的那么简单。董氏掌诊是通过手掌青筋暗点来观察。食指至鱼际穴为肺经，中指至掌心劳宫为心经，无名指本节手心部为肝脾经，小指本节手心部及其外侧为肾经。通过以上掌诊法，直看五脏盛衰，然后根据五脏的盛衰，依据五脏的解剖，虚则补之，盛则泻之。如某人患坐骨神经痛，其掌上肺区出现青筋，即可诊断为肺虚。而灵骨、大白二穴又有肺神经通过，可调整肺功能而治肺虚，二穴倒马针用之，针到病除。若掌诊肾区形色反应异常，则当取中白、下白（属肾之神经通过）二穴，以法取之，立见奇效，效果确实。

第二篇

董氏奇穴重要穴位

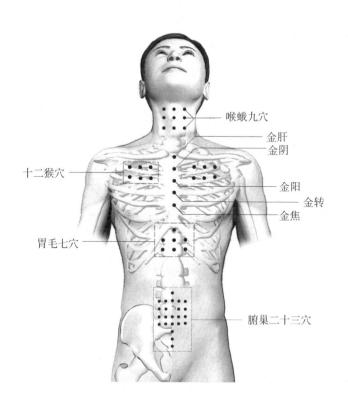

- 喉蛾九穴
- 金肝
- 金阴
- 十二猴穴
- 金阳
- 金转
- 金焦
- 胃毛七穴
- 腑巢二十三穴

引　言

　　针灸穴位的发展是几千年来经过长期的实践，从无到有陆续发展而来的。每一个穴位的发现到确定都经过了一定的过程、经大量的临床实践结果才确立下来。在晋代《针灸甲乙经》中载穴349个，到了宋代王惟一所著的《针灸资生经》中所载穴位有359个，仅增加了10穴，到明代的《针灸大成》只增加了2穴，成为361穴，再一直到现在经穴几乎无变化。通过这个发展过程来看，针灸穴位的确立是非常慎重的，非至成熟阶段，绝不轻易肯定，这是一种认真严肃的治学态度。针灸学的发展并不是靠着新穴的出现而发展，反而是对原有穴位深入的研究、明确穴性、知穴之属、辨穴之长、熟穴之伍、明穴之用，以穴尽其用，充分发挥穴位应有的治疗作用，提高临床疗效。

　　到今天穴位为什么增加得较少，其一个原因就是穴位发展到这些数目，为数已是不少，已完全适应临床的需求，过多则难以评价其疗效，反而不利于临床的发展。可是在董氏奇穴发展以来，穴位增加得越来越多。当年董师写书就提出了700余穴，这些穴位已够多了。没想到的是董氏奇穴推广以后，穴位增长之快、增加之多难以让人置信，在短短的几年就增长到千余穴，且呈有增无减之趋势，让人处于目不暇接之现状。这种局面真是达到了人身寸寸皆是穴之境地，此现象并不值得乐观，更令人担忧，使初学者望而却步，已学习者无法适从。对于这种现象不但不能推广董氏奇穴，反而有损于董氏奇穴的发展，如果不抵制这种不良现象，董氏奇穴的前途不堪设想。

　　慎重而又积极地创造新穴位，是实属必要的，时代在前进，针灸学要发展，其中新穴的确立也是必不可少的。但是真正新穴的确立是需要完整资料的，需要较长时间的应用和观察，积累相当数量的病案，当成熟后方可推广应用。董氏奇穴依然如此，不要随随便便地增添穴位，是科学严肃的治学态度。

　　所以在这里我们并不推荐所有的穴位，只对疗效肯定、应用广泛、笔者应用成熟的穴位加以介绍。对有些临床应用较多的穴位，笔者临床尚无经验，只作引述，供大家参考。对于以下介绍的穴位多数都是笔者临床所用之经验，结合已出版的董氏奇穴图书集合而成。对疗效模糊、作用混乱、尚无经验的穴位未引入，以便在临床能够正确地学习与运用。

第一章　一一部位（手指部位）

概述

一一部位为手指部，本部位总计27穴名，共104穴（注：穴名后括号内的序号为穴位数）。

①大间穴（2）；②小间穴（2）；③浮间穴（2）；④外间穴（2）；⑤中间穴（2）；⑥还巢穴（2）；⑦指驷马穴（6）；⑧指五金/指千金（4）；⑨心膝穴（4）；⑩木火穴（2）；⑪肺心穴（4）；⑫二角明穴（4）；⑬胆穴（4）；⑭指三重（6）；⑮指肾穴（6）；⑯火膝穴（2）；⑰木穴（4）；⑱脾肿穴（4）；⑲心常穴（4）；⑳木炎穴（4）；㉑三眼穴（2）；㉒复原穴（6）：㉓眼黄穴（2）；㉔妇科穴（4）；㉕止涎穴（4）；㉖制污穴（6）；㉗五虎穴（10）。

一一部位是董氏奇穴中极为重要的一部分，是临床常用的穴位，要求重点掌握。需掌握的穴位较多，主要应掌握以下穴位。

①五间穴（大间、小间、中间、外间、浮间）；②还巢穴；③妇科穴；④心膝穴；⑤木火穴；⑥肺心穴；⑦二角明穴；⑧胆穴；⑨木穴；⑩心常穴；⑪木炎穴；⑫制污穴；⑬五虎穴。

未列出的穴位仅作大体了解，临床运用较少，笔者对此也无更多的经验所谈，故只将临床用之较多、临床疗效肯定的穴位加以分析说明，以下将重要穴位的临床运用进行扼要整理。

重要穴位的临床运用

1. 五间穴（大间、小间、中间、浮间、外间穴）

大间穴

定位　食指第一节正中央偏向大指外开3分。

解剖　桡骨神经之皮下支，心脏及六腑分支神经。

主治　心脏病、膝盖痛、小肠疝气（尤具特效）、眼角痛、睾丸坠痛、手指麻木。

取穴　平卧，手心向上，当食指第一节中央偏向大指3分是穴。

手术　5分针，正下1分属心脏分支神经，正下2.0～2.5分属大小肠经。

小间穴

定位 食指第一节外上方，距大间穴高2分。

解剖 桡骨神经之皮下支，肺分支神经，心脏及六腑分支神经。

主治 支气管炎、吐黄痰、胸部发闷、心跳、膝盖痛、小肠气、疝气、眼角痛。

取穴 平卧，手心向上，当食指第一节外上方，距大间穴上2分是穴。

手术 5分针，正下1分属心脏分支神经，正下1.0～2.5分属肺分支神经。

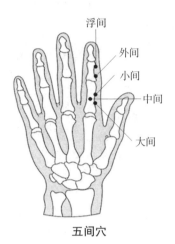

五间穴

中间穴

定位 食指第一节正中央。

解剖 桡骨神经之皮下支、肺分支神经、心脏及六腑分支神经。

主治 心跳、胸部发闷、膝盖痛、头晕、眼昏、疝气。

取穴 手心向上，当食指第一节正中央是穴。

手术 针深1.0～2.5分。

浮间穴

定位 食指第二节中央外开2分，在第三节横纹上1/3处。

解剖 桡骨神经之皮下支、心脏及六腑分支神经。

主治 疝气、尿道炎、小肠气、牙痛、胃痛。

取穴 当食指第二节正中央线外开（偏向桡侧）2分，在第三节横纹上1/3处是穴。

手术 针深1～2分。

外间穴

定位 食指第二节正中线外开2分，在第三节横纹下1/3处。

解剖 桡骨神经之皮下支、心脏及六腑分支神经。

主治 疝气、尿道炎、小肠气、牙痛、胃痛。

取穴 当食指第二节正中央线外开（偏向桡侧）2分，在第三节横纹下1/3处是穴。

手术 5分针，针深2.0～2.5分。

临床运用及说明

（1）五间穴这5个穴是治疗疝气的有效穴位。大间、小间、外间、中间四穴同用，是治疗疝气之特效穴（是疝气的有效成方），一般单侧取穴即可，左右两侧交替取穴用之，当针刺治疗疝气时要求针深2.5分左右，过浅效不佳。本穴组尤对寒疝作用佳，若久年疝气在此处无反应点者，疗效欠佳。临床常加配十四经的相关穴位（多以肝经与脾经穴位常用），疗效更佳。其治疗理论是透过"肝与大肠通"。因为5穴在大肠经上，从疝气的病机来看，病在脏则在心，其用在肝，治疗小肠疝气、睾丸偏坠当然有效。

（2）选上述5穴加配相关穴位治疗肠炎有效。

（3）用大间、小间、中间，治疗膝痛，用本穴组治疗膝痛不分经不论病性，均可治疗。

（4）浮间配外间治疗非感染性尿道炎。

（5）小间穴清肺热之咳吐黄痰疗效佳，笔者多次用之效果满意。如曾治疗一青年男性患者，咳吐黄痰重，用药效不佳，仅针刺本穴一次立见大效。用中间穴能治疗心绞痛，需针2分深。

2. 还巢穴

定位 在无名指中节外侧（偏向尺侧）正中央点是穴。

解剖 肝副神经、肾副神经。

主治 子宫痛、子宫瘤、子宫炎、月经不调、赤白带下、输卵管不通、子宫不正、小便过多、阴门发肿、安胎、预防流产。

取穴 当无名指外侧（偏向尺侧）正中央点是穴。

手术 针深1~3分。

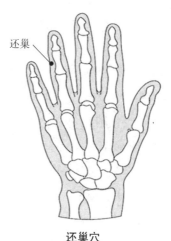

还巢穴

临床运用及说明

（1）本穴是治疗妇科病的要穴，多与妇科穴合用，很少单独取穴，二穴常交替用针。尤其对不孕症作用好，因此与妇科穴合用称为送子观音穴。

（2）还巢穴对子宫肌瘤效佳，对囊性、初发、直径小于6厘米的好治，当超过6厘米的肌瘤针灸难以奏效，对肌壁间肌瘤疗效欠佳。

（3）本穴对子宫不正疗效佳，多配妇科穴、阳池穴、三阴交、中极穴合用。

（4）还巢穴对前列腺疾患也有一定的疗效，用于早期患者。

（5）还巢穴在《董氏针灸奇穴经验录》中又称为凰巢穴，并且还有凤巢穴，本穴在无名指中节（手心向下）桡侧，主治同还巢穴；在胡文智编写的书中有还巢穴，还有凤巢一、二、三穴。因笔者在临床中很少用到这些穴位，疗效如何尚难肯定，故仍以还巢穴用之。

3. 妇科穴

定位 在大指（背）第一节之外侧（即尺侧），赤白肉际。

解剖 桡神经、正中神经、子宫神经。

主治 子宫炎、子宫痛（急性慢性均可）、子宫瘤、小腹胀、妇人久年不孕、月经不调、经痛、月经过多或过少、白带、偏头痛、胸痛、头顶痛。

取穴 当大指（背）第一节之中央线外开（偏向尺侧）3分，距前横纹1/3处1穴，距该横纹2/3处1穴，共2穴。

手术 5分针，针深2分，一用两针。

临床运用及说明

（1）本穴是治疗妇科病的常用要穴，可用于各种妇科病，多与还巢穴同用，也常单独用之。本穴取穴方便，疗效肯定，是妇科病的首选穴，有妇科病第一穴之称。

（2）用妇科穴治经痛作用甚效，不论经前、月经来潮时，还是月经结束后的经痛皆效。

（3）用妇科穴为主穴治疗不孕症甚效，故有送子观音穴之称。

（4）妇科穴是治疗妇科病的特效穴，疗效确实，常配用还巢穴、水晶穴、三阴交、姐妹一、姐妹二穴用于相关疾病。

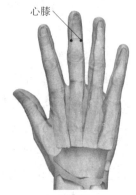

妇科

妇科穴

心膝

4. 心膝穴

定位 在中指背第二节中央两侧。

解剖 正中神经（即脊椎神经），心脏分支神经。

主治 膝盖痛、肩胛痛。

取穴 当中指背第二节两侧之中央点，共2穴。

手术 针深0.5分。

心膝穴

临床运用及说明

（1）心膝穴是治疗膝痛的常用穴，常与胆穴合用之，尤其对骨质增生引发的膝痛疗效最好，对软组织之类引发的疼痛效差。对膝部无力、膝部冷痛也有良好的治疗效果。对疼痛在肝经部位者用之最佳，在董氏针灸中，除了心膝穴可以治疗此类疼痛外，还有火膝穴、木火穴、人宗穴。

（2）心膝穴对胸椎部位的疼痛也有较好的治疗作用。

5. **木火穴**

定位　在中指背第三节横纹中央。

解剖　正中神经，心脏及肝分支神经。

主治　半身不遂。

取穴　当中指背第三节横纹中央点是穴。

手术　横针皮下0.5分。

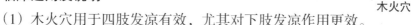

临床运用及说明

（1）木火穴用于四肢发凉有效，尤其对下肢发凉作用更效。

（2）本穴是治疗半身不遂的特效穴，临床取用的是健侧木火穴。在取用时一般先取本穴，起针后再针其他穴位。

（3）对小腿肚胀痛有效。

（4）本穴的取用有一定的要求，第一次限用5分钟（也可以7分钟，最长不超过10分钟），时间依次递减，5天后限用3分钟，又5天后限用1分钟。时间及次数均不可多用。本穴的操作是皮下针，向小指的方向横刺。

（5）有些董氏奇穴书上把木火穴定在食指、无名指、小指、中指各一穴，通过本穴的运用原理来看，这种取穴需进一步商榷，故临床仍要以本穴的原定穴为主。

6. **肺心穴**

定位　在中指背第二节中央线。

解剖　正中神经，心脏及肺分支神经。

主治　脊椎骨疼痛、脖颈痛、小腿胀疼。

取穴　当中指背第二节中央线，距上、下横纹1/3各1穴，共2穴。

手术　横针皮下0.5分。

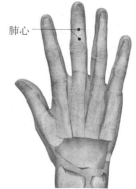

木火穴

肺心穴

临床运用及说明

（1）本穴可治疗颈项痛、胸椎痛、下肢小腿胀痛，主要用于心火和肺气不足而致的患者。

（2）用之本穴治疗尾椎部位疼痛则有良好的治疗效果，治疗尾椎尖端痛则用心门穴，还可用于髂后上棘两侧的疼痛。

（3）针刺本穴仍是皮下针，向小指方向横刺。

7. 二角明穴

定位　在中指背第一节中央线上。

解剖　桡尺交叉神经，肾神经。

主治　闪腰岔气、肾痛、眉棱骨痛、鼻骨痛。

取穴　当中指第一节中央线，距两指间上、下1/3处各取1穴，共2穴。

手术　横针皮下0.5分。

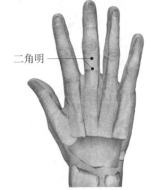

二角明穴

临床运用及说明

（1）本穴治疗急性腰扭伤则有良好的疗效，是董氏奇穴中治疗腰扭伤常用穴位，多配火串穴用之。

（2）二角明穴对肾虚性腰痛有效，疼痛部位以脊柱两侧至腰眼穴为主，多是劳损性疾患。笔者曾治疗此部位疼痛的一名患者，用他穴治疗效不佳，用此穴治疗立见其效。

（3）本穴对眉棱骨痛、鼻骨痛有佳效，临床用之确有实效。

（4）本穴的针刺方法同肺心穴，皮下针，向小指方向横刺。

8. 胆穴

定位　在中指背第一节中点两侧，计2个穴点。

解剖　桡尺神经皮下支、胆神经。

主治　心惊、小儿夜哭。

取穴　当中指第一节两侧之中点，共2穴。

手术　以三棱针扎出血。

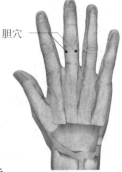

胆穴

临床运用及说明

（1）本穴治疗小儿夜啼则有肯定的临床疗效，可按揉，也可点刺放血。有人将此穴直接称之为夜哭穴，笔者的学生有多个用本穴治疗小儿夜哭而获奇效的治验。

（2）本穴也能治疗善忘，尤适宜于心胆气虚证者。

（3）胆穴与心膝穴合用可治疗膝痛，尤其对膝关节增生而引发的膝痛作用好。

9. 木穴（又名手感冒穴）

定位　在掌面食指第一节之内侧（即尺侧）距中线2分处。

解剖　正中神经、指掌侧固有神经、肝神经。

主治　肝火旺、脾气躁。眼发干、流泪、发汗、止汗、出汗感冒、皮肤病、手掌皮肤硬化（鹅掌风）、角化不全（手掌心脱皮）。

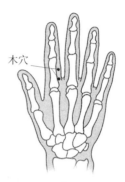

木穴

取穴　当掌面食指之内侧（即尺侧）距中央线2分之直线上，上穴在第二节横纹上部1/3，下穴在第二节横纹下1/3，共2穴。

手术　针深0.5分。

临床运用及说明

（1）本穴又名手感冒穴，对感冒引发的流涕（无论清涕、黄涕）均有显效，并且针之即效，笔者用之治疗此症状患者数例，均即显奇效，但对其他感冒症状疗效则不佳。

（2）治疗手皮肤病作用好，常与指驷马穴合用，尤其对手掌干裂，手掌心脱皮疗效甚佳，顽固性患者加配劳宫、八邪更显奇效。

（3）用之本穴还可治疗眼睛发干，眼易流泪，经临床多次用之验证，疗效确实。对面瘫患者所引发的流泪仍然有效。

（4）木穴有疏肝解郁之效，对肝胆火旺之证用之有很好的疗效，凡肝胆火旺者皆是本穴主治。对改善暴躁之性格之效确实，故有"温柔穴"之称。

（5）在本穴部位找瘀络点刺出血，治疗胁痛、胃肠胀气效果很好。

10. 心常穴

定位　在掌面中指第一节之中线外开（偏向尺侧）2分处，两指节距离上、下1/3处各取1穴，计有2穴点。

解剖　正中神经、心脏神经、指掌侧固有神经。

主治　心跳、心脏病、心脏性之风湿病。

取穴　当掌面中指第一节之中央线外开（偏向尺侧）2分，距第二节横纹上、下1/3处各1穴，共2穴。

手术　针深0.5分。

临床运用及说明

（1）本穴对心悸及心动过速有很好的治疗作用。

（2）用心常配小间穴治疗咳嗽有效，尤其对心脏病患者伴有咳嗽时更有针对性的治疗作用。

（3）用心常穴配灵骨、大白为治疗主穴，治肺癌、肺气肿则有很好的疗效，对改善症状、减轻痛苦有即时疗效。笔者对肺癌治疗仅有2例病案，对缓解症状缓解病痛确有良好的作用。

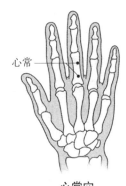

心常穴

11. 木炎穴

定位　在掌面无名指第二节中央线外开（偏向尺侧）2分处，指节间距离上、下1/3各1穴，计有2穴点。

解剖　尺神经、肝神经、指掌侧固有神经。

主治　肝炎、肝肿大、肝硬化。

取穴　在掌面无名指第二节中央线外开（偏向尺侧）2分，距第二节横纹上、下1/3处各1穴，共2穴。

手术　针深0.5分。

临床运用及说明

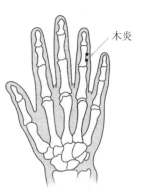

木炎穴

（1）用木炎穴可治疗肝胆疾病，不论功能性还是器质性疾病皆效，尤对肝火旺之症效佳。对患者的口苦、易怒、烦躁之症用之即解。笔者以此穴治疗口苦之症状患者数例。均速见其效。

（2）对因心胆火旺者引发的失眠用之有效。本穴有清心泄热之作用，用于木气上炎引起的肝火之疾。

12. 制污穴

定位　在大指背第一节中央线上。

解剖　桡神经浅支。

主治　久年恶疮、恶瘤开刀后刀口流水不止、不结口。

取穴　当大指（背）第一节中央线。

手术　以三棱针扎出黑血者当时见效。

临床运用及说明

制污穴

（1）本穴主要是点刺放血，在此处找瘀络刺出黑血而起效，后又在此处分出3穴点，可针之，但临床上仍然以找瘀络刺血为主。

（2）一般伤口处不愈合，流水不止，针之则有特效。笔者曾用本穴一次治愈顽固褥疮患者2例。曾有数例患者见证了本穴的功效性。如治1例中风偏瘫患者患侧下肢有一久治不愈的伤口，经一次制污穴点刺而愈。

（3）对烧烫伤、化脓性中耳炎、带状疱疹、牙龈脓肿破溃、甲沟炎等也有很好的治疗作用。

（4）在临床上多以刺血用之，再配用外三关扎针，效果更加理想。刺血时，一般每周2次。但要注意的是因糖尿病而引发的伤口不愈合用本穴则无更好的疗效。

13. 五虎穴

定位　在大指掌面第一节之外侧（即桡侧），两指纹中自上而下每2分1穴，依次分为5个穴点。

解剖　桡神经浅支，正中神经，指掌侧固有神经、脾神经。

主治　治全身骨肿、踝扭伤且肿、脚跟痛、手指痛、头顶痛、膝后痛。

取穴　当大指掌面第一节之外侧（即桡侧），每2分1穴，共5穴。

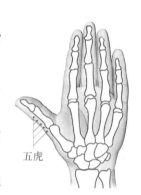

五虎穴

手术　针深2分。

临床运用及说明

（1）五穴各有其功用，五虎一穴治疗手指痛；五虎三穴治疗足趾痛；五虎二穴加强五虎一穴与五虎三穴的临床效果，形成倒马针法；五虎四穴治疗足背痛；五虎五穴治疗足跟痛，五虎四穴与五虎五穴常合用之，形成倒马针法，相互加强效果。

（2）用五虎一穴配五虎二穴治疗手指腱鞘炎则有良好的治疗效果，若加配天皇穴、肾关穴（均健侧）用之，作用更佳。

（3）治疗内踝损伤，针五虎三穴与五虎四穴配中白、下白则有显效；当外踝扭伤时加配上白穴。

（4）5穴合用可治疗类风湿关节炎，有标本兼治之功。

（5）用五虎二穴、五虎三穴不仅治疗一般脚趾痛，对痛风也有明显的治疗作用，尤其对急性痛风作用好，可迅速缓解疼痛症状，多配以局部点刺放血及火针治疗。

第二章 二二部位（手掌部位）

概述

二二部位为手掌部，本部分总计11穴名，共26穴（注：穴名后括号内序号为穴位数）。

①重子穴（2）；②重仙穴（2）；③上白穴（2）；④大白穴（2）；⑤灵骨穴（2）；⑥中白穴（2）；⑦下白穴（2）；⑧腕顺一穴（2）；⑨腕顺二穴（2）；⑩手解穴（2）；⑪土水穴（6）。

二二部位如同一一部位，仍然很重要，临床中广用，是董氏奇穴中用之较多的一部分。上述11穴组除了上白穴之外，其余10个穴组均为常用。随着董氏奇穴在临床的普及运用，这一部位又增添了一些新穴，在这些增添的新穴中也有一部分穴位得到了临床的验证，目前在这一部位得到认可的新穴有小节穴、三叉一穴、三叉二穴、三叉三穴、反后绝穴、骨关穴、木关穴，在临床用之最多的是小节穴和三叉三穴，其余的用之较少。

由此可见，这一部位的穴位均为常用穴，下将这一部位穴位的临床运用进行扼要整理。

重要穴位的临床运用

1. 重子穴

定位 虎口下约1寸，即大指掌骨与食指掌骨之间。

解剖 有桡骨神经之分布与桡骨动脉、肺分支神经。

主治 背痛、肺炎（有特效）、感冒、咳嗽、气喘（小孩最有效）。

取穴 手心向上，当大指掌骨与食指掌骨之间，虎口下约1寸处是穴。

手术 1寸针，针深3～5分。

2. 重仙穴

定位 在大指骨与食指骨夹缝间，离虎口2寸，与手背灵骨穴正对相通。

解剖 有桡骨神经之分布与桡骨动脉，肺分支神经，心细分支神经。

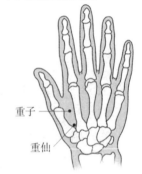

重子、重仙穴

主治 背痛、肺炎、发烧、心跳、膝盖痛。

取穴 当大指骨与食指骨之间,距虎口2寸处是穴。

手术 1寸针,针深3~5分。

临床运用及说明

(1)两穴常合并用之,因两穴针刺较痛,有时多取用一穴用之,当取穴时只扎此两穴连线中点一针,也就是虎口下1.5寸。

(2)两穴合用治疗肩胛骨疼痛特效,治疗阔背肌疼及颈痛有确实的临床疗效。尤其对膏肓穴处疼痛甚效,若见此处病患针之均立见其效,经临床运用可见证其言不虚。笔者的学生均赞其穴之功效。

(3)用此两穴配承浆治疗落枕则有佳效,笔者以此方案治疗多例均有其效。一般一次即可达到满意疗效。

(4)重子穴、重仙穴合用或单用治疗手指拘挛不伸。

(5)当支气管炎痰黏稠难以咳出时,用之有效。咳吐黄痰者用小间穴。因本穴在肺经区域,也可治疗胸痛及呼吸系统疾患。

(6)用两穴治疗中风偏瘫后遗症的硬瘫则有佳效,软瘫时用灵骨、大白穴。

(7)两穴配下关可治疗三叉神经痛。笔者对此尚无此用的经验。

(8)本穴还可治疗子宫肌瘤及其他子宫诸病,其治疗作用是通过肺与膀胱通而起效。

(9)这两穴主要用于急性疼痛,对慢性疼痛疗效差。在临证时应当注意。

3. 大白穴

定位 在手背面,大指与食指叉骨间陷中,即第一掌骨与第二掌骨中间之凹处。

解剖 此处为第一手背侧骨间筋,有桡骨动脉、桡骨神经、肺支神经。

主治 小儿气喘、发高烧(特效)、肺功能不足引起之坐骨神经痛。

取穴 拳手取穴(拇指弯曲,抵食指第一节握拳),距虎口底5分处是穴。

手术 用1寸针,针深4~6分,治坐骨神经痛;用三棱针,治小儿气喘、发高烧及急性肺炎(特效)。

4. 灵骨穴

定位 在手背面,食指与拇指叉骨间,第一掌骨与第二掌骨结合处,与重仙穴相通。

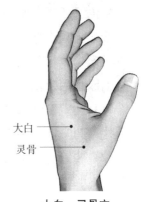

大白、灵骨穴

解剖 第一手背侧骨间筋，有桡骨动脉、桡骨神经、肺支神经。

主治 肺功能不够之坐骨神经痛、腰痛、脚痛、半面神经麻痹、半身不遂、骨骼胀大、妇女经脉不调、经闭、难产、背痛、耳鸣、耳聋、偏头痛、经痛、肠痛、头昏脑涨。

取穴 拳手取穴（拇指弯曲，抵食指第一节握拳），当食指、拇指叉骨间，第一掌骨与第二掌骨结合处，距大白穴1.2寸，与重仙穴相通。

手术 用1.5～2.0寸毫针，针深通透重仙穴。

临床运用及说明

（1）灵骨、大白穴为董氏奇穴中最重要的穴组，一般二穴合用成为倒马针。大白穴很少单独用针，仅在小儿高烧、气喘时点刺放血用之。灵骨穴单独用针的机会比较多，适应证较广。可以说本穴组为全身第一大穴组，凡用董氏奇穴者几乎没有不用此二穴的，只要是气虚患者均可用此穴组。是温阳补气通经活血最效穴组。

（2）灵骨、大白二穴，是治疗中风偏瘫后遗症之主穴（但适用于软瘫者，对硬瘫患者应用重子、重仙穴），只要是中风肌力低下的半身不遂用之则有佳效。二穴对软瘫中风偏瘫后遗症确有临床实效，在十四经穴中治疗本病尚无如此效穴，多数患者在选用本穴组治疗后可迅速改善症状，恢复肢体功能，很值得在中风偏瘫后遗症中推广运用本穴组，经临床实用，堪称一绝。笔者以本穴组为主穴治疗百余例中风偏瘫后遗症患者，其效满意。

（3）二穴合用治疗肺气不足型的坐骨神经痛则有速效，不论是太阳经，还是少阳经之坐骨神经痛，只要有肺气不足皆可用之。但对非肺气不足型的坐骨神经痛用之，虽然能够立即取效，但是取效的时间不长，很快又可恢复到原病态，所以当临证时应细辨之，对症选用，绝不可见坐骨神经痛，即针本穴组，应正确地辨证，对证用之才能发挥应有其效。

（4）二穴合用可治疗气血不足的双下肢痿痹。

（5）灵骨穴配大白穴还可治疗肺癌、肺气肿、肺积水等肺部疾病，常配用心常穴、水通穴、水金穴。

（6）灵骨穴单用，尚可治疗肩痛不举、背痛、肘痛、膝痛、腰痛以及耳鸣、头晕、肢体酸软无力等病症。

5. 中白穴（又名鬼门穴）

定位　在手背小指掌骨与无名指掌骨之间，距指骨与掌骨结合处下5分是穴。

解剖　心脾肾分支神经。

主治　肾脏病之腰痛、腰酸、背痛、头晕、眼散光、疲劳、肾脏性之坐骨神经痛、足外踝痛、四肢水肿（脊椎骨痛、腿骨及骨骼肿大）。

取穴　拳手取穴，当小指掌骨与无名指掌骨之间，距指骨与掌骨结合处下5分是穴。

手术　针深3～5分。

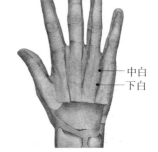

中白、下白穴

6. 下白穴

定位　在手背小指掌骨之间，距指骨与掌骨接连处1.5寸。

解剖　肾肝分支交错神经（心脾肾之神经）。

主治　牙齿酸、肝微痛，中白穴主治的各症，近视、腰酸痛。

取穴　拳手取穴，当小指掌骨与无名指掌骨之间，距指骨与掌骨1.5寸（即距中白穴1寸）是穴。

手术　针深3～5分。

临床运用及说明

（1）中白、下白穴并用，成为倒马针加强疗效。合用可治疗各种肾亏病。

（2）二穴倒马并用，可治疗少阳经走向之坐骨神经痛，尤其是伴有肾气亏虚之患者。

（3）中白穴与下白穴合用作用广泛，尤其对肢体一些痛证作用佳，如手指痛、外踝痛、坐骨神经痛、腰痛皆有效，但主要用于病在少阳经及肾气亏虚患者。

（4）用中白穴可治疗肠风下血，当痔疾出血时，可先于委中刺血，再扎本穴配承山等相关穴位；用中白还能治疗起坐性腰痛、肾虚性腰痛、髂嵴外侧疼痛、第十二胸椎附近痛及肢体麻木等症状，这些治疗作用功效卓著。笔者曾用本穴治疗数例起坐性腰痛而获良效。本穴有类似中渚之功，主要是补肾益气、通调气机之用。

7. 腕顺一穴

定位 小指掌骨外侧，距手横纹2.5寸。

解剖 此处为小指外转筋，有腕骨背侧动脉与支脉、尺骨神经、肾分支神经。

主治 肾亏之头痛、眼花、坐骨神经痛、疲劳、肾脏炎、四肢骨肿、重性腰两边痛、背痛（女人用之效更大，两手不宜同时用）。

取穴 当小指掌骨外侧，距手横纹2.5寸处是穴。

手术 0.5～1.5寸。

8. 腕顺二穴

定位 小指掌骨外侧，距手横纹1.5寸，即腕顺一穴下1寸。

解剖 此处为小指外转筋，有腕骨背侧动脉与支脉、尺骨神经、肾分支神经。

主治 鼻出血以及腕顺一穴主治各症。

取穴 当小指掌骨外侧，距手横纹1.5寸处是穴。

手术 针深2～4分。

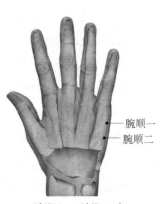

腕顺一
腕顺二

腕顺一、腕顺二穴

临床运用及说明

（1）二穴近于十四经的后溪与腕骨，所以其效近于二者的作用，二穴作用主治广泛，早在《针灸甲乙经》、《普济方》等书有较为全面的记述。临床应用可参考二穴的功效。

（2）腕顺一、腕顺二并用形成倒马针，可治疗各种肾亏之疾，此部位属于董氏奇穴之肾区，如用于肾虚性腰腿痛、肾虚性之耳鸣、肾虚之牙痛等皆有效。

（3）二穴合用可治疗近视，其治疗作用也是从补肾而用。笔者在临床用之较少，仅以引述。

（4）二穴合用可治疗太阳经之坐骨神经痛（根据同名经同气相求的原理），尤其适宜于伴有肾气亏虚者，以健侧取穴为用。笔者对此用之甚多，功效卓著。

（5）二穴均能治疗骨刺，有人所用其效甚佳。笔者对此无可靠经验证实其效。

（6）在原著中嘱腕顺一穴与腕顺二穴不宜同用，但通过临床运用来看，二穴合用无其他不良反应，并且疗效明显提高，故临床常并用之，对于惧针者尽量选一穴用之。本穴组的临床运用主要是肾气亏虚为着眼点，这一部位为董氏奇穴肾水区域，通过临床运用见证补肾气作用值得肯定其疗效。

9. 手解穴

定位　小指掌骨与无名指掌骨之间，握拳时小指尖触及之处。

解剖　肾脏敏感神经。

主治　主解晕针与下针后引起之麻木感及气血错乱之刺痛。

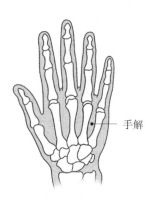

手解穴

取穴　手心向上，当小指掌骨与无名指掌骨之间，即屈小指，使其指尖触及掌处是穴。

手术　针深 3～5 分，用三棱针刺血立解；用毫针刺 10～20 分钟全解。

临床运用及说明

（1）手解穴与十四经的少府穴位置完全相符，因此手解穴必有少府之临床功效。

（2）手解穴可用于下针后的一切不良反应。如扎针后局部红肿、疼痛、针后后遗等表现皆有效。笔者在临床扎针若遇上述现象，均以此穴而解所有不良之症状，多数仅几分钟而立解不适。

（3）可用于下针后所致的晕针解救。但对此尚无所用。

（4）用本穴可治疗身体上某些急性痛证，如三叉神经痛、坐骨神经痛、腰痛、伤口痛等急性病症，对慢性病痛作用不显。笔者在临床对其所用较少。

10. 土水穴

定位　在拇指第一掌骨之内侧，距掌骨小头 1 寸处 1 穴，后 5 分 1 穴，再后 5 分 1 穴。

解剖　拇指对掌肌、桡神经、脾分支神经、肾支神经。

主治　胃炎、久年胃病。

取穴　当拇指第一掌骨之内侧，距该掌骨小头 1 寸处 1 穴，后 5 分处 1 穴，再后 5 分 1 穴，共 3 穴。

手术　针深 3 分，每用 1 穴即可。

临床运用及说明

（1）用本穴组治疗胃部疾病确有临床实效，尤其对寒性胃痛、胃酸过多、久年胃病则有特殊疗效。用本穴组治疗胃部疾病之理是根据经络所行之因，手太阴肺经"起于中焦、下络大肠，还循胃口"，与肠胃有直接关系，故用之则有佳效。

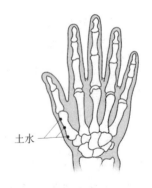

土水穴

（2）土水穴可治疗各种膝痛、踝关节疼痛。健侧取穴，多为配穴用之。

（3）可在本穴区诊断胃病，脉络青色为胃寒，脉络赤色为胃热。

（4）用灵骨穴配土水穴用于虚性腹胀效果满意。

附：补遗穴

1. 小节穴

定位　位于大指本节掌骨旁（在肺经上）赤白肉际上，握拳（大拇指内缩）取穴。

主治　踝痛踝扭伤特效，亦可治颈痛、肩痛、背痛、腰痛、坐骨神经痛、胸痛、胃痛、慢性腹泻、腕肘痛。

临床运用及说明

（1）本穴取穴时宜4只手指轻轻握住内缩之大拇指，掌面斜朝上，在第一掌骨外上髁与拇指第一节处下髁交接处可摸到一凹陷，此处即是本穴。针刺时针尖向掌心部方向刺。

小节穴

（2）小节穴治疗踝关节扭伤则有确实的临床疗效，无论内外踝伤痛皆效，并且多有速效。笔者与其学生用本穴治疗多例踝关节伤痛者，均显其效，功效尽显其中。

（3）用本穴还可治疗足跟痛，对僵直性脊椎炎、髋关节疼痛有效，但笔者在临床对此用之较少。

2. 三叉三穴

定位　在无名指与小指叉口中央处，握拳取穴。

主治　感冒、头痛、肩痛、心悸、喉痛、耳鸣、目赤肿痛、眼皮下垂、眼皮沉重、荨麻疹、腿痛、疲劳、提神、重症肌无力，益脾补肾（以上为杨维杰医师经验）。重感冒、头晕、头昏（特效）、坐骨神经痛（特效）、骨刺（特效）、腰痛（奇效）、肾盂肾炎、肾脏病水肿（特效）（以上为胡文智医师经验）。

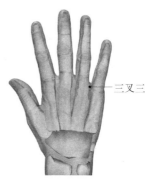

三叉三穴

临床运用及说明

（1）本穴与十四经中的液门穴位置相同，其功效也相近。本穴治疗范围甚广。

（2）三叉三穴有提神醒脑之效，可用于疲劳无力、头晕脑涨、四肢酸痛。

（3）用三叉三穴治疗上眼睑下垂则有速效，常配灵骨、申脉、火菊等穴用之。

（4）三叉三穴对五官科疾患有效，如对喉痛、耳鸣、牙痛、流鼻涕、眼干或眼睛见风流泪都有较好的临床功效。

第三章　三三部位（小臂部位）

概述

三三部位为小臂部，本部位总计16穴名，共32穴（注：穴名后括号内序号为穴位数）。

①其门穴（2）；②其角穴（2）；③其正穴（2）；④火串穴（2）；⑤火陵穴（2）；⑥火山穴（2）；⑦火腑海穴（2）；⑧手五金穴（2）；⑨手千金穴（2）；⑩肠门穴（2）；⑪肝门穴（2）；⑫心门穴（2）；⑬人士穴（2）；⑭地士穴（2）；⑮天士穴（2）；⑯曲陵穴（2）。

三三部位是临床上常用的重要部位之一，在这一部位有些穴位与十四经之穴位置大体相同，如火串穴与支沟穴相近，火腑海穴与手三里穴相近，曲陵穴就是尺泽穴，这些穴位的功效也与十四经之穴功效相近，当掌握了十四经穴原有的作用外，再把董氏奇穴所特有之效掌握即可。所以这些穴位在这里不再赘述，重点应掌握的是下列穴位。

①三其穴（其门、其角、其正穴）；②三门穴（肠门、肝门、心门穴）；③三士穴（人士、地士、天士穴）。

在这里未列出的穴位仍然仅作了解，因为这些穴位在临床中用之较少，笔者尚无更多的临床经验，所用也仅以其主治而用，故也没有引述之必要，只将3个穴位组的应用进行以下扼要整理。

重要穴位的临床运用

1. 三其穴（其门、其角、其正穴）

其门穴

定位　在手腕横纹后2寸处，桡骨之外侧。

解剖　此处有短伸拇筋、头静脉、桡骨动脉支、后下膊皮下神经、桡骨神经、肺之神经。

主治　妇科经脉不调、赤白带下、大便脱肛、痔疮痛。

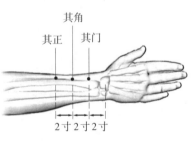

其门、其角、其正穴

取穴　当桡骨之外侧，距手腕横纹后2寸处。

手术　臂侧放，针斜刺约与皮下平行，针入2~5分。

其角穴

定位　在桡骨之外侧，手腕横纹后4寸处。

解剖　此处有短伸拇筋，头静脉、桡骨动脉支、后下膊皮下神经、桡骨神经、肺之神经。

主治　妇科经脉不调、赤白带下、大便脱肛、痔疮痛。

取穴　当桡骨之外侧，距手腕横纹4寸处是穴。

手术　臂侧放，针斜刺约与皮下平行，针入2~5分。

其正穴

定位　在桡骨之外侧，手腕横纹后6寸。

解剖　此处有短伸拇筋，头静脉、桡骨动脉支、后下膊皮下神经、桡骨神经、肺之神经。

主治　妇科经脉不调、赤白带下、大便脱肛、痔疮痛。

取穴　当桡骨之外侧，距手横纹6寸处是穴。

手术　臂侧放，针斜刺约与皮下平行，针入2~5分。

临床运用及说明

（1）其门、其角、其正三穴同用，一用三针，一般不单独用针，三穴合用称为三正穴。是临床上常用的重要穴位组。

（2）其门、其角、其正三穴均位于大肠经上，因此治疗便秘甚效，尤其对顽固性便秘作用最佳，临床用之疗效确实，若加配十四经中的支沟、上巨虚、天枢等穴用之，疗效更佳，针到而无效者罕有。

（3）其门、其角、其正三穴治疗痔疮也有效，一般先于委中找瘀络刺血，再针此三穴配承山，通过临床治疗病案观察其效，治疗效果是非常理想的。对大便脱肛用之也有良好的效果。

（4）三其穴对于妇科炎性疾病有很好的疗效，可用于赤白带下、子宫炎、尿道炎、膀胱炎等病。笔者治疗妇科炎性疾病常以本穴组为主穴而用，获得良好的临床实效。

（5）三其穴用之有通腑安脏之效，对高血压、高血脂、肥胖（尤其是腹部肥胖）、闭经、痤疮、腹部胀满等，用之可以调理，针之可使气机通畅而精力充沛，使腑通而脏安。

（6）三其穴的一般操作自下向上透，采用皮下针，由其门穴向其角穴扎针，由其角穴向其正穴扎针，一针接着一针。但是治疗妇科病时的操作与此不同，其操作是由大肠经横透向三焦经，以泻三焦相火，是与其不同之处，在临床操作时务必注意。

2. 三门穴（肠门、肝门、心门穴）

肠门穴

定位　在尺骨之内侧，距豌豆骨3寸。

解剖　有尺骨动脉之背支及尺骨神经、肝之支神经、肾之副神经。

主治　肝炎之肠炎、头昏眼花。

取穴　手抚胸取穴，当外尺骨筋腱之侧，距腕骨3寸是穴。

手术　针深3~5分。

肝门穴

定位　在尺骨之内侧，距豌豆骨6寸。

解剖　此处为总指伸筋，歧出前膊骨间动脉之分支，肝支神经。

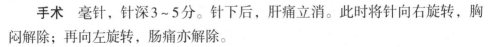

肠门、肝门、心门穴

主治　急性肝炎（特效）。

取穴　手抚胸取穴，去腕后6寸，当外尺骨中部下侧是穴。

手术　毫针，针深3~5分。针下后，肝痛立消。此时将针向右旋转，胸闷解除；再向左旋转，肠痛亦解除。

心门穴

定位　在尺骨鹰嘴突起之上端，去肘尖1.5寸陷中，下尺骨内侧凹陷中，距肘尖1.5寸。

解剖　在二头膊筋间，有下尺骨副动脉、桡骨神经支，心之分支神经。

主治　心脏炎、心跳胸闷、呕吐、干霍乱。

取穴　手抚胸取穴，当下尺骨内侧陷处，距肘尖1.5寸是穴。

手术　针深4~7分。

临床运用及说明

（1）此3穴均需抚胸取穴，并以30°角向上斜刺。3穴所设是以全息对应观点为思想，故分别治疗处于三焦部位之疾病。

（2）肠门穴治疗急慢性肠胃炎特效，具有调理胃肠道的作用，尤其对急性肠胃炎作用效佳。当肠门穴与肝门穴合用时，可治疗肝炎引起的腹泻，一般多以左手取穴。

（3）肝门穴是治疗急性肝炎的有效穴位，在十四经穴中无穴位与其相比拟，治肝病确实有效，被称为急性肝炎第一针。本穴配上三黄（天黄、明黄、其黄）治慢性肝炎也有很好的疗效。在临床取穴时多以左手为主。因急性肝炎多为急性病，并且为传染性疾病，临床治疗甚少，故尚无更多之经验，对此只为引用所言。

（4）心门穴的临床用途更加广泛，作用疗效也很佳，所以本穴在临床用之很多。可用于各种心脏病，用之均效，是笔者在临床常用之穴。还可用于膝内侧痛、腹股沟处疼痛以及尾骨尖端痛，疗效极佳，多数针之即效，是这些疾病所用之效穴。当尾骨尖端以上痛时用肺心穴治之，尾骨尖端痛时取用本穴。笔者以此为主穴治疗数例相关患者均获佳效，如治一青年女性，生育后不久即出现尾骨尖端部位疼痛，经治疗数月，疗效欠佳，来诊后以本穴为主穴治疗3次而愈。用心门穴治疗膝内侧痛、尾骨尖端痛、腹股沟处痛之作用，经临床大量相关病例的验证，疗效确实，并且多仅用此一穴一次可见显效。

3. 三士穴（人士、地士、天士穴）

人士穴

定位　在前臂桡骨里侧，去腕横纹4寸。

解剖　此处为桡骨近关节处之上侧，有桡骨动脉支、外膊皮下神经、桡骨神经支皮下支、肺支神经、心分支神经。

主治　气喘、手掌及手指痛、肩臂痛、背痛。

取穴　手平伸，掌心向上，从腕部横纹上行4寸，当前臂桡骨内侧是穴。

手术　针深0.5~1.0寸。

地士穴

定位　在前臂桡骨中部内缘，距人士穴3寸。

解剖　此处为肱桡骨肌内缘，屈拇长肌外缘，正中神经之分支、桡骨神经与后臂神经支分布区，有桡骨动脉、头静脉、肺支神经、心

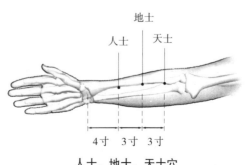

人士、地士、天士穴

分支神经。

主治 气喘、感冒、头痛及肾亏、心脏病。

取穴 手平伸，手心向上，去腕横纹7寸，即去人士穴后3寸，当前臂桡骨内侧是穴。

手术 针深1寸治气喘、感冒、头痛及肾亏；针深1.5寸治心脏病。

天士穴

定位 在前臂桡骨之后部内侧，距地士穴3寸。

解剖 肱桡骨肌外侧，为桡骨神经、后臂神经及正中神经分布区，有桡骨动脉、头静脉、肺支神经、肾之副神经。

主治 气喘、鼻炎、臂痛、感冒、胸部发胀。

取穴 在前臂桡骨之后部内侧，距地士穴3寸是穴。

手术 针深1.5寸。

临床运用及说明

（1）人士穴、地士穴、天士穴三穴合用被称为三士穴。当取穴时手平伸，掌心侧向上。三穴的位置处于手太阴肺经与手厥阴心包经之间，因此临床主要用于治疗肺与心脏疾病。

（2）三穴合用是治疗哮喘病之特效穴位组，若加配灵骨、水通、水金作用更佳，在临床用之，多数即可见显效。尤其适用于心源性哮喘，笔者对此已有数次临床实用案例。临床所用，为经络所行，易记忆与理解。

（3）当治疗肺病时要浅刺5分左右，治疗心脏疾病时要针刺到1.5寸左右。

（4）三士穴对心动过速则有很好的作用，一般有即解之效。

第四章　四四部位（大臂部位）

概述

四四部位为大臂部，本部位总计17穴名，共34穴（注：穴名后括号内序号为穴位数）。

①分金穴（2）；②后椎穴（2）；③首英穴（2）；④富顶穴（2）；⑤后枝穴（2）；⑥肩中穴（2）；⑦背面穴（2）；⑧人宗穴（2）；⑨地宗穴（2）；⑩天宗穴（2）；⑪云白穴（2）；⑫李白穴（2）；⑬支通穴（2）；⑭落通穴（2）；⑮下曲穴（2）；⑯上曲穴（2）；⑰水愈穴（2）。

本章临床常用穴位不多，与前三章相比这一部位用之相对较少，但这一部位的穴位是最为复杂的。治疗作用较为繁杂，取穴较为模糊，临床取穴多以配穴而用，因此临床常用穴位就不多了，主要掌握以下几穴点即可。

①肩中穴；②三宗穴（人宗、地宗、天宗穴）；③富顶穴；④后枝穴；⑤背面穴。

仅将上面几穴全面掌握，其余未列出的穴位用之较少，仅作简单地了解即可，把上述重要穴位的临床运用扼要整理如下。

重要穴位的临床运用

1. 肩中穴

定位　当后臂肱骨之外侧，去肩骨缝2.5寸。

解剖　此处为三角筋部，头静脉后，有回旋上膊动脉，腋窝神经，心之分支神经。

主治　膝盖痛（特效针）、颈项皮肤病有特效、小儿麻痹、半身不遂、血管硬化鼻出血、肩痛。

取穴　手臂平垂，当肩骨向下2.5寸中央是穴。

手术　针深0.5～1.0寸。

临床运用及说明

（1）肩中穴是本章用之最多的穴位，治疗极为广泛，故需重点掌握。

（2）肩中穴治膝盖痛疗效肯定，可治疗各种原

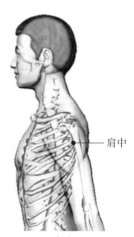

肩中穴

因所致的膝痛，是董氏奇穴中治疗膝痛的常用穴，尤其对膝关节增生疗效最佳，常加配心膝穴合用。笔者在临床以此穴为主穴治疗多例相关病案，疗效非常满意。

（3）用之本穴可治疗肩臂痛，左侧痛扎右穴，右侧痛扎左穴。

（4）肩中穴不仅可治疗膝部疾病，对下肢其他病变也有治疗作用，对下肢无力、小腿肚疼痛、坐骨神经痛均有良好的功效。对这类病患常规治疗无效时，选用本穴往往可有意想不到之效，笔者曾多次以此穴解这类疾病无效之忧。

（5）肩中穴能够治疗颈部局限性神经性皮炎，通过临床运用，确有良好的功效，一般与局部梅花针叩刺或围刺法用之。笔者曾以此穴为主穴治疗1例颈项部皮炎患者，经5次治疗而愈（隔日1次治疗）。

（6）对鼻出血也确有其效，尤其对老年人鼻出血为适应证。

2. 三宗穴（人宗、地宗、天宗穴）

人宗穴

定位　在后臂肱骨内缘与肱二头肌间之陷处，去肘窝横纹3寸。

解剖　在二头膊筋之旁，有桡骨副动脉、头静脉及内膊皮神经、肺之副神经、心之分支神经、肝之副支神经。

主治　脚痛、手痛、肘臂肿痛难动、面黄（胆病）四肢水肿、脾肿大、感冒、气喘。

取穴　屈肘测量，以手拱胸，当后臂肱骨内缘与肱二头肌腱间之陷处，去肘窝横纹3寸是穴。

手术　用毫针，针深5分治感冒气喘，针深8分治臂肿，针深1.2寸治肝、胆、脾病。

地宗穴

定位　在人宗穴上3寸处，距肘窝横纹6寸。

解剖　在颈静脉后，有回旋上膊动脉、腋窝神经、心之支神经。

主治　能使阳证起死回生，治心脏病及血管硬化。

取穴　屈肘测量，以手拱胸，当后臂肱骨之中部内缘与肱二头肌腱间之陷处，去人宗穴3寸是穴。

手术　针深1寸治轻病，针深2寸治重病，两

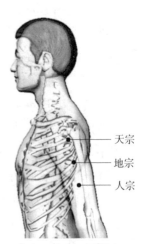

人宗、地宗、天宗穴

臂穴位同时下针。

天宗穴

定位　在后臂肱骨内缘与肱二头肌间之陷处，距地宗穴3寸（距肘窝横纹9寸）。

解剖　在头静脉，有回旋上膊动脉、腋窝神经、六腑神经、小腿神经。

主治　妇科阴道痒、阴道痛、赤白带下（具有速效）、小腿痛、小儿麻痹、狐臭、糖尿病。

取穴　屈肘测量，以手拱胸，当后臂肱骨内缘与肱二头肌腱后部间之陷处，距地宗穴3寸是穴。

手术　针深1.0～1.5寸。

临床运用及说明

（1）三宗合用被称为三宗穴，三穴扎针要求特别准确，若偏外会伤到肱骨，若偏里会伤到肱二头肌，扎针部位要求准确，扎针时应紧贴肱骨内缘。

（2）三穴合用治疗大腿内侧痛，也能治疗小腿肚胀痛，这是对应取穴运用之理。

（3）人宗、地宗、天宗三穴，治疗胸闷之症能立解。

（4）仅用天宗穴可治疗妇科病，尤其对赤白带下阴道痒之症作用好，有针之即效之功。同时还能治疗小腿痛、不安腿综合征等病；地宗单用可急救之用；人宗可治疗手脚痛、肿胀等疾。

（5）三穴扎针时应注意操作深度，针浅可治轻病，治经络病；针深治重症，治脏腑病。

3. **富顶穴**

定位　在后臂肱骨之外侧，距肘横纹7寸。

解剖　肝之副支神经、心之分支神经。

主治　疲劳、肝弱、血压高、头晕、头痛。

取穴　手臂下垂，当后臂肱骨之外侧，去首英穴2.5寸。

手术　针深3～5分。针浅刺治疲劳、肝弱；深刺治头痛、头昏及血压高。

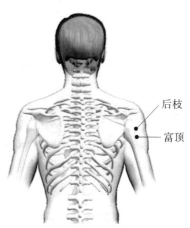

后枝

富顶

富顶、后枝穴

4. 后枝穴

定位 当肩中与肘之直线上，富顶穴上1寸，距肘横纹8寸。

解剖 心之分支神经。

主治 血压高、头晕、头痛、细菌感染、皮肤病、血管硬化。

取穴 手臂下垂，当后臂肱骨之外侧，去富顶穴1寸（去肘横纹8寸）。

手术 针深3~7分。

临床运用及说明

（1）富顶穴及后枝穴均在上臂肱骨之外侧，进针时应紧贴肱骨外侧，与三宗穴相对应，三宗穴应紧贴肱骨内缘进针。

（2）富顶穴与后枝穴均能治疗高血压，通过临床运用，确有良好的降压功效，常与火菊穴、百会穴、曲池穴、太冲穴等合用，效果理想，尤其对肝阳上亢型高血压作用最好。早期轻中型高血压经过一定时间的治疗，能使血压恢复正常。笔者曾多次验证临床其效。

（3）富顶穴、后枝穴同时下针，可治疗某些头痛、颈项疼痛、扭转不灵及面瘫等病。对此用笔者尚无更多的经验，请大家验证其用。

（4）二穴合用，能治肝气虚，患者自感恐惧不安，气自少腹上冲咽，呃声不止，头目苦眩，不能坐起，汗出，心悸，干呕不能食等肝胃不和之症（《董氏针灸注疏》）均可治疗，有其症状者临床并不少见，以此而用，确有其效。笔者曾治疗1例病程长达2年之久的此类患者，看遍了中西医无任何疗效，笔者以此为主穴治疗1周而收效。

5. 背面穴

定位 在肩骨缝之中央，举臂时有空陷处。

解剖 有三角筋、回旋上膊动脉、头静脉支、锁骨神经支、丹田神经。

主治 腹部发闷、发音无力。

取穴 举臂，当肩骨连接处有空陷处之中央是穴。

手术 针深3~5分。

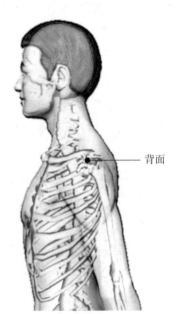

背面

背面穴

临床运用及说明

（1）本穴与十四经中的肩髃穴位置相符，因此具有肩髃穴的功效，可治疗肩臂疼痛及瘰疬。在董氏奇穴中本穴多用于三棱针刺血。

（2）背面穴有补虚之作用，用于脾肾俱虚之症，对于腹部冷痛，上吐下泻有特效，也就是说受寒的肠胃炎患者是有效对症治疗。

（3）对主治中的发音无力尚无临床验证，只引述其用。

第五章　五五部位（足趾部位）

概述

五五部位为足趾部，仅有4穴名，8个穴位（注：穴名后括号内序号为穴位数）。

①火包穴（2）；②上瘤穴（2）；③海豹穴（2）；④木妇穴（2）。

五五部位是董氏奇穴中穴位最少的一部分，仅有4穴点，8个穴位。这几个穴分布于足底或足趾边缘，针起来都特别痛，限制了这些穴位的临床运用，所以不到必要时不要去针，多以三棱针点刺为常用。在临床上常用的有以下3穴。

①火包穴；②上瘤穴；③木妇穴。

火包穴、上瘤穴、木妇穴在治疗方面功效卓著，在临床中会经常用到，因此将3穴的临床运用扼要整理如下。

重要穴位的临床运用

1. 火包穴

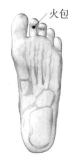

火包穴

定位　在足第二趾底第二道横纹正中央。

解剖　心之神经、肝之神经。

主治　心痛、肝病、难产、胎衣不下。

取穴　平卧，当足次趾底第二道横纹正中央是穴。

手术　用三棱针刺3分深使其出黑血，立即见效。用毫针针深3分，5分钟见效。

临床运用及说明

（1）火包穴与十四经中的奇穴独阴的定位相同，因此火包穴也有独阴穴的功效，独阴穴是治疗胎衣不下，疝气之要穴。胎衣不下不属于针灸科医师的职责，所以很少用到，没有这一方面的临床经验。用此穴治疗疝气确有很好的实效。

（2）火包穴治疗心绞痛、发作性胸闷则有速效，多以点刺放血为用。

（3）火包穴有很强的堕胎之功，所以孕妇绝对禁针。

2. 上瘤穴

定位 在足底后跟前缘正中央。

解剖 后脑（小脑）总神经。

主治 脑瘤、脑积水（大头瘟）、小脑痛、脑神经痛、体弱。

取穴 平卧，当足底后跟硬皮之前缘正中央是穴。

手术 针深3～5分。

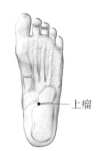

上瘤穴

临床运用及说明

（1）上瘤穴治疗脑震荡及脑震荡后遗症具有卓效，无论改善症状还是原发病都有肯定的临床疗效，常配以足三重（或外三关）、正筋、正宗、百会等穴合用，急症者常加用然谷穴处瘀络刺血。

（2）因本穴有醒脑开窍之作用，所以能治疗脑瘤、脑积水，临床有较多的相关用之报道，笔者曾以本穴为主的处方治疗因脑部疾病所致的昏迷不醒的患者，可见其效，但尚无治疗脑瘤之经验。

（3）本穴扎针不宜超过5分深，否则会引起心中不安，通过临床观察确有这一不良反应，所以应特别注意。

（4）上瘤穴用之治疗头顶痛、颅内痛有很好的临床疗效，曾治疗相关病患而速愈。其运用原理类似于涌泉穴。

3. 木妇穴

定位 在足第二趾中节正中央外开3分。

解剖 心之副神经。

主治 妇科赤白带下、月经不调、经痛、子宫炎、输卵管不通。

取穴 当足次趾中节正中央向外开3分是穴。

手术 针深2～4分，贴趾骨下针（用细毫针，针粗较痛）。

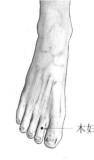

木妇穴

临床运用及说明

（1）由其穴名而知，是以疏肝解郁来治疗妇科病，本穴按其经络来看，应处于胃经，取名为木，主治肝脾不和及肝胆湿热之妇科病尤效。

（2）有人称此穴为"妇科圣穴"。但因其扎针较痛，赖金雄医师由此发展出以阳陵泉治白带，曲泉治赤带之用，笔者也常以此用，临床疗效确实。

第六章　六六部位（足掌部位）

概述

六六部位为足掌部，本部位总计17穴名，共42穴（注：穴名后括号内序号为穴位数）。

①火硬穴（2）；②火主穴（2）；③门金穴（2）；④木斗穴（2）；⑤木留穴（2）；⑥六完穴（2）；⑦水曲穴（2）；⑧火连穴（2）；⑨火菊穴（2）；⑩火散穴（2）；⑪水相穴（2）；⑫水仙穴（2）；⑬水晶穴（2）；⑭花骨一穴（8）；⑮花骨二穴（4）；⑯花骨三穴（2）；⑰花骨四穴（2）。

六六部位有一最大特点，就是大多数穴位的位置分布与十四经的某些穴位的位置相近或相同，本来这些穴位在十四经穴中都是非常重要的穴位，所以在这里学习时，首先掌握好在十四经穴中的主治功效，再把董氏奇穴中的特殊功用记住，这样就把这些穴位基本掌握了。在董氏奇穴中的这些临床功用也贯彻到了十四经络的理论内容，学习这一章时应注意领会。

火硬穴近于行间穴，火主穴近于太冲穴，门金穴近于陷谷穴，六完穴近于侠溪穴，水曲穴近于足临泣，火连穴近于太白穴，火菊穴近于公孙穴，火散穴近于然谷穴，水相穴近于太溪穴。这些穴位的临床功效也与之相近，在学习时应按照上述所讲去领会运用，重点掌握好以下穴位即可。

①火硬穴；②火主穴；③门金穴；④木斗穴；⑤木留穴；⑥火菊穴；⑦水晶穴；⑧花骨一穴；⑨花骨三穴；⑩花骨四穴。

重要穴位的临床运用

1. 火硬穴

定位　在第一跖骨与第二跖骨之间，距足跖骨与趾骨关节5分。

解剖　心脏支神经、肝之副神经。

主治　心悸、头晕、胎衣不下、骨骼胀大、下颌痛（张口不灵）、强心（昏迷状态时使用）、子宫炎、子宫肌瘤。

取穴　当第一跖骨与第二跖骨之间，去跖骨与趾骨

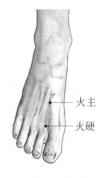

火硬、火主穴

关节5分处是穴。

手术　针深3~5分。

2. 火主穴

定位　在第一跖骨与第二跖骨之间，去火硬穴1寸。

解剖　心脏支神经、心脏动脉、腓骨神经支、前胫骨筋。

主治　难产、骨骼胀大、心脏引起之头痛、肝病、胃病、神经衰弱、心脏麻痹、手脚痛、子宫炎、子宫瘤（唇喎、咽喉肿痛、癫头痛）。

取穴　当第一跖骨与第二跖骨连接部之直前陷中取之，即去火硬穴1寸处是穴。

手术　针深3~8分。治手脚痛时，左用右穴，右用左穴。

临床运用及说明

（1）二穴处于足厥阴经脉上，穴近原穴太冲和荥穴行间。其用也多有肝经循行之用，如下颌痛、唇喎、咽喉肿痛、非细菌性尿道炎、子宫炎、子宫肌瘤及多种妇科病皆有效，均为经络所过，主治所及。因肝主风，故可治头晕甚效，这是中医脏象学说之用。以上所治在临床常常用之，确具其效。

（2）根据同名经原理之用，可用于心悸、强心、心脏麻痹等病。其解剖也均为心脏支神经，对应心脏动脉。

3. 门金穴

定位　在第二跖骨与第三跖骨连接部之直前陷中。

解剖　短总趾伸筋，第一骨间背动脉、趾背神经、十二指肠神经、胃之支神经。

主治　肠炎、胃炎、腹部发胀及腹痛、盲肠炎。

取穴　当第二跖骨与第三跖骨连接部之前凹陷中，即与火主穴并列。

手术　用细毫针，针深5分（具有特效）。

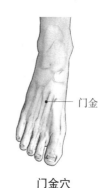

门金

门金穴

临床运用及说明

（1）此穴即为足阳明经之腧穴。其功用离不开足阳明经脉之特性，对消化系统主要有腹满、腹痛、腹泻、水肿、肠鸣等功效，这些临床所用皆是门金穴之主治，尤其夏天暑湿所致肠胃炎效最佳。

（2）本穴对痛经也有佳效，一般针之即效。可以单独用之，也可与内庭合用。

（3）门金穴对偏头痛也有良好的功效，尤其是痛在太阳穴处时更有特效，是为首选穴，经临床所用功效独到。当深针透达涌泉穴时，还能治疗头顶痛。

（4）对以上各项主治，笔者均有所用，疗效卓著，值得推广。

4. 木斗穴

定位　在第三跖骨与第四跖骨之间，距跖骨与趾骨关节5分。

解剖　脾神经、肝神经。

主治　脾肿大（硬块）、消化不良、肝病、疲劳、胆病、小儿麻痹。

取穴　当第三跖骨与第四跖骨之间，去跖骨与趾骨关节5分处是穴。

手术　针深3~5分。

5. 木留穴

定位　在第三跖骨与第四跖骨连接部之直前陷凹中，跖骨与趾关节1.5寸。

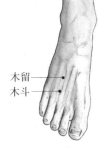

木斗、木留穴

解剖　肝神经、脾神经。

主治　白细胞增多、脾肿大、消化不良、肝病、胆病、小儿麻痹。

取穴　当第三跖骨与第四跖骨之间，去木斗穴1寸处是穴。

手术　针深3~5分。

临床运用及说明

（1）二穴处于足第三跖骨与第四跖骨之间，根据十四经经络循行，此处属于足阳明经脉，在这一部位仅有胃经支脉经过，但无穴位出现，二穴的发现，发挥了应有的效用，临床功用颇多。因二穴处于足阳明经脉之位置，因此主治对脾胃病，二穴应于木，故能治疗肝脏疾病。尤其对肝大、脾肿大有非常好的治疗效果，验于临床效果确实。在国外本穴被称为肝大新穴、脾大穴。

（2）二穴合用可治疗肢体麻木，尤其对肢体麻木部位较广，处于手肢部位时，用之疗效最佳。二穴对全身气血不通（血瘀）引起的麻木可治，对气血不足效不佳。

（3）二穴有消瘤之用，董公有病案之记载。后多有相关治疗报道，对血管瘤、脂肪瘤、癌瘤皆能治疗。但笔者对此尚无可靠的临床经验，大家可据情况试用。

（4）本穴尚有许多功效，如舌强难言、白细胞过多症、乏力、疲劳、消瘦等皆能治之，妙用多多，不胜枚举。

6. 火菊穴

定位　在第一跖骨内侧，去趾骨与跖骨关节2.5寸。

解剖　心之分支神经、肾之分支神经。

主治　手发麻、心跳、头晕、脚痛、高血压、头昏脑涨、眼昏，眼皮发酸、颈项扭转不灵。

取穴　当第一跖骨内侧，去火连穴1寸处是穴。

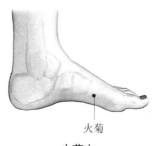

火菊

火菊穴

手术　针深5~8分，针与跖骨成直角，沿跖骨底缘刺入。

临床运用及说明

（1）本穴近于十四经穴中的公孙，其主治具有公孙之作用，可治疗脾胃病。

（2）本穴有交通心肾作用，所治之症多为水不济火，火亢之症。对头晕、高血压、眼皮发酸、头昏脑涨各症确有实效。临床所用多能立时取效。

7. 水晶穴

定位　在内踝尖之下2寸。

解剖　子宫神经。

主治　子宫炎、子宫胀、子宫瘤、小腹气肿胀闷。

取穴　当内踝尖之直下2寸处是穴。

手术　针深0.5~1.0寸。

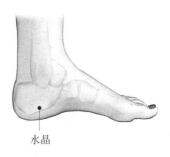

水晶

水晶穴

临床运用及说明

（1）本穴处于十四经上足少阴肾经循行线上，因此具有肾经方面之功效，临床对本穴少有发挥运用。但笔者通过多次临床运用观察，取效理想。常与妇科穴、还巢穴、三阴交穴合用治疗妇科类疾患，尤其对子宫瘤、闭经疗效佳。

（2）用本穴治疗尿频、夜尿增多、前列腺疾患均有效。

（3）在董氏奇穴中常与还巢穴和妇科穴配用治疗各种妇科疾患。

8. 花骨一穴

定位 在足底第一跖骨与第二跖骨之间，距趾间叉口5分1穴，又5分1穴，再5分1穴，再8分1穴，共4穴。

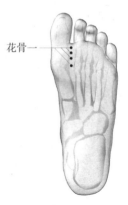

花骨一穴

解剖 脾神经、肺神经、肾神经。

主治 沙眼、眼角红、眼皮炎、眼迎风流泪、怕光、眉棱骨痛、鼻骨痛、头痛、牙痛、耳鸣、耳聋。

取穴 当足底第一跖骨与第二跖骨之间，距趾间叉口5分1穴，又5分1穴，再5分1穴，再8分1穴，共4穴。

手术 针深0.5~1.0寸。

临床运用及说明

（1）花骨一穴组主要治疗五官科疾病，本穴组处于足底部，针刺时特别痛，取穴也不便，相对来说就较少用，但对于常规针刺无效时可试用本穴组，在临床时常取2个穴点即可，花骨一穴对顽固性眼迎风流泪、眼干、耳鸣、耳聋有很好的功效，笔者治疗上述疾病常规用穴无效时，取之本穴组而多次获效。如曾治疗一青年男性患者，顽固性眼发痒2年余，多方治疗效不佳，来针灸治疗，经针刺治疗1周效果不理想，加用本穴组2天后获效明显。

（2）本穴组处于足厥阴肝经循行线上，因此可具有肝经之功效，对眉棱骨痛、头顶痛有效。

9. 花骨三穴

定位 在足底第三跖骨与第四跖骨之间，距趾间叉口2寸处。

解剖 脾之神经。

主治 腰痛、坐骨神经痛、脊椎骨痛。

取穴 当足底第三跖骨与第四跖骨之间，距趾间叉口2寸处是穴。

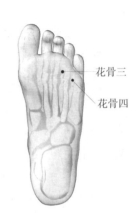

花骨三

花骨四

手术 针深0.5~1.0寸。

10. 花骨四穴

定位 在足底第四跖骨与第五跖骨之间，距趾间叉口1.5寸处。

解剖 肺之神经。

主治 脊椎骨痛、坐骨神经痛、小腹痛、胃痛、

花骨三、花骨四穴

止血。

取穴　在足底第四跖骨与第五跖骨之间，距趾间叉口1.5寸是穴。

手术　针深0.5～1.0寸。

临床运用及说明

（1）花骨三穴与花骨四穴临床功效相近，常合并用之，形成倒马针法。二穴合用，治疗顽固性太阳经行坐骨神经痛作用效佳，笔者曾用此二穴治疗几例顽固性太阳经行坐骨神经痛而获佳效。故对临床常规治疗无效的顽固性太阳经行坐骨神经痛病患，可试用此穴之效。

（2）花骨四穴可治疗四肢麻木，临床已验证，此效不虚。

第七章　七七部位（小腿部位）

概述

七七部位为小腿部，本部位总计28穴名，共64穴（注：穴名后括号内序号为穴位数）。

①正筋穴（2）；②正宗穴（2）；③正士穴（2）；④搏球穴（2）；⑤一重穴（2）；⑥二重穴（2）；⑦三重穴（2）；⑧四花上穴（2）；⑨四花中穴（2）；⑩四花副穴（2）；⑪四花下穴（2）；⑫腑肠穴（2）；⑬四花里穴（2）；⑭四花外穴（2）；⑮上唇穴（2）；⑯下唇穴（2）；⑰天皇穴（2）；⑱肾关穴（2）；⑲地皇穴（2）；⑳四肢穴（2）；㉑人皇穴（2）；㉒侧三里穴（2）；㉓侧下三里穴（2）；㉔足千金穴（2）；㉕足五金穴（2）；㉖七虎穴（6）；㉗外三关穴（6）；㉘光明穴（2）。

七七部位是董氏奇穴之精华所在，穴位密集，重要穴位多，治疗范围广，疗效高，作用迅速。本部穴位具有调整全身功能及脏腑症候群之整体治疗作用，疗效迅速而显著。这一部位的穴位基本上是倒马并用的穴位组，这是与十四经之穴区别最大的地方，从中可以知晓董氏奇穴之精湛处。因此这一部分需要认真地领悟与掌握，并须牢记，可创出针灸许多奇迹，种种疑难之疾可病愈于霍然。学好七七部位与八八部位是掌握董氏奇穴的核心，因此该章务必熟读于心。七七部位之穴多数是必须掌握的内容，除了上唇穴、下唇穴、七虎穴之外，其余皆需领悟于心中。

重要穴位的临床运用

1. 三正穴（正筋、正宗、正士穴）

正筋穴

定位　在足后跟筋中央上，距足底3.5寸。

解剖　脊椎骨总神经、脑之总神经。

主治　脊椎骨闪痛、腰脊椎痛、颈项筋痛及扭转不灵、脑骨胀大、脑积水。

取穴　当足后跟筋正中央上，距足底3.5寸处是穴。

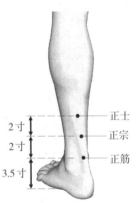

正筋、正宗、正士穴

手术　针深5~8分（针透过筋效力尤佳）。体壮坐位扎针，体弱侧卧位扎针。

正宗穴

定位　在正筋穴上2寸。

解剖　脊椎骨总神经、脑之总神经。

主治　脊椎骨闪痛、腰脊椎痛、颈项筋痛及扭转不灵、脑骨胀大、脑积水。

取穴　当足后跟筋之正中央上，距正筋穴2寸处是穴。

手术　针深5~8分（针透过筋效力尤佳）。体壮坐位扎针，体弱侧卧位扎针。

正士穴

定位　在正宗穴上2寸。

解剖　肺之分支神经，脊椎骨总神经。

主治　肩背痛、腰痛、坐骨神经痛。

取穴　当足后跟筋之正中央上，距正宗穴上2寸处是穴。

手术　针深0.5~1.0寸。

临床运用及说明

（1）三穴临床常合并用之，三穴合称三正穴。临床上多以正筋、正宗穴合并用之，当严重的病变时，三穴形成一组大倒马合用之。本穴组是以筋治筋最典型的代表用穴。

（2）三穴处于足太阳膀胱经循行线上，足太阳膀胱经经脉入络于脑，所以本穴组有疏通脑部及脊椎气血之作用，配上瘤穴、外三关穴治疗脑瘤；对脑震荡也有极佳的临床功效，一般先于然谷处刺血，再配足三重、上瘤治疗，功效卓著。笔者曾以正筋、正宗为主穴治疗多例脑外伤后遗症之验案，如一脑外伤患者3年留有后遗（经常头痛、头晕）不愈者，用本穴组为主穴针刺而愈。治疗最快者1次可使症状消失。

（3）本穴组对落枕、颈椎病所致的疼痛在颈部两大筋者有特效，并对后项痛、后头痛及腰部两板筋处疼痛者有效；对腰部扭伤也甚效，临床实用之，作用肯定。轻者正筋与正宗合用，重者加用正士，形成大倒马。笔者在临床见颈部两大筋病痛者，均取用正筋、正宗治疗，多立见其效，是笔者喜用常用的一组穴位。

（4）本穴组扎在筋上，刺激性较大，临床运用时应当注意刺激强度，不可太过，以免晕针之发生或耗气太过。

2. 搏球穴

定位 在正士穴上2.5寸。

解剖 心之分支神经、肺之副支神经。

主治 腿转筋、霍乱、腰酸背痛、鼻出血。

取穴 平卧，脚跟用软垫垫高，当小腿后侧，在正士穴正上2.5寸处（即腓肠肌下缘）是穴。

手术 针深1~2寸，以针尖抵骨效力为最佳。

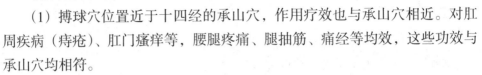

搏球穴

临床运用及说明

（1）搏球穴位置近于十四经的承山穴，作用疗效也与承山穴相近。对肛周疾病（痔疮）、肛门瘙痒等，腰腿疼痛、腿抽筋、痛经等均效，这些功效与承山穴均相符。

（2）对鼻出血可有治疗功效，尤其对血热妄行上于鼻腔而出血者效。

3. 三重穴（一重、二重、三重穴）

一重穴

定位 在外踝骨尖直上3寸向前横开1寸。

解剖 心之分支神经、肺之分支神经、脾神经。

主治 甲状腺肿大（心脏病引起）、眼球突出、扁桃体炎、口㖞眼斜（面神经麻痹）、偏头痛、痞块、肝病、脑瘤、脑膜炎。

取穴 当外踝直上3寸向前横开1寸是穴。

手术 针深1~2寸。

二重穴

定位 在一重穴上直上2寸（在外踝直上5寸向前横开1寸）。

解剖 心之分支神经、肺之分支神经、脾神经。

主治 甲状腺肿大（心脏病引起）、眼球突出、扁桃体炎、口㖞眼斜（面神经麻痹）、偏头痛、痞块、肝病、脑瘤、脑膜炎。

取穴 当一重穴直上2寸处是穴。

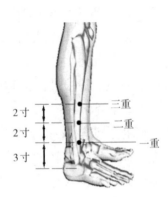

一重、二重、三重穴

手术　针深1～2寸。

三重穴

定位　在二重穴上2寸（在外踝直上7寸向前横开1寸）。

解剖　心之分支神经、肺之分支神经、脾神经。

主治　甲状腺肿大（心脏病引起）、眼球突出、扁桃体炎、口㖞眼斜（面神经麻痹）、偏头痛、痞块、肝病、脑瘤、脑膜炎。

取穴　当二重穴直上2寸处是穴。

手术　针深1～2寸。

临床运用及说明

（1）三穴一般同时合用，较少单独用穴，合用时被称为足三重穴，是董氏奇穴重要的穴位组，作用、用途广泛，主要为活血化瘀之功效，可用于一切瘀血之症，尤其对脑部作用最效。

（2）三重穴治疗中风偏瘫后遗症甚效，是治疗本病的一组有效穴位，临床取健侧用穴，配用灵骨、大白穴是治疗本病的特效配用穴位组，其临床功效在十四经穴中无可比拟。

（3）三重穴治疗各种乳房疾病作用佳。对乳房发炎、乳房小叶增生、乳房硬块均效，用本穴组治疗乳腺增生，功效独到，很值得临床推广用之。

（4）三重穴是治疗甲状腺疾病的一组有效穴位，尤其对甲亢作用甚效，临床上常和外三关、通关、通山、通天、足驷马穴交替搭配用之，经临床运用，本穴组治疗甲亢疾病确有良好实效。

（5）本穴组对脑震荡及脑震荡后遗症也有很好的临床治疗效果，常与正筋穴、正宗穴、上瘤穴合用，是治疗本病的一组有效成方。

（6）三重穴对偏头痛、三叉神经痛、耳鸣、耳聋、颜面神经麻痹均有效。

（7）三重穴对乳腺癌、食道癌、舌下腺癌、脑瘤、癌肿有治疗作用，临床上有很多的相关病案报道，但笔者尚无此临床经验证实。在此以录用其说明，供大家参考。

（8）足三重穴在足少阳与足阳明经脉之间，即为两条经脉之间的夹穴，因此其功用可具备两经之特性，用途甚广，疗效肯定，上述几点难以尽述其临床功效，但总以活血化瘀为用，抓住其特点，便能灵活用之。

4. 四花穴组（四花上、四花中、四花副、四花下、腑肠、四花里、四花外穴）

四花上穴

定位 在膝眼下3寸，胫骨外廉。

解剖 肺支神经、心支神经。

主治 哮喘、牙痛、心悸、口内生疮、头晕、心脏病、转筋霍乱。

取穴 当膝眼之下方3寸，在前胫骨肌与长总趾伸肌起始部之间凹陷中是穴。

手术 针深2～3寸。针深1.5～2.0寸治哮喘，针深3寸治心脏病。

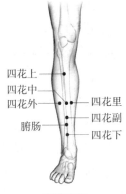

四花穴组

四花中穴

定位 四花上穴直下4.5寸（在膝眼下7.5寸）。

解剖 心之分支神经、肺之支神经、六腑之副神经。

主治 哮喘、眼球病、心脏炎、心脏血管硬化（心两侧痛）、心脏麻痹（胸闷难过，坐卧不安）、急性胃痛、消骨头之肿胀。

取穴 当四花上穴直下4.5寸处是穴。

手术 三棱针刺出血治心脏血管硬化、急性胃痛、肠炎、胸部发闷、肋膜炎。用毫针针深2～3寸治哮喘、眼球痛。

四花副穴

定位 在四花中穴直下2.5寸（在膝眼下10寸）。

解剖 心之分支神经、肺之支神经、六腑之副神经。

主治 哮喘、眼球病、心脏炎、心脏血管硬化（心两侧痛）、心脏麻痹（胸闷难过、坐卧不安）、急性胃痛、消骨头之肿胀。

取穴 当四花中穴直下2.5寸处是穴。

手术 三棱针刺出黑血，治心脏血管硬化、心脏麻痹、急性胃痛、肠胃炎。

四花下穴

定位 在四花副穴直下2.5寸（在膝眼下12.5寸）。

解剖 六腑神经、肺之副神经、肾之副神经。

主治 肠炎、腹胀、胸胀、胃痛、水肿、睡中咬牙、骨骼胀大。

取穴　当四花副穴直下2.5寸处是穴。

手术　针深0.5~1.0寸。

腑肠穴

定位　在四花下穴直上1.5寸（在膝眼下11寸）。

解剖　六腑神经、肺之副神经、肾之副神经、心脏之副神经。

主治　肠炎、腹胀、胸胀、胃痛、水肿、睡中咬牙、骨骼胀大。

取穴　当四花下穴直上1.5寸处是穴。

手术　针深0.5~1.0寸。

四花里穴

定位　在四花中穴向里横开1.2寸，当胫骨之外缘。

解剖　心之支神经、肺之区支神经。

主治　肠胃病、心脏病、心悸、转筋霍乱（呕吐）、心脏麻痹。

取穴　当四花中穴向里横开1.2寸，至胫骨之外缘处是穴。

手术　针深1.5~2.0寸。

四花外穴

定位　在四花中穴向外横开1.5寸。

解剖　肺之支神经、六腑神经。

主治　急性肠炎、牙痛、偏头痛、脸部神经麻痹、胸膜痛。

取穴　当四花中穴向外横开1.5寸处是穴。

手术　针深1.0~1.5寸。

临床运用及说明

（1）上述7穴的主治病症多从阳明经的功能来考虑，这组穴位的针刺有两个特点。一是浅刺以点刺放血为常用，可治疗许多脏腑之顽疾；二是针刺要深，四花上穴、四花中穴可以针刺到3寸深，以针深的不同可主治心肺不同疾患。董氏奇穴中多以浅刺为常用，本穴组应是董氏奇穴中针刺最深的穴位。

（2）用四花上穴针刺至1.5~2.0寸，可治疗哮喘，针刺到2~3寸深治疗各种心脏病。在此处瘀络点刺放血，可治疗各种胃病，无论新病久年胃病皆效。四花上穴在足三里穴之内侧，本穴是紧贴胫骨的边缘进针，作用强大。

（3）四花中穴的位置近于条口穴，其作用功效首先具有条口的作用，可以与四花上穴合用，也可以和四花副穴合用，形成倒马针，治疗相关疾病。

临床中常在这一部位的上下找瘀络刺血，治疗肺部疾病，可以治疗肺积水、肺结核、肺癌、肺气肿等病。刺入2寸深以上，可治疗肩臂痛、心脏病。

（4）四花副穴、四花下穴、腑肠穴治疗腹部疾患作用好，尤其适宜于各种肠道疾患，对急、慢性肠炎皆甚效。三穴合用还能降血脂，清理肠腑。四花下穴可自外踝尖上量3.5寸取穴，腑肠穴在外踝尖上5寸取穴，这一取穴法简单实用。

（5）四花外穴处于足少阳胆经循行线上，临床治疗偏于胆经之病变，如偏头痛、耳病、肩臂痛、胁肋痛、少阳经之坐骨神经痛等，均有效，临床主要以刺血为常用，点刺时在此部位寻找瘀络刺之，可立见显效。

（6）四花上穴配驷马穴、迎香穴治疗过敏性鼻炎有卓效；腑肠穴配门金穴治疗腹泻伴腹痛者可立止疼痛。邱雅昌博士将腑肠穴、四花下穴、肝门穴、肠门穴合用组成了"腑肠四穴"，专治疗慢性结肠炎。但笔者临床无实用经验。

5. 下三皇穴（天皇、肾关、地皇、人皇穴）

天皇穴

定位 在胫骨头之内侧陷中，去膝关节2.5寸。

解剖 肾之神经、六腑神经、心之分支神经。

主治 胃酸过多、反胃（倒食症）、肾脏炎、糖尿病、蛋白尿。

取穴 当膝下内辅骨下陷中，在胫骨头之内侧，去膝关节2.5寸是穴。

手术 针深0.5～1.5寸。

肾关穴（天皇副穴）

定位 在天皇穴直下1.5寸。

解剖 六腑神经。

主治 眼球喝斜、散光、贫血、癫痫、神经病、眉棱骨痛、头晕、头痛、肾亏所引起之坐骨神经痛、腰酸（若诊断正确，下针即可见效）、近视、多泪、两腿无力、臂麻、心刺痛、胸口痛、胃酸过多、倒食症、鼻骨痛。

取穴 当胫骨之内侧，天皇穴直下1.5寸处是穴。

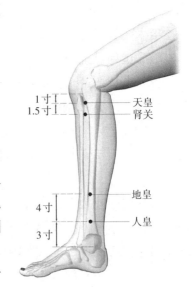

下三皇穴

手术 针深0.5～1.0寸。

地皇穴

定位 在胫骨之内侧，距内踝骨7寸。

解剖 肾之神经。

主治 肾脏炎、四肢水肿、糖尿病、淋病、阳痿、早泄、遗精、滑精、梦遗、蛋白尿、尿血（皆配天皇、人皇）、子宫肌瘤、月经不调、肾亏之腰痛。

取穴 当胫骨之内侧后缘，去内踝7寸处是穴。

手术 针与腿约成45°角刺入，针深1.0～1.8寸。

人皇穴

定位 在胫骨内侧后缘，距内踝上3寸。

解剖 肾之分支神经。

主治 淋证、阳痿、早泄、遗精、滑精、腰脊椎骨痛、脖子痛、头晕、手麻、糖尿病、蛋白尿、尿血、肾脏炎、肾亏之腰痛。

取穴 当胫骨之内侧后缘，去内踝3寸处是穴。

手术 针深0.8～1.2寸。

临床运用及说明

（1）天皇穴（或用肾关穴）、地皇穴、人皇穴合称三皇穴或下三皇。此四穴即可根据临床实际单独用穴，也可几穴合用之。是补肾的一组要穴，凡一切肾亏之疾皆可用之。

（2）此四穴皆在脾经循行线上，而补肾之要穴未设在肾经上，均在脾经之上，这就是董师之高明处。当人的肾气已亏，难以从已亏的肾脏激发肾经之经气，而从健脾着手，以补先天而养后天之理，这比直接去调补已亏虚的肾经而有作用，先天的好坏与后天的濡养有重要的关系，这是治本之法。因此上述四穴设穴思想之精髓可见一斑，故一定当要领会活用。

（3）天皇穴的位置与阴陵泉一致，本穴就具有阴陵泉之功效。天皇穴与肾关穴合用可治疗反胃、胃酸过多，临床用之则有速效。肾关穴原称为天皇副穴，本穴可代替天皇穴与地皇穴、人皇穴合用之，也可称为下三皇。天皇副穴因补肾作用强大，故又称为肾关穴，是各种肾亏之疾的首选穴。与太溪相比而言，本穴偏于补肾阳，太溪重于补肾阴。用之本穴治疗肩周炎则有立竿见影之效，尤其对手臂不能上举者针之即效。地皇穴很少单独用针，临床上常作为配穴用之，根据临床疾病常和人皇穴或四肢穴及肾关穴配用之。人皇穴即是三阴交穴，其功效也完全是三阴交之穴性，当与他穴合用作用更强，疗效更广，是健脾补肾、疏肝之常用要穴。

（4）三皇穴合用是美容之要穴，针之则能使皮肤细嫩，白中透红之效，若与足三里、合谷用之，疗效更佳。凡临床经针刺1周以上，均见其效。笔者在临床中数次见证了这一独特之功效。

（5）用三皇穴治疗糖尿病效佳，但要配用其他相关穴位，需要较长时间的治疗。

（6）三皇穴治疗男科、妇科疾病均甚效。如男科的阳痿、遗精、滑精、早泄、精子成活率低等，妇科的不孕症、带下症、月经不调等病。

（7）肾关穴治疗尿频、尿失禁均有速效，肾关穴配人皇穴可治疗生理性飞蚊症、复视。天皇穴与人皇穴合用对产后尿潴留有针之即效之功。人皇穴配血海，能治疗女性结扎后遗症，此功效尚未用之，在此摘录他人所用以供参考。

（8）下三皇与通肾、通胃、通背交替用针，是治疗肾炎、蛋白尿等病的主穴，其功效确实。

（9）此穴组妙用之多，举不胜举，有水养万物之意，多以补虚为主。此穴组笔者在临床中甚为常用，尤其是慢性疾病会常常用之。一些久治不愈的顽疾也迎刃而解。

6. 四肢穴

定位　当胫骨之内侧，在内踝上4寸。

解剖　心之支神经、四肢神经、肾之分支神经。

主治　四肢痛、颈项痛、糖尿病。

取穴　当胫骨之内侧后缘，去内踝4寸处是穴。

手术　针深0.6～1.2寸。

临床运用及说明

（1）四肢穴很少单独用针，在临床时多与人皇穴、地皇穴或肾关穴合用，形成倒马针法用之，临床以此运用。治疗相关疾病确有佳效。

（2）用本穴配用相关穴位治疗肘痛、四肢痛非常有效，特别是上肢的下臂酸痛（有对应取穴法之意），针之立见显效。如笔者一名学生在手三里穴附近疼痛

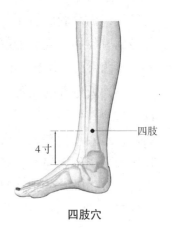

四肢穴

数月未愈，即针四肢穴与肾关穴一次而愈。用四肢穴为主穴治疗这类相关疾病多获效满意，在临床曾治疗几例顽固性相关病例，也以短时而愈，其效甚佳。

7. 侧三里穴

定位　在四花上穴向外横开1.5寸。

解剖　肺之分支神经、牙神经。

主治　牙痛、面部麻痹。

取穴　在腓骨的前缘，即四花上穴向外横开1.5寸处是穴。

手术　针深0.5～1.0寸。

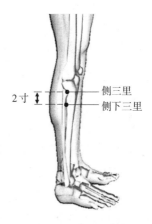

侧三里、侧下三里穴

8. 侧下三里穴

定位　在侧三里穴直下2寸。

解剖　肺之分支神经、牙神经。

主治　牙痛、面部麻痹。

取穴　在腓骨的前缘，即侧三里穴直下2寸处是穴。

手术　针深0.5～1.0寸。

临床运用及说明

（1）二穴处于足阳明经与足少阳胆经之间，此二穴为夹经之用，当针之可疏阳明经之气血、解少阳之郁。一般二穴同用，均取用健侧穴位。

（2）二穴治疗面部麻痹、面神经痉挛、三叉神经痛均有效，尤其是治疗三叉神经痛作用最效，笔者常以二穴为主穴治疗三叉神经痛获效满意。

（3）对偏头痛、偏身感觉不适及各种牙痛均可治疗，尤其各种牙痛的治疗效果确实。

9. 足千金穴

定位　在侧下三里穴外开5分，直下2寸。

解剖　肺之支神经、肾之分支神经、喉侧（甲状腺）神经。

主治　急性肠炎、鱼骨刺住喉管、肩及背痛、喉咙生疮、喉炎（火蛾病）、扁桃体炎、甲状腺肿。

取穴　当腓骨的前缘，侧下三里穴向后横开5分直下2寸处是穴。

手术　针深0.5～1.0寸。

10. 足五金穴

定位　在足千金穴直下2寸。

解剖 肺之支神经、肾之分支神经、喉侧（甲状腺）神经。

主治 急性肠炎、鱼骨刺住喉管、肩及背痛、喉咙生疮、喉炎（火蛾病）、扁桃体炎、甲状腺肿。

取穴 当腓骨前缘，即足千金穴直下2寸。

手术 针深0.5～1.0寸。

临床运用及说明

（1）千金、五金有指五金、指千金、手五金、手千金、足五金、足千金。在临床中指五金、指千金、手五金、手千金极少用之，但足千金、足五金却是临床常用要穴，临床上二穴常同用。

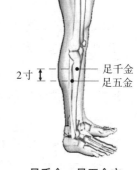

足千金、足五金穴

（2）此二穴统治颈项部疾病，凡颈部瘿瘤均可用之。

（3）二穴可治疗喉咙生疮、喉炎、扁桃腺炎、咽干咽痛，刺之则立见显效，临床常先少商穴点刺放血，再取用二穴针之，具有清肺火滋肾水之功。笔者以二穴为主穴治疗数例咽喉部疾病而达到满意效果。

（4）二穴治疗肩臂不能左右活动甚效，轻者针之可立抬，常配用肾关穴同用。笔者曾以二穴治疗一中年男性肩臂不能左右活动长达2年之久的患者，针后10余分钟病解一半。

（5）二穴尚有许多妙用，临床当细辨用之，常常可显奇效。

11. 外三关穴

定位 在外踝尖与膝盖外侧高骨连线之中点1穴，中点与该高骨之中点又1穴，中点与外踝之中点又1穴，共3穴。

解剖 肺之神经。

主治 扁桃体炎、瘤、癌、喉炎、腮腺炎、肩臂痛、各种瘤。

取穴 当外踝尖与膝盖外侧高骨连线之中点1穴，中点与该高骨之中点又1穴，中点与外踝之中点又1穴。共3穴。

手术 针深1.0～1.5寸。

临床运用及说明

（1）外三关穴应在腓骨后缘进针，与足三重相对，足三重应在腓骨前缘进针，两穴组一在腓骨前缘，一在腓骨后缘，两组穴位常相互交替治疗相关疾病，皆为董氏奇穴之要穴。

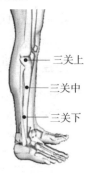

外三关穴

（2）外三关穴具有清热解毒之效，可用于治疗中耳炎、红肿的青春痘、扁桃腺炎、腮腺炎、瘰疬、酒渣鼻、手臂肿胀热痛等症，用之皆效。

（3）配用制污穴治疗伤口久不愈合则有良效，临床上先以制污穴点刺放血，再扎外三关，用本处方治疗褥疮疗效确实。

（4）有报道说，用本穴组能治疗各种瘤、癌，但笔者目前尚无这一方面的临床验证，难以评价其功效，请大家在临床可试用其效。

（5）可用于治疗肩臂疼痛，尤其是抬举困难者用之有效。

12. 光明穴

定位　在内踝尖之直后1寸，直上2寸处。

解剖　肝神经、脾神经、肾神经、眼分支神经。

主治　眼皮神经麻痹、睁眼无力、散光及白内障。

取穴　当内踝尖之直后1寸又直上2寸处是穴。

手术　针深0.5~1.0寸。

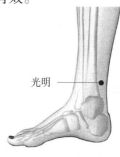

光明穴

临床运用及说明

（1）本穴近于十四经的复溜穴，用之是取其肾经之意。在董氏奇穴中除了本穴与十四经穴中同名，再未有同名之穴。

（2）顾名思义，本穴主要治疗眼疾。与肾关穴、人皇穴合用，治疗生理性飞蚊症、复视、夜盲症、视物昏花不清。与十四经光明穴有不同，十四经光明穴以清肝泻胆为用，董氏奇穴光明穴以补肾水为用。二穴常相互配用，具有泻其邪补其虚之用。

第八章　八八部位（大腿部位）

概述

八八部位为大腿部，本部位总计32穴名，共66穴（注：穴名后括号内序号为穴位数）。

①通关穴（2）；②通山穴（2）；③通天穴（2）；④姐妹一穴（2）；⑤姐妹二穴（2）；⑥姐妹三穴（2）；⑦感冒一穴（2）；⑧感冒二穴（2）；⑨通肾穴（2）；⑩通胃穴（2）；⑪通背穴（2）；⑫明黄穴（2）；⑬天黄穴（2）；⑭其黄穴（2）；⑮火枝穴（2）；⑯火全穴（2）；⑰驷马中穴（2）；⑱驷马上穴（2）；⑲驷马下穴（2）；⑳下泉穴（2）；㉑中泉穴（2）；㉒上泉穴（2）；㉓金前下穴（2）；㉔金前上穴（2）；㉕中九里穴（2）；㉖上九里穴（2）；㉗下九里穴（2）；㉘解穴（2）；㉙内通关穴（2）；㉚内通山穴（2）；㉛内通天穴（2）；㉜失音穴（4）。

八八部位与七七部位构成了董氏奇穴之精华，是董氏奇穴的重中之重，这一部位仍然多是穴位组出现，在临床上用途广泛，疗效甚佳。在十二经脉中这一部位穴位较少。而在董氏奇穴中这一部位穴位却相当多，并且构成了一个整体，依穴位的出现将大腿分为4条主要经络。

（1）正中为心经；

（2）外侧为肺经；

（3）内侧为肾经；

（4）肾经内后侧为肝胆经。

因此这一部位的穴位仍需要认真扎实掌握，重要的穴位不仅要熟悉牢记，并且要领悟于心，才能在临床上得心应手地运用，需要掌握的穴位如下。

①通关穴；②通山穴；③通天穴；④通肾穴；⑤通胃穴；⑥通背穴；⑦上三黄穴（明黄、天黄、其黄穴）；⑧火枝穴；⑨火全穴；⑩驷马穴（驷马中、驷马上、驷马下穴）；⑪三泉穴（下泉、中泉、上泉穴）；⑫中九里穴；⑬解穴；⑭失音穴。

上述所列之穴是必须掌握的内容，未列出的穴位不是功效不好，只是操作不便，多用其他相关穴位来代之，这些穴位也就多被忽略了，用得越来越少了。如姐妹（一、二、三）穴，感冒（一、二）穴，就属于此种情况。内通关、内通山、内通天穴多是通关、通山、通天穴之代针，一般不作主针，当通关、通山、通天穴用得时间长了，可以用此三穴来代之。所以就没有必要多述了，下面将本部位重要穴位进行详解。

重要穴位的临床运用

1. 通关穴

定位 在大腿正中线的股骨上，距膝盖横纹上5寸。

解剖 心之总神经。

主治 心脏病、心包络（心口）痛、心两侧痛、心脏性之风湿病、头晕、眼花、心跳、胃病、四肢痛、脑贫血。

取穴 当大腿正中线之股骨上，在膝盖横纹上5寸处是穴。

手术 针深3～5分。

2. 通山穴

定位 在通关穴直上2寸。

解剖 心之总神经。

主治 心脏病、心包络（心口）痛、心两侧痛、心脏性之风湿病、头晕、眼花、心跳、胃病、四肢痛、脑贫血。

取穴 当大腿正中线股骨上，距通关穴上2寸处是穴。

手术 针深5～8分。

3. 通天穴

定位 在通山穴直上2寸。

解剖 心之总神经。

主治 心脏病、心包络（心口）痛、心两侧痛、心脏性之风湿病、头晕、眼花、心跳、胃病、四肢痛、脑贫血。

取穴 当大腿正中线股骨上，在通山穴上2寸处是穴。

手术 针深0.5～1.0寸。

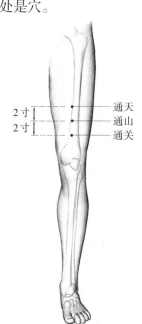

通关、通山、通天穴

临床运用及说明

（1）三穴偏于足阳明胃经循行线上，是治疗心脏病的要穴，具有强心、调整血液循环的作用。临床上常配内关穴治疗各种心脏病。

（2）三穴在原著中要求不能双足六穴同时下针，仅能各取一穴至二穴下针；高血压者双足只许取一穴。通过临床运用看，左右六穴同取也无妨，应据患者的病情运用。

（3）三穴是治疗神经性呕吐之要穴，亦可治妊娠呕吐，轻者仅几次可愈，重者短期内可愈，需双足取穴，经临床验证疗效确实，妊娠呕吐患者针之即效。

（4）三穴任取二穴，加配上三黄穴、肾关穴治疗癫痫，效果甚好。

（5）三穴具有降压的功效，在临床治疗时多左右各取一穴用之。

（6）用本穴组治疗心脏病时，初治时见效迅速，但到一定程度后作用变得缓慢，所以用本穴组治疗时必须加用十四经的相关穴位共同治疗，如内关、间使、足三里等穴，具有标本兼治之功。

4. 通肾穴

定位　在膝盖内侧上缘凹陷处。

解剖　肾之总神经。

主治　阳痿、早泄、淋病、肾炎、糖尿病、肾亏之头晕腰痛、肾脏性之风湿病、子宫痛、妇科赤白带下（水肿、尿蛋白、喉干、喉痛、喉瘤）。

取穴　当膝盖内侧上缘凹陷处是穴。

手术　针深3～5分。

5. 通胃穴

定位　在通肾穴上2寸。

解剖　肾之神经。

主治　阳痿、早泄、淋病、肾炎、糖尿病、肾亏之头晕腰痛、背痛、肾脏性之风湿病、子宫痛、妇科赤白带下（水肿、尿蛋白、喉干、喉痛、喉瘤）。

取穴　膝盖上2寸，当大腿内侧赤白肉际处是穴。

手术　针深0.5～1.0寸。

6. 通背穴

定位　在通肾穴上4寸。

解剖　肾之神经。

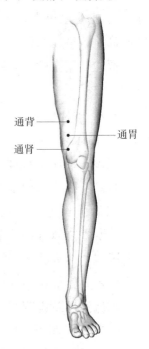

通肾、通胃、通背穴

主治　阳痿、早泄、淋病、肾炎、糖尿病、肾亏之头晕腰痛、背痛、肾脏性之风湿病、子宫痛、妇科赤白带下（水肿、尿蛋白、喉干、喉痛、喉瘤）。

取穴　当通胃穴直上2寸处是穴。

手术　针深0.5～1.0寸。

临床运用及说明

（1）三穴作用于肾，就等同下三皇之延长线。是补肾气的一组常用穴，常与下三皇交替用针治疗肾气亏虚之疾。

（2）三穴在原著中禁忌三穴同时下针，但临床同时取用，也无其他不良反应。

（3）三穴是治疗胃病的有效穴，对胃炎、消化性溃疡均有极佳的临床作用，尤其对慢性患者作用最好。

（4）三穴有生津之作用，凡对津液亏虚、津液不上承口面诸疾，如口干、喉痛、面部甚至全身脱皮均有甚效，因此三穴有"人体津液发动机"之说。立生口水的作用在临床应用中多次见证其功效，其言不虚。

（5）三穴有预防流产之作用，对于习惯性流产者可任取三穴中二穴，连针半月，即无再度流产之虞，临床运用，确有其效。

（6）本穴组与下三皇组相比而言，本穴组偏重于滋肾阴，具有清热利湿、健脾补肾的作用。下三皇偏重于肾阳虚寒的患者，所以临床时当应思辨用之。

（7）三穴对肾炎以及因肾脏病变而引发的四肢水肿、眼面水肿均有肯定的疗效，常与下三皇交替用针。

（8）通胃穴单用治疗胃病可立见奇效；通背穴治疗肩背痛极有效验。

7. 上三黄穴（明黄、天黄、其黄穴）

明黄穴

定位　在大腿内侧正中央。

解剖　肝之总神经、心之总神经、心脏之动脉、表层属肾之副神经、中层属肝之神经、深层属心之神经。

主治　肝硬化、肝炎、骨骼胀大、脊椎长芽骨（脊椎骨膜炎）、肝功能不够引起之疲劳、腰酸、眼昏、眼痛、肝痛、消化不良、白细胞增多（特效）。

取穴　当大腿内侧前后上下之中心点处是穴。

手术 针深1.5～2.5寸。

天黄穴

定位 在明黄穴直上3寸处。

解剖 肝之总神经、心之总神经、心脏之动脉、表层属肾之副神经、中层属肝之神经、深层属心之神经。

主治 肝硬化、肝炎、骨骼胀大、脊椎长芽骨（脊椎骨膜炎）、肝功能不够引起之疲劳、腰酸、眼昏、眼痛、肝痛、消化不良、白细胞增多（特效）。

取穴 当明黄穴直上3寸处是穴。

手术 针深1.5～2.5寸。

其黄穴

定位 在明黄穴直下3寸处。

解剖 胆总神经、心之支神经、肝之分支神经。

主治 黄疸病及明黄穴主治各症。

取穴 当明黄穴直下3寸处是穴。

手术 针深1.5～2.0寸。

临床运用及说明

（1）三穴合用称为上三黄穴。三穴均作用于肝，是治一切肝经疾病之要穴，不论实质性的，如肝炎、肝硬化，或肝功能性的，如肝气郁结、情绪紧张均能治疗，不论虚实皆可运用。本穴组尤善治疗慢性肝病，对急性肝病，先取用肝门、肠门穴，再针本穴组。

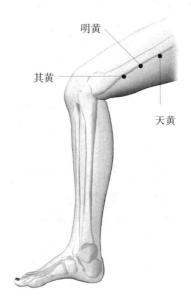

明黄、天黄、其黄穴

（2）本组穴是治疗腰椎病的有效穴位，对腰椎增生及突出均效，不仅能够止痛，而且能够解除水肿，强筋舒筋之功，笔者治疗腰椎疾病常用三穴为主穴用之，多见显效。上三黄穴组治疗本病乃是从阴引阳之用的调理作用。

（3）上三黄穴作用于肝，临床运用多从肝立极，从肝主筋、藏血、主风、主疏泄的生理特性去运用，临床上常运用于帕金森病、舞蹈病、面神经痉挛、肝风内动的高血压等相关病变。其效甚佳，往往数年痼疾，愈于一时，临床治疗时，多配用于正会穴、镇静穴、肾关穴、开四关合用。笔者在上述疾病中常取用本穴组为主穴治疗而获佳效。

（4）上三黄可调治肝郁气滞之型月经，治女人黑斑，用埋线治疗尤佳，一次治后多可见效，是妇科祛斑美容要穴。下三皇能使患者皮肤白里透红之效，上三黄有祛斑美容之效。

（5）上三黄穴的解剖与深浅有关系，表层肾之副解部，中层为肝之解部，深层为心之解部，在临床施治时应注意针刺深浅。

8. 火枝穴

定位 在其黄穴上1.5寸。

解剖 肝胆神经、心之分支神经。

主治 黄疸病，黄疸病之头晕、眼花及背痛、胆炎。

取穴 当其黄穴直上1.5寸处是穴。

手术 针深1.5~2.0寸。

9. 火全穴

定位 在其黄穴下1.5寸。

解剖 肝胆神经、心之分支神经、脊椎神经。

主治 同火枝穴，并治脊椎骨痛及足跟痛。

取穴 当其黄穴直下1.5寸处是穴。

手术 针深1.5~2.0寸。

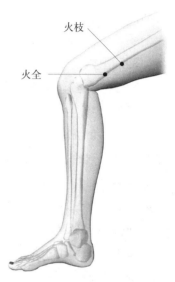

火枝、火全穴

临床运用及说明

（1）火枝穴与火全穴常合并用之，很少单独用针，也常与其黄穴并用之，形成一组大倒马针。火枝与火全合用是治疗胆囊炎的一组有效穴位，临床取用，疗效迅速，效果肯定，加用其黄穴是治疗黄疸病的一组效穴。笔者在临床中常配十四经的相关穴位治疗胆道系统疾病取得满意的临床之效。

（2）火枝、火全配土水治疗癫痫，可有良效，因笔者用本穴组治疗相关病例较少，故在此尚难评价其效。以引用其说供参考。

（3）火全穴单用还能治疗足跟痛、腰椎病。笔者也较少用之。

10. 驷马穴（驷马上、驷马中、驷马下穴）

驷马中穴

定位 直立，两手下垂，中指尖所至之处向前横开3寸。

解剖 肺之总神经、肝之分支神经。

主治 肋痛、背痛、肺功能不够之坐骨神经
痛及腰痛、肺弱、肺病、胸部被打击后而引起之
胸背痛、肋膜炎、鼻炎、耳聋、耳鸣、耳炎、面
部神经麻痹、眼发红、哮喘、半身不遂、牛皮
癣、皮肤病。

取穴 直立，两手下垂，当中指尖所至处向
前横开3寸处是穴。

手术 针深0.8~2.5寸。

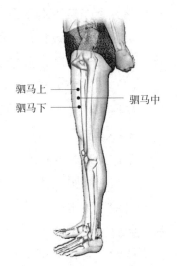

驷马穴

驷马上穴

定位 在驷马中穴直上2寸。

解剖 肺之总神经、肝之分支神经。

主治 肋痛、背痛、肺功能不够之坐骨神经
痛及腰痛、肺弱、肺病、胸部被打击后而引起之胸背痛、肋膜炎、鼻炎、耳
聋、耳鸣、耳炎、面部神经麻痹、眼发红、哮喘、半身不遂、牛皮癣、皮
肤病。

取穴 当驷马中穴直上2寸处是穴。

手术 针深0.8~2.5寸。

驷马下穴

定位 在驷马中穴直下2寸。

解剖 肺之总神经、肝之分支神经。

主治 肋痛、背痛、肺功能不够之坐骨神经痛及腰痛、肺弱、肺病、胸
部被打击后而引起之胸背痛、肋膜炎、鼻炎、耳聋、耳鸣、耳炎、面部神经
麻痹、眼发红、哮喘、半身不遂、牛皮癣、皮肤病。

取穴 当驷马中穴直下2寸处是穴。

手术 针深0.8~2.5寸。

临床运用及说明

（1）驷马穴用之三穴同取，一般不单独取穴，作用于肺。三穴处于足阳
明胃经循行线上，为何在胃经上能有一组功效强大治疗肺部疾病的穴位呢？
这与经络循行有关，肺经起于中焦，下络大肠，还循胃口，这是培土生金法
之用，三穴处于足阳明胃经肌肉最丰富部位，用之有健脾胃、补肺气之功，
所以对于肺气虚弱之疾有治本之效。

（2）肺主皮毛能治皮肤病，各种皮肤病均有甚效，其功效广泛，对牛皮癣、慢性湿疹性皮肤病仍然有效，临床可试用之。

（3）肺开窍于鼻，用于治疗过敏性鼻炎、鼻窦炎、鼻塞等鼻病，其效均满意，临床用之，多见速效。尤其对过敏性鼻炎效果最佳，笔者曾以本组穴为主穴治疗了几例过敏性鼻炎，治疗结果满意。

（4）驷马穴治疗耳病也有卓效，对耳鸣、耳聋均效。无论虚实之证皆效，取用之理是透过金生水的原理。

（5）本组穴也是治疗甲状腺疾病的有效穴位，对突眼型甲亢作用甚效，临床上多配外三关或足三重为主穴用之，笔者对突眼型甲亢治疗较少，对本穴其用也较少，因此对临床实际功效性难以评价。

（6）驷马穴组对胸部跌打损伤，胸椎痛，踝关节扭伤，手指关节胀大，手腕扭伤，下肢扭伤及下肢肌肉萎缩均有特效。笔者曾以本穴为主穴治疗数例胸部损伤疼痛及下肢肌肉萎缩的患者，均获得显著疗效。如曾治疗一中年男性患者，因车祸伤及身体多个部位，经住院治疗一段时间，其余各部位伤情已无大碍，但时感胸部疼痛，经多方检查未见器质性病变，出院后继续服药治疗，未见效，后选择针灸试治，以驷马穴为主穴而痊愈。

（7）驷马穴也是一组美容的要穴，具有调理面部气色的作用。肺主纳气，具有调气补气之作用。

（8）驷马穴可统治全身病，为补气的要穴，能调节人体气机运行，治气以调血，气活血行而百病消。总之，本穴组治症广泛，其功用难以尽述，临床当以活用巧用。

11. 三泉穴（下泉、中泉、上泉穴）

下泉穴

定位　在膝关节外侧面正中央直上2.5寸。

解剖　肺部与面部之机动神经。

主治　面部麻痹、面部神经跳、口喝眼斜。

取穴　当膝关节外侧面正中央直上2.5寸是穴。

手术　针深3～5分。

中泉穴

定位　在下泉穴之直上2寸。

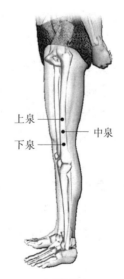

上泉　中泉　下泉

三泉穴

解剖 肺部与面部之机动神经。

主治 面部麻痹、面部神经跳、口喎眼斜。

取穴 当下泉穴直上2寸处是穴。

手术 针深3～8分。

上泉穴

定位 在中泉穴之直上2寸。

解剖 肺部与面部之机动神经。

主治 面部麻痹、面部神经跳、口喎眼斜。

取穴 当中泉穴直上2寸处是穴。

手术 针深0.5～1.0寸。

临床运用及说明

（1）上泉、中泉、下泉三穴合称三泉穴。三穴同时下针，一般单侧取穴下针。治左用右穴，治右用左穴。

（2）三穴位于胆经线上，治疗面神经麻痹，面神经痉挛有卓效，在临床用之，治疗面神经痉挛作用更优，取效理想，常作为治疗本病的主穴用之。笔者在临床常以本穴组为主穴治疗面痉挛的患者而达理想的临床疗效。治疗面神经麻痹时，一般先在患侧的足三重点刺放血，再扎健侧的三泉穴。

（3）三穴用于耳鸣、耳聋、重听亦有效。对此笔者在临床较少运用，故难以评价其效。

12. 中九里穴

定位 在大腿外侧中央线之中点是穴。

解剖 肺之区支神经、四肢弹力神经。

主治 背痛、腰痛、腰脊椎骨痛、半身不遂、神经麻痹、脖颈痛、头晕、眼胀、手麻臂麻、腿痛、神经无力。

取穴 直立，两手下垂，中指尖所至处直上1寸。

手术 针深0.8～1.5寸。

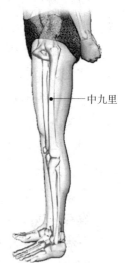

——中九里

中九里穴

临床运用及说明

（1）中九里穴与十四经的风市位置相同，因此中九里穴便有风市之功效，在董氏奇穴中中九里的作用甚广。

（2）本穴是治疗中风偏瘫后遗症之主穴，临床常用之。

（3）中九里穴治疗过敏性疾病极有效，尤其对全身瘙痒更效。

（4）本穴还治疗偏头痛、三叉神经痛、耳鸣、失眠等病。在临床取用时常加用中渎穴或加用上九里穴、下九里穴倒马用针，疗效更佳。

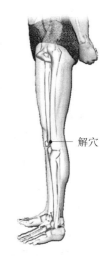

解穴

13. 解穴

定位　在膝盖骨外侧上角，直上1寸向前横开3分处是穴。

解剖　心脏敏感神经及血管。

主治　扎针后气血错乱，血不归经，下针处起包、疼痛，或是西医注射后引起之疼痛、跌打损伤、精神刺激而引起之疼痛、疲劳过度之疼痛。

取穴　当膝盖外侧上角，直上1寸向前横开3分处是穴。

手术　针深1～5分。

临床运用及说明

（1）本穴与足阳明经的郄穴梁丘相近，因此本穴具有梁丘穴的特性。郄穴是本经气血所深聚之处，梁丘穴为足阳明之郄，用之具有调理人体阳明经气血之用。

（2）可用于一切下针后的不良反应，如针后患处疼痛、麻木、针后后遗痛、针眼处肿胀不适等。

（3）下针后所致的晕针用之可解之。针灸医师会经常遇到晕针的患者，因此掌握本穴实属必要。

（4）本穴还能治疗关节扭伤、跌打损伤，尤其对新伤以及伤后皮下瘀血肿胀者用之更效。

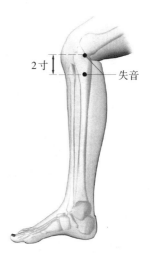

2寸

失音

14. 失音穴

定位　在膝盖内侧之中央点1穴，其下2寸处1穴，共2穴。

解剖　肾神经、喉之主神经。

主治　嗓子哑、失音、喉炎，甲状腺炎、扁桃体炎、喉咙肿大。

失音穴

取穴 当膝盖内侧之中央点1穴，其下2寸处1穴，共2穴。

手术 针深3~6分。

临床运用及说明

（1）取穴时在股骨内上髁上缘取1穴，下缘再取1穴，针刺时由脾经向肾经沿皮刺。

（2）失音穴对失音、喑哑确有实效，尤其对暴喑更有效，常配十四经的间使穴、通里穴、商丘穴用之。笔者在临床常以此用而获得佳效。

（3）也可用于慢性咽炎、喉咙肿痛、扁桃腺炎，常配伍列缺穴、照海穴用之。

（4）本穴也能治疗甲状腺疾病。笔者在临床也常以配用，因本病用穴相对较多，故没有较为客观的疗效评价。

第九章 九九部位（耳朵部位）

概述

九九部位为耳朵部，本部位总共8穴名，共20穴（注：穴名后括号内序号为穴位数）。

①耳环穴（2）；②木耳穴（2）；③火耳穴（2）；④土耳穴（2）；⑤金耳穴（2）；⑥水耳穴（2）；⑦耳背穴（2）；⑧耳三穴（6）。

耳针疗法在针灸中独成体系，能够独立治疗全身疾病，从晋代开始，医家们便借用耳廓来诊断疾病，至今已有上千年的历史。无论国内外均极重视耳穴的运用，在法国于1957年正式公布了耳针图，对世界的耳针发展影响颇大，推动了耳针的发展运用。耳针的运用是全息针灸运用的雏形，因耳朵像

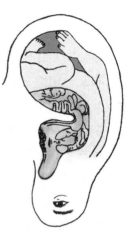

耳穴图

一倒置在子宫内的胎儿，头部朝下，臀部朝上，以相对应法而取穴，在经络理论中有"耳者，宗脉之所聚"原理，故用耳穴治病有其丰富的理论基础。

董式奇穴耳穴穴位少，设穴思维独到，概括全面，易于掌握，有别于传统耳针疗法，故将此8穴点作相关简述。

重要穴位的临床应用

1. 耳环穴

定位 在耳垂表面之中央。

解剖 六腑神经。

主治 醉酒、呕吐。

取穴 当耳垂表面之中央点是穴。

手术 用细毫针由外向里（向面部）斜刺1.0～1.5分（皮下针）。

临床运用及说明

（1）耳环穴与耳针眼点相符，故能治疗眼疾。

（2）本穴可用于解酒，疗效满意，多与素髎穴

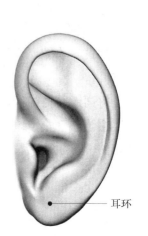

耳环穴

并用。在临床常取之用之解酒，确见其效，并能增加饮酒量。

（3）针刺时用细毫针由外向里斜刺 1.0 ~ 1.5 分（皮下针）。

2. 木耳穴

定位　在耳后上半部横血管之下约 3 分处。

解剖　肝神经。

主治　肝痛、肝硬化、肝肿大、肝衰弱引起之疲劳、久年淋病（需长期针治）。

取穴　当耳后上半部横血管之下约 3 分处是穴。

手术　用细毫针竖刺 1 ~ 2 分。

3. 火耳穴

定位　在对耳轮之外缘中部取穴。

解剖　心之神经。

主治　心脏衰弱及膝盖痛、四肢痛。

取穴　当对耳轮之外缘中部取之。

手术　用细毫针竖刺 1 ~ 2 分。

4. 土耳穴

定位　在耳甲腔之中部取穴。

解剖　脾之神经。

主治　神经衰弱、红细胞过多、发高烧、糖尿病。

取穴　当耳甲腔之中部取之。

手术　用细毫针竖刺 1 ~ 2 分。

5. 金耳穴

定位　在耳壳背之外缘上端取穴。

解剖　肺之神经。

主治　坐骨神经痛、腰脊椎骨弯曲、过敏性感冒。

取穴　当耳壳背之外缘上端取之。

手术　用细毫针竖刺 1 ~ 2 分。

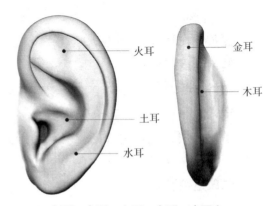

木耳、火耳、土耳、金耳、水耳穴

6. 水耳穴

定位 在对耳轮之外缘下端取穴。

解剖 肾之神经。

主治 肾亏、腰部两边痛、腹部发胀。

取穴 当对耳轮之外缘下端取之。

手术 用细毫针竖刺1～2分。

临床运用及说明

（1）木耳、火耳、土耳、金耳、水耳五穴是以五行属性命名，分别与肝、心、脾、肺、肾相关，可以治疗对应的五脏疾病，同时对于五脏之五行体系各病亦有疗效。

（2）火耳穴相当于耳针之膝点，所以本穴也能治膝部病，但本穴治疗范围更为广泛，还能治疗与心脏有关的病变；土耳穴相当于耳针之脾区，故可治疗脾胃之疾；金耳穴相当于耳针之肺区，用之本穴不仅能够治肺病，而且还能够治疗坐骨神经痛，腰椎病变；水耳穴相应于耳针之肾区，故能治疗肾部疾病。

（3）在临床实际取穴时，并不是一定要拘泥于定位点上，在取穴时要以反应点（痛点或乌黑发青以及有硬结处）针之，这样取穴疗效才得以发挥。笔者对上述五穴临床用之较少，对其疗效无更多的评价。

7. 耳背穴

定位 在木耳穴之上约3分处血管中取穴。

解剖 喉部神经。

主治 喉炎、喉蛾。

取穴 当木耳穴直上约3分血管处是穴。

手术 以三棱针刺出血。

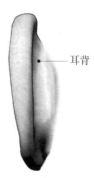

耳背

耳背穴

临床运用及说明

（1）本穴点以点刺放血用之，治症广泛，具有清热解毒之效。

（2）取本穴时仍不拘泥于穴位，凡现瘀络均可刺之。尤对头面诸疾有效，可治疗咽痛、结膜炎、青春痘、头痛、扁桃体炎、喉炎等病。笔者在此处刺血用之颇多，其效确实，多与耳尖穴并用。

8. 耳三穴

定位 在耳轮之外缘上端取耳上穴，中央处取耳中穴，耳下端取耳下穴。

解剖 肺神经、肾神经。

主治 霍乱、偏头痛、感冒。

取穴 在耳轮之外缘上端1穴（耳上穴）、中央1穴（耳中穴）、下端1穴（耳下穴）。

手术 用三棱针扎出血，一用二穴可矣。

临床运用及说明

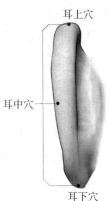

耳三穴

（1）本穴仍以点刺放血为常用，在临床用时三穴点可以分别用之，很少同时取用，尤其常用耳上穴，耳上穴放血并不是董氏所独有，在传统针灸中常常取用此点来用之，传统针灸把此穴称之为耳尖穴，常和耳背穴合用。

（2）耳上穴有五大临床功效。一是可治疗发热性疾病；二是可以治疗偏头痛；三是能够治疗面神经麻痹；四是能够治疗过敏性疾病；五是用本穴点能够治疗各种眼疾。临床常和耳背（耳背瘀络）穴合用，本穴是笔者善用刺血的要穴之一。

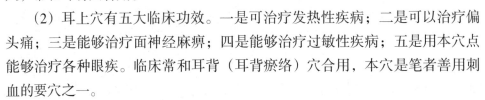

第十章　十十部位（头面部位）

概述

十十部位称为头面部，本部位总计25穴名，共44穴（注：穴名后括号内序号为穴位数）。

①正会穴（1）；②州圆穴（2）；③州昆穴（2）；④州仑穴（2）；⑤前会穴（1）；⑥后会穴（1）；⑦总枢穴（1）；⑧镇静穴（1）；⑨上里穴（2）；⑩四腑二穴（2）；⑪四腑一穴（2）；⑫正本穴（1）；⑬马金水穴（2）；⑭马快水穴（2）；⑮腑快穴（2）；⑯六快穴（2）；⑰七快穴（2）；⑱木枝穴（2）；⑲水通穴（2）；⑳水金穴（2）；㉑玉火穴（2）；㉒鼻翼穴（2）；㉓州火穴（2）；㉔州金穴（2）；㉕州水穴（2）。

这一部位的穴位在临床上运用仍然非常广泛，是临床上常用的一个部位，常用的穴位有以下穴点。

①正会穴；②总枢穴；③镇静穴；④马金水穴；⑤马快水穴；⑥六快穴；⑦七快穴；⑧木枝穴；⑨水通穴；⑩水金穴；⑪鼻翼穴。

本部分需将上述12个穴点的临床功用全部掌握，余穴仅作大体了解，下将12个穴点的临床功效扼要整理。

重要穴位的临床应用

1. 正会穴

定位　在头顶之正中央。

解剖　脑之总神经。

主治　四肢颤抖、各种风证、身体虚弱、小儿惊风、眼斜嘴㖞、半身不遂、神经失灵、中风不语。

取穴　正坐，以细绳竖放头顶中行，前垂鼻尖，后垂颈骨正中，另以一绳横放头顶，左右各垂耳尖，此两绳在头顶之交叉点是穴。

手术　针深1~3分。

临床运用及说明

本穴即督脉百会穴，其功用与百会完全相同。主要功用是开窍宁神、平肝

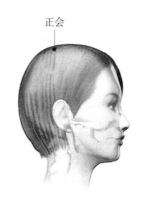

正会

正会穴

息风、升阳固脱之效，临床主要以此为主，不再赘述。

2. 总枢穴

定位　在头项部正中入发际8分。

解剖　丹田神经。

主治　呕吐、六腑不安、项痛、心脏衰弱、霍乱、发言无声。

取穴　当头部入发际8分处是穴。

手术　针深1～2分，用三棱针最有效，尤其小儿。

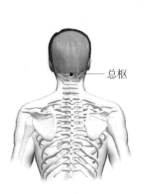

总枢穴

临床运用及说明

（1）穴近于风府穴，临床常以点刺放血为常用，操作时将此处捏起，以三棱针刺之，针刺时操作不宜过深，一般针深禁止超过3分。

（2）用本穴治疗呕吐确有实效，可适用于各种呕吐，尤其对急性呕吐作用更效。用掐揉法也可有效，对小儿可用此法，笔者在临床常以此法而用。

（3）因本穴近于风府穴，所以对于各种因风有关之疾可治之。临床所用可根据风府之效而用。

3. 镇静穴

定位　在两眉头正中上3分。

解剖　脑神经。

主治　神经错乱、四直发抖、两腿酸软、四肢神经麻痹、失眠、小儿梦惊。

取穴　当两眉头之间正中直上3分处是穴。

手术　针深1～2分，由上往下扎（即皮下针）。

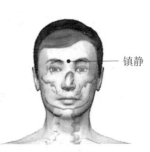

镇静穴

临床运用及说明

（1）本穴与印堂穴相近，穴处于督脉，故具有镇静之效。操作针深1～2分，扎针时自上往下扎（皮下针）。

（2）镇静穴其意明确，具有镇静之意，临床用之确有其强大功效，对于一切需要镇静之病皆可用之，如失眠、痉挛、帕金森病、肝风内动之疾均有良好的功效。

（3）用本穴还可以治疗前额痛、热性病、眩晕，多用以点刺出血。

（4）镇静穴还能治疗督脉急性腰扭伤，需强刺激；当用之治疗鼻子疾病时针尖要向患侧鼻孔透之。

4. 马金水穴

定位 在外眼角直下至颧骨之下缘凹陷处是穴。

解剖 肾神经、肺之副支神经。

主治 肾结石、闪腰、岔气（呼吸时感觉痛楚）、肾炎、鼻炎。

取穴 当外眼角之直下至颧骨下缘1.5分陷凹处是穴。

手术 针深1～3分。

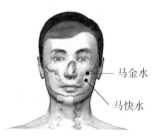

马金水、马快水穴

5. 马快水穴

定位 在马金水穴之直下4分，约与鼻下缘齐处是穴。

解剖 肾神经、膀胱神经。

主治 膀胱结石、膀胱炎、小便频数、腰脊椎骨痛、鼻炎。

取穴 在马金水之直下4分，约与鼻下缘齐处是穴。

手术 针深1～3分。

临床运用及说明

（1）马金水与颧髎相近，马金水主要治疗肾结石，马快水主要治疗膀胱结石。

（2）二穴合用治疗泌尿系结石作用甚效，不仅能有止痛之效，而且还有排石之功。在临床中配用中封、中极、三阴交等穴，疗效更佳，多数患者下针即效，临床屡用屡效。二穴合用还能治疗肩背腰痛在膀胱经第二行外侧处疼痛。

6. 六快穴

定位 在人中向外横开1.4寸处。

解剖 分泌神经。

主治 尿道结石、尿道炎。

取穴 从人中之中央向外平开1.4寸处是穴。

手术 针深1～3分。

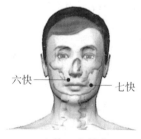

六快、七快穴

7. 七快穴

定位 在嘴角外侧5分处。

解剖 肺神经。

主治 面部麻痹、肺虚弱、尿道结石。

取穴 当嘴角外开5分处是穴。

手术 针从嘴角向外斜扎，针深0.5～1.5寸。

临床运用及说明

（1）二穴所处位置应在手阳明经，七快穴与地仓穴相符，因此可治疗面神经麻痹有效，左病取右穴，右病取左穴。

（2）二穴合用治疗尿道结石作用效佳，并且对尿道炎也有治疗作用。这是因为手阳明主津所生病，针六快穴，能分泌津液而用于结石病和尿道病的治疗。

8. 木枝穴

定位　在马金水穴向外上方斜开1寸。

解剖　肝胆神经。

主治　肝虚、胆虚、胆结石、小儿夜哭。

取穴　从马金水穴向外上方斜开1寸处是穴。

手术　针深1～3分。

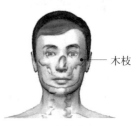

木枝穴

临床运用及说明

（1）木枝穴与下关穴的位置相近。本穴操作时针刺不宜过深，一般在1～3分深。

（2）本穴治疗小儿夜哭效佳，多配胆穴用之。

（3）木枝治疗各种胆病均效，无论是器质性，还是功能性皆有效。对胆囊炎、胆结石常配用火枝、火全、阳陵泉、丘墟等穴并用之，尤其对胆结石作用更强，有针下立止痛之功。

9. 水通穴

定位　在嘴角直下4分。

解剖　肾神经。

主治　肾脏性之风湿病、肾功能不够之疲劳、头晕、眼花、肾虚、肾亏、腰痛、闪腰、岔气。

取穴　当嘴角直下4分处是穴。

手术　针由内向外斜扎，针深1～5分。

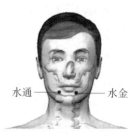

水通、水金穴

10. 水金穴

定位　在水通穴向里横开5分处是穴。

解剖　肾神经。

主治　肾脏性之风湿病、肾功能不够之疲劳、头晕、眼花、肾虚、肾亏、腰痛、闪腰、岔气。

取穴　从水通穴向里平开5分处是穴。

手术　针由内向外斜扎，针深1～5寸。

临床运用及说明

（1）水通穴与水金穴是董氏奇穴中重要穴位组，临床用到的机会甚多。操作时由内向外斜刺，下针时不必拘泥穴位，就发青处针之最效（一般来说，当出现该穴主治时，二穴处周围可呈现发乌）。

（2）二穴具有平喘止咳之效，无论急慢性咳喘用之皆效，尤其对慢性咳喘患者疗效最优，针之即效。对肾不纳气之喘者，此二穴为首选穴。笔者在临床常针此二穴使咳立止，由此可见证董氏奇穴神奇之效。

（3）当因肾病所引起下肢水肿病患，水通、水金穴为治疗之主穴，常配用下三皇用之，其效卓著，皮下针斜上5分。

（4）二穴对肾虚性腰痛，以及肾虚而引发的腰扭伤病患，作用甚效，有针之痛止之功。笔者曾以此二穴治疗数例肾气亏虚性腰痛针之即效的病案。

（5）水通、水金二穴，通于肺肾，凡其病因肺肾二脏引发者，均可取用，是董氏奇穴中常用重要穴位组，具有肺肾同调之功。

11. 鼻翼穴

定位　在鼻翼穴上端之沟陷中取穴。

解剖　肺神经、肾神经、脾神经。

主治　眉棱骨痛、头昏眼花、肾亏之各种神经痛、半身不遂、四肢骨痛、脸面麻痹、舌痛、舌硬、舌紧、偏头痛、喉痛。

取穴　当鼻翼中央上端之沟陷中取之。

手术　针深1～2分。

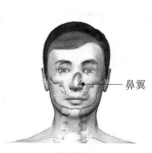

鼻翼

鼻翼穴

临床运用及说明

（1）鼻翼穴是镇痛的要穴，可用于多种疼痛疾病。如对眉棱骨痛、四肢骨痛、舌痛、偏头痛、喉痛、坐骨神经痛、腰痛等均效，尤其是瘀滞所致的痛证最有效，适用于急性痛证。对慢性疼痛疗效不佳，临床少用之。

（2）鼻翼穴具有提神醒脑、消除疲劳之功效，临床针之立见显效。

（3）本穴治疗上眼睑下垂作用效佳。

（4）鼻翼穴与镇静穴合用具有调节阴阳失调的作用，可用于慢性脏腑失调疾病。

（5）有人用正会穴、鼻翼穴、次白穴合成一组定穴，称之为怪三针，用于一切小儿多动症、抽动秽语综合征、脑瘫、神志病等多种疑难杂症。在临床所用未见到明确的实效，请大家试用其效。

第十一章　后背部位

概述

本部分为后背部位，总计有17穴点，共176穴（注：穴名后括号内序号为穴位数）。

①分枝上穴（2）；②分枝下穴（2）；③七星穴（7）；④五岭穴（40）；⑤双凤穴（14）；⑥九猴穴（18）；⑦三金穴（6）；⑧精枝穴（4）；⑨金林穴（6）；⑩顶柱穴（22）；⑪后心穴（14）；⑫感冒三穴（3）；⑬水中穴（2）；⑭水腑穴（2）；⑮三江穴（19）；⑯双河穴（12）；⑰冲霄穴（3）。

后背部的穴位主要以刺血为主，这是董氏奇穴的一大特色，倡导这一方法的运用有多方面的临床意义。一是临床针刺便利，便于施术；二是取效迅速。《内经》云："凡治病，必先去其血，乃去其所苦，伺之所欲，然后泻有余，补不足"；三是避开了人体脏腑器官，"背部薄似饼"，降低了风险性，避免了医疗事故的发生。这一章用穴非常之巧妙，施治广泛，作用疗效肯定。主要常用的有以下穴位。

①三金穴；②精枝穴；③金林穴；④冲霄穴。

本章在临床上最多用的穴位就是此四穴组，其余穴位用之较少，故将上述4穴组的临床运用简要概述。

重要穴位的临床应用

1. 三金穴

定位　包括金斗、金吉、金陵三穴，分别在第三至第五胸椎旁开3寸，左右共6穴。

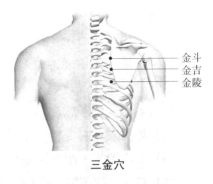

金斗
金吉
金陵

三金穴

解剖　心肝交叉神经。

主治　膝盖痛。

取穴　详见上述定位。

手术　用三棱针刺血。左痛取左穴；右痛取右穴；两脚痛则双边取穴。

临床运用及说明

（1）本穴组相当于十四经穴之魄户、膏肓、神堂。

（2）用三棱针点刺出血治疗膝痛。左痛取左穴，右痛取右穴，双膝痛双边取穴。常与委中穴点刺合用。

（3）三穴点刺出血少许即可，有六七滴即效，不必刻意求多出血。治疗各种膝痛均有效，尤其是久年之膝痛作用更为突出。治疗膝痛有立竿见影之效，是治疗膝痛精妙之法。笔者在临床多次见证其效。

2. 精枝穴

定位 包括金精、金枝二穴，分别在第二、第三胸椎旁开6寸。左右共4穴。

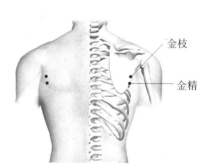

精枝穴

解剖 肺肾交叉神经。

主治 小腿发胀、小腿痛。

取穴 详见上述定位。

手术 用三棱针刺血。

临床运用及说明

（1）精枝穴主要治疗小腿酸胀疼痛，也以刺血用之，作用迅速而突出。

（2）主要对小腿酸胀疼痛最有效，对单纯疼痛疗效不佳。

3. 金林穴

定位 包括金神、木原、木太三穴，分别在第四至第六胸椎旁开6寸。左右共6穴。

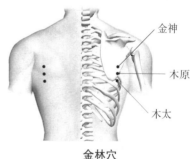

金林穴

解剖 肺总神经、右属肝肾交叉神经、左属脾肾交叉神经。

主治 血管硬化之坐骨神经痛。

取穴 详见上述定位。

手术 用三棱针放血。

临床运用及说明

（1）本穴组主要治疗坐骨神经痛及大腿痛。

（2）三穴有一金、二木，故被称为金林穴。左侧痛刺左侧穴位，右侧痛刺右侧穴位。点刺出血治疗上述疾病确有实效。

4. 冲霄穴

定位 包括20椎下妙巢穴，21椎下之上对穴及上对穴下1寸之上高穴，共3穴。

解剖 小脑神经。

主治 小脑痛、小脑发涨、项骨正中胀痛。

取穴 详见上述定位。

手术 用三棱针出血。

临床运用及说明

（1）本穴组主要治疗小脑痛、小脑发涨、项骨正中胀痛。也就是说本穴组主要针对小脑类疾病。临床运用疗效甚为满意。

（2）霄汉者，高位也，豪气冲霄汉。治疗上述疾病乃为头骶对应取穴法的运用。此系为脊椎骨最下端之处。

（3）有人用本穴组刺血治疗脑瘤、脑癌，配用上瘤、正筋、正宗、足三重等相关穴位。

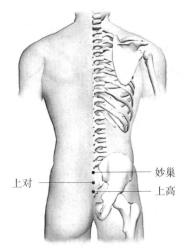

上对　　妙巢　　上高

冲霄穴

第十二章　前胸部位

前胸部位有5穴名，共56穴（注：穴名后括号内序号为穴位数）。

①喉蛾九穴（9）；②十二猴穴（12）；③金五穴（5）；④胃毛七穴（7）；⑤腑巢二十三穴（23）。

前胸部穴位也以刺血用之，在临床用之甚少，笔者尚无更多的临床经验，故不再赘述。读者可参考相关的书籍运用。

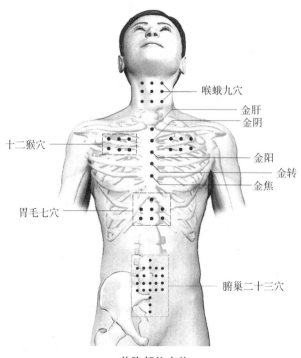

前胸部位穴位

第三篇

针灸临床常见病治疗集验

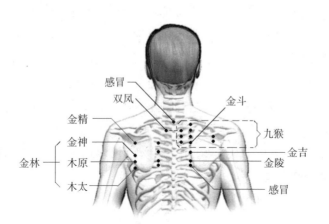

第一章　内科病证

第一节　感冒

一、刺血治疗方案

取穴　大椎、肺俞、风门。

注释　每次可选用1~2穴，点刺出血，出血量根据病情及体质而定，并加拔火罐。

大椎穴是手、足三阳经与督脉之会穴，具有疏风清热解表的作用。可治在表之热邪。临床用之，确有振奋阳气、扶正祛邪的作用，是治疗发热、感冒的有效穴位。用灸法灸本穴，可显著提高身体的免疫功能，故能预防流感的发生。肺俞是肺的背俞穴，是肺气通于体表之处，刺之肺俞，可以宣通肺气以解表，是治疗感冒的重要穴位。风门是足太阳经之穴，是祛风之要穴，太阳主一身之表，取用风门可疏通太阳经气，祛风解表。

用刺血疗法治疗感冒疗效甚佳，具有操作简单、安全可靠、痛苦小、疗效高等优势特点。治疗本病，可用于刺血的穴位不仅上述三穴，尚有其他有效穴，如尺泽、耳尖、少商等穴，用之均效，可根据患者具体病情选用。

二、体针治疗方案

取穴　三叉三 、外关。

配穴　风寒证者选肺俞、风门点刺放血；风热证者选大椎点刺放血；鼻塞者配迎香；流涕者配董氏奇穴的木穴；咽喉肿痛者配少商、鱼际；咳嗽者配董氏奇穴的水通、水金；头痛配印堂、太阳；全身酸痛时配身柱；高热时重用大椎刺血，并加用曲池、风池；经常感冒者配足三里。

注释　三叉三与十四经的液门穴相符，液门为手少阳三焦经

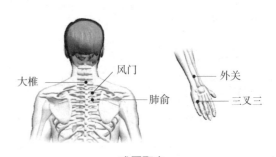

感冒取穴

之荥穴，具有清热解表、调和表里的作用。本穴治疗感冒疗效肯定，用之可速见其效。外关也为三焦经之穴，为本经的络穴，又为八脉交会穴，通于阳维脉，"阳维为病苦寒热"，取之通利三焦，疏风清热。

三、按语

感冒是临床中最常见之疾，四季均可发生，尤以冬、春两季最多见。在目前，当感冒后直接求诊于针灸治疗的患者甚少，大多数患者选择西医治疗方法，并且多运用抗生素和激素，这样不仅造成了大量药物不必要的浪费，更重要的是造成了药物对人身机体的危害。这一现状当值得针灸临床引起重视，应大力推广针灸在感冒中的运用。针灸治疗感冒具有简便、易施、效速、无毒副作用之优势，当感冒后能及早正确地运用针灸疗法，多数1～3次可愈。在治疗时应针对患者的具体病情，针刺治疗改善临床症状具有快捷之效。若为严重的感冒或有严重的合并症及流感患者可采用综合性治疗方法。

第二节　头痛

头痛是指头颅的上半部（眉毛以上至枕下部为止的范围）的疼痛，是临床上最常见的自觉症状。在西医学中，头痛可见于多种急慢性疾病中；从中医学看，可分为外感头痛、肝阳头痛、肾虚头痛、血虚性头痛、瘀血性头痛、痰浊头痛；从经络学看，又分为阳明经头痛（前头痛）、少阳经头痛（偏头痛）、太阳经头痛（后头痛）、厥阴经头痛（头顶痛）。以下按经络分类法讨论各类头痛。

前头痛（阳明经头痛）

一、刺血治疗方案

取穴　太阳、印堂、四花中。

注释　点刺放血治疗本病有很好的疗效，尤其对于疼痛严重、久病患者最适宜。太阳、印堂刺血治疗本病在民间广为运用，临床用之确有很好的实效，可以单刺一穴，也可以联合用之。在四花中穴点刺时，要找到穴位的瘀络刺之，有瘀络者刺之效佳，无瘀络者效果不理想。太阳穴处也往往有瘀络出现，有瘀络时依然以瘀络为用。具体用穴要根据临床病情而选用。

二、十四经体针治疗方案

1. 中脘

注释 中脘为胃之募、六腑之会，功能为受纳水谷，供应气血化生之源。因是胃之募，故为足阳明胃经经气会聚之处，前头痛是阳明经气血失和、经络不通发为本病。刺之中脘穴，具有振奋脾胃之阳、温通腑气、升清降浊之功，使失和的气血得以恢复，疼痛自愈。

2. 阴陵泉或公孙

注释 阴陵泉为脾经的合穴，公孙是脾经的络穴，二穴均为表里两经的运用。阴陵泉有很强的祛湿作用，当湿气重发为前头痛时，用之甚佳，这类病患每当天气变化时往往发病，头痛如裹，此时针之则可立愈。

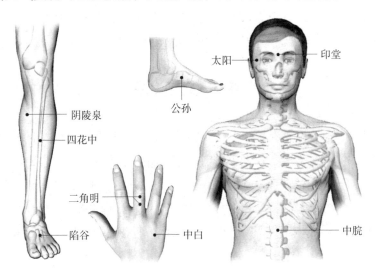

太阳　印堂

公孙

阴陵泉

四花中

二角明

陷谷

中白

中脘

前头痛取穴

3. 陷谷

注释 陷谷为足阳明胃经之输穴，"输主体重节痛"，对本经循行之疼痛皆效，用之则有很好的临床功效。本穴尤适宜于痛点在太阳穴处，针之则效，是为首选穴。

三、董氏奇穴治疗方案

取穴 二角明配中白。

注释 二穴的合用是董氏奇穴治疗前头痛最常用的穴位，主要用于三焦气机不畅或肾气亏虚而引发的前头痛。在董氏奇穴中治疗前头痛常用的穴位还有肾关、火菊、五虎一、五虎三等穴，在临床中可根据患者的具体病情选用。

四、按语

前头痛，即以前额部疼痛为主的一种头痛，疼痛程度多不剧烈，可为钝痛、隐痛或涨痛，临床常见。其病因多为阳明经之邪热上扰，气血输布失和，脉道循环受阻，不通则形成前额痛。针灸治疗本病甚效，尤其刺血治疗效果理想，许多患者仅刺血可使病痛消失。若刺血与体针有效结合而用，其治疗多能达到有效的治疗目的。

偏头痛（少阳经头痛）

一、刺血治疗方案

取穴　太阳、足三重或四花外。

注释　太阳穴为经外奇穴，其穴处于少阳经循行线上，当少阳经头痛时，在此处刺血是为本经取穴之用。太阳穴刺血是前头痛、偏头痛的常用要穴，对久治不愈的偏头痛依然效佳，是民间常用治疗头痛的穴位。足三重与四花外皆处于足少阳胆经循行线上，临床用时，在此处找瘀络刺之，无瘀络时一般不取用。

二、十四经体针治疗方案

1. 足临泣或侠溪

注释　足临泣为足少阳胆经之输穴，"输主体重节痛"，用之是经络所行，主治所及之理。根据头上有病而脚上针，用之即见功效。侠溪是足少阳之荥穴，"荥主身热"，本穴适于肝胆火旺者，用之可疏泄少阳经气、清胆降火、通经止痛，尤其偏头痛伴眩晕者最适宜。

2. 外关

注释　外关为手少阳之络，又为八脉交会穴之一，通阳维脉，用之则有理气活血、祛风止痛的作用。本穴适宜于外感风寒而引发的偏头痛，若当风寒发作为诱因引发偏头痛首选本穴。若与足临泣合用，疗效更佳，此为八脉交会穴之用。

3. 太冲

注释　太冲为足厥阴肝经之原穴，在此处所用是表里经之用。本穴适宜于肝气郁结、情志不舒的患者，用之有清肝泻火、活血化瘀、息风止痛的功效。

4. 丝竹空透率谷

注释 丝竹空与率谷，分别为手、足少阳经穴，二穴透刺可以行气活血，畅通少阳经气，从而头痛解除，二穴用之为局部取穴法的运用。《玉龙歌》云："偏正头风痛难医，丝竹金针亦可施，沿皮向后透率谷，一针两穴世间稀。"临床用之疗效满意，是笔者治疗少阳经头痛局部选穴最常用的穴位，往往可有针下立止之功。

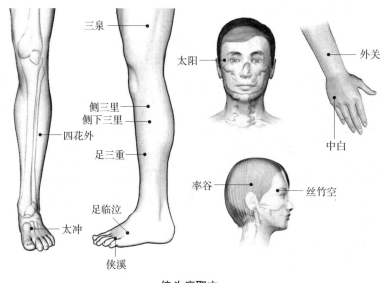

三泉

太阳

外关

侧三里
侧下三里

四花外

足三重

中白

率谷

丝竹空

足临泣

太冲

侠溪

偏头痛取穴

三、董氏奇穴治疗方案

1. 侧三里、侧下三里、中白

2. 三泉或足三重

注释 上述穴位均在少阳经循行线上，治疗偏头痛是经络所行之用。可据病情选用。对顽固性头痛患者，在临床上多与上述十四经穴位相互配用。

四、按语

本病以经络来看，为少阳经病，故称为少阳经头痛，在中医学中又称为偏头痛。其病因多为足少阳胆经经气不畅，或胆经蕴热化火，火热之气随经上冲所致。在西医学中其病因多不明了，故治疗十分棘手，在临床中极为常见，多常迁延难愈，西医多以镇痛药维持。针灸治疗本病疗效满意，若辨证选穴准确，可速见其效，则使多年痼疾而立愈。

后头痛（太阳经头痛）

一、刺血治疗方案

取穴 委中、风池、风府、冲霄。

注释 因风寒所致的后头痛可选用风池穴或风府穴。痛在两侧的取用风池穴，痛在中间的取用风府穴。一般性后头痛均可取用委中穴。久年的顽固性后头痛用冲霄穴作用最好。

二、十四经体针治疗方案

取穴 至阴、昆仑、束骨。

注释 上述三穴均为足太阳膀胱经穴位，用之是经络所行，主治所及之理。通过临床运用，这3个穴位均有很好的实效性。笔者以至阴穴用之最多，并且也可用于前头痛、巅顶痛、偏头痛，自古有"头面之疾针至阴"之用。足太阳膀胱经起于"目内眦，上额交于巅，其支者，从巅至耳上角，其直者，从巅入络脑，还出别下项"。由此可见，足太阳膀胱经的循行经过前额、巅顶、侧头及后头部，所以用膀胱经的相关穴位可治疗各部位的头痛。

三、董氏奇穴治疗方案

取穴 正筋、正宗。

注释 正筋、正宗处于跟腱上，二穴若按经络来看，也处于足太阳经上，后头痛时刺之效果良好，是董氏奇穴治疗后头痛最常用的穴位。多有针入痛止之效。

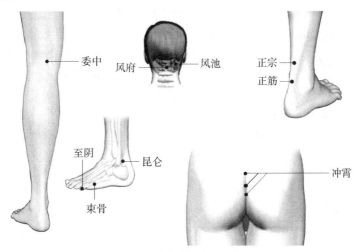

后头痛取穴

四、按语

后头痛在临床中仍然十分常见，发病原因众多，药物治疗仍属难治性疾病，针灸治疗疗效满意。在临床治疗时依然用刺血与体针相互并用疗效佳，尤其对瘀血严重、病程长的患者，要重视刺血疗法。

体针的取用多是远端穴位与局部穴位相结合用之，十四经之穴与董氏奇穴常并用，可提高临床疗效。

头顶痛（厥阴经头痛）

一、刺血治疗方案

取穴 中冲、涌泉、冲霄。

注释 中冲是三焦经之井穴，所用则是同名经同气相求之理，井穴善泄热，刺血是井穴最常用之法，刺之可泄厥阴之邪热。涌泉是肾经之井穴，头顶为人体最高点，涌泉处于人体最低点，根据头有病而脚上针之理，用之可引瘀热下行。《肘后歌》中言："顶心头痛眼不开，涌泉下针定安泰。"故巅顶痛时，用之则立效，多用于较重的巅顶痛。冲霄穴在骶椎下半段，用之乃为头骶对应，对头顶痛、后头痛均效。

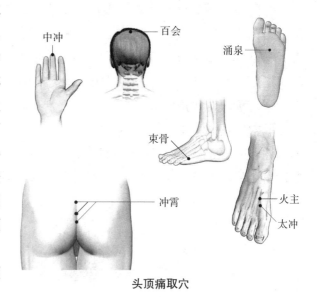

头顶痛取穴

二、十四经体针治疗方案

取穴 太冲、百会、束骨。

注释 头顶痛为厥阴经头痛，太冲为足厥阴肝经之输穴、原穴，有疏肝理气、通络活血作用，故针刺太冲有解除头顶痛之效用。百会穴处于头顶部，是手、足三阳经与督脉的阳气在此交会。局部的穴位治疗局部的病，临床上多与远端穴位合用之。束骨是膀胱经之输穴，足太阳膀胱经"上额交于巅"，行于头顶部，故用之则效，在前已述及。

三、董氏奇穴治疗方案

取穴　火主。

注释　治疗本病在董氏奇穴中最常用到的穴位是火主穴，其穴处于肝经循行线上，用之是与太冲相同之理。门金、正筋、正宗也有很好的治疗效果，在临床也常常用之。

四、按语

头顶痛是以巅顶部为主的疼痛，肝经与督脉交会于巅顶，因此头顶痛被称为厥阴经头痛。本病也是临床之常见病，其疼痛多以胀痛为主，而常伴干呕之症状。本病的发生多因肝经感受风寒之邪所致，或肝阳上亢，阴寒随经上逆，清阳被扰，或阳独亢于上，两者均能造成气血受阻，故出现巅顶部疼痛。

头顶痛发作时疼痛多较剧烈，治疗不当多迁延不愈。针灸治疗既有速止痛之效，又有治本之功，若辨证准确可在短时间内使病情痊愈。

第三节　哮喘

一、刺血治疗方案

取穴　尺泽、肺俞、四花中、四花外。

注释　轻症可选用1～2个穴，重症者可3个穴点同用，或交替用之。点刺出血，出血量可据病情及体质等情况而定，并加拔火罐。

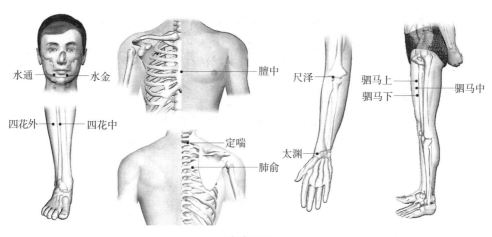

哮喘取穴

尺泽是肺经的合穴，在五行中属水，经气之所归，而肺为金脏，水乃金之所生，实则泻其子，故取泻本穴，能清泄肺热，宣降肺气，祛毒邪，用于一切肺气不利和痰热壅肺之证；肺俞为肺脏精气输注之处，又是虚邪贼风易袭之部位。功善调理肺脏，宣肺降气，本穴位于背部，最适宜拔罐，故常刺血用之，配以拔罐，以清热解毒，宣肺化瘀，止咳平喘；四花中、四花外是董氏奇穴七七部位之穴，是刺血重要的部位，在此处找瘀络点刺放血，尤其在四花中部位刺血对肺病效佳。

二、体针治疗方案

取穴　驷马穴、水通、水金、太渊、膻中、定喘。

配穴　痰热证配鱼际、中府；实证配尺泽、鱼际；痰多者配丰隆、小间；咳痰不出者配重子、重仙；急性发作者配孔最、天突；虚证配灵骨、膏肓、气海等，并加用灸法。

注释　驷马、水通、水金为董氏奇穴之穴位，驷马是董氏奇穴中治疗肺病的主穴、要穴，具有平喘、抗过敏的作用，作用迅速，疗效强大，是治疗哮喘的有效穴位；水通、水金具有肺肾同调之作用，不但能治表，而且还有治本之效。古人说："肺为气之主，肾为气之根。"久年的哮喘必有肾之不足，故需要调肾、补肾；太渊为肺的原穴，气血充盛，能补肺气之亏虚，滋肺阴之不足；膻中为气之会穴，可宽胸理气，止哮平喘；定喘是治疗哮喘的经验效穴，是平喘的有效穴位。

三、操作方法

水金、水通针刺的方向往两边向皮下斜刺；驷马穴针刺8分至1寸深；针刺太渊注意避开桡动脉；膻中向下平刺0.5寸；定喘直刺0.5寸，实证用泻法，虚证用补法，并可加用灸法。发作期每日治疗1～2次，缓解期每日或隔日治疗1次。

四、按语

哮喘是呼吸道的一种变态反应性疾病，反复发作不易根治，患者发病突然，胸闷气短，呼吸急促，喉中痰鸣，甚至不能平卧，肺部听诊有明显的哮鸣音。

哮喘是一种顽固性疾病，因此在历代有"外不治癣，内不治喘"、"医生不治喘，治喘丢手段"之说。但据临床经验来看，采用针灸治疗哮喘，却能够获得满意的疗效。本病若能正确及时的治疗，预后良好，无论是急性发作期，还是缓解期，皆可用针灸治疗，尤其固本之作用，可使患者减少发作或不再发作。在运用针灸治疗时应注意以下几个方面。在急性期时宜解痉定喘，以控制发作。这时要重视刺血疗法的运用，可明显地提高临床治疗效果。对严重发作及哮喘持续状态者，最好以中西医相结合的治疗手段来缓解病情，防止产生严重的不良后果。第二有表证当表里同治，要一面解表祛邪，一面化痰定喘。第三当寒者发为本病，要温补祛寒，化痰平喘。第四是久病患者要肺脾肾同调，哮喘久延，不仅肺脏受损，亦常累及脾肾。脾为肺之母，肺虚则子盗母气而致脾虚，按虚则补母之法，以补脾为治，并能杜绝生痰之源。肾为气之根，久病不已，穷必及肾，肾虚不能摄纳而上逆作喘，这时要补肾纳气。所以久病者、缓解期要调补脾肾，实乃治本之道。

　　本病若达治愈，需要较长时间的巩固治疗，在缓解期也应多种方法相互结合治疗以提高疗效。尤其是穴位贴敷及穴位埋线对本病有良效，对于顽固性患者或者惧针及针刺不便的患者可采用穴位贴敷及穴位埋线法。

　　在平时应加强体育锻炼，增强体质，提高耐寒能力。对过敏性哮喘患者，应避免接触致敏源。

第四节　胃痛

一、刺血治疗方案

　　取穴　曲泽、四花外、四花中。

　　注释　曲泽适宜于急性胃痛，尤其胃痛伴有呕吐者，在此处刺血作用效速、疗效佳，常是急性胃痛刺血的首选穴位。慢性胃痛者可在四花上及四花中的位置找瘀络刺血，尤其对慢性反复发作的患者疗效好。在此处相当于足三里周围找瘀络刺血，一般为血变色止，当出血不畅时可拔罐出血，出血量在10毫升左右，可每周刺血治疗1次，一般不超过5次。

二、体针治疗方案

　　取穴　中脘、足三里、通关、通山。

　　配穴　急性胃痛加梁丘；饮食伤胃加梁门、下脘；肝气犯胃加太冲；脾胃虚寒加关元、建里；胃热加三阴交；胃阴不足加内庭；呕吐加内关；久病不愈者加土水；反酸加天皇、肾关。

　　注释　中脘为胃之募、腑之会，其穴位居中州，土旺则可润泽四旁。针

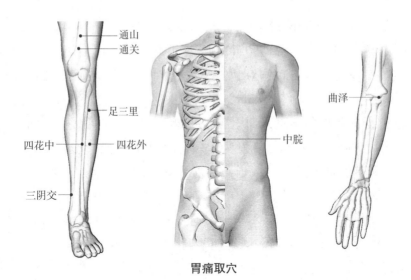

胃痛取穴

刺中脘能健脾益胃，振奋脾胃之阳，温通腑气，升清降浊，对于调理胃气有独特的功效；足三里为胃的下合穴，六腑有病首取其下合穴，针刺足三里引胃气下行，降浊导滞，而助中脘以利运行，两穴合用，可用于各种胃脘痛，不论寒热虚实，皆可用之；通关、通山是董氏奇穴，其穴近于阳明经脉，既能治疗心脏病，又能治疗各种胃部疾病，尤其是胃痛伴有呕吐的患者最效，止吐之效甚强。对于胃痛严重的患者，先于四花中、四花外刺血，再配二穴其效甚佳。上述诸穴合用，可消积化滞，和胃降逆，理气止痛，既可调理局部之气血，又能调理胃经之气血，其功效极强。

三、操作方法

所有穴位均常规刺。实证用泻法，虚证用补法，寒邪犯胃和脾胃虚寒者，重用灸法。急性胃痛每日治疗1~2次，慢性胃痛每日或隔日治疗1次，一般每次留针30分钟，疼痛严重者可适当延长留针时间，慢性胃痛患者，10次为1个疗程。

四、按语

胃痛在临床上甚为常见，针灸治疗本病多数理想，无论即时效果，还是远期疗效均理想。

胃痛是指上腹胃脘部发生的疼痛，又叫胃脘痛，在这一部位引发的疼痛可见于多种疾病，如西医学中的急慢性胃炎、消化性溃疡、胃神经官能症、胃痉挛、胃下垂等病。但在接诊治疗时，应首先排除急腹症而引发的胃痛，如胃穿孔、急性肝胆疾病、急性胰腺炎以及心肌梗死等相关疾病，应注意鉴别，以免延误治疗。

患者平时应注意饮食规律，不可暴饮暴食，避免生、硬、寒凉、辛辣及不易消化的食物，要戒烟限酒。保持情绪乐观，注意生活起居，劳逸有度。

第五节　呕吐

一、刺血治疗方案

取穴　曲泽、金津、玉液、总枢。

注释　曲泽为手厥阴心包经合穴，在《灵枢·顺气一日分为四时》中说："病在胃及饮食不节得病者，取之于合。"在曲泽刺血，可具有开窍祛邪、活血化瘀、疏经通络、降逆止呕的作用，刺之本穴，对功能性及器质性呕吐均效。金津、玉液为经外奇穴，有极强的止呕吐功效，尤其对严重的呕吐作用最有效。总枢是董氏奇穴治疗呕吐的有效穴位，处于风府穴附近，治疗呕吐有前后对应取穴法之意。尤其对小儿的作用最效。在治疗时可据患者具体病情选用，对于严重者，可首选金津、玉液。曲泽取穴方便，轻症可首选用之。

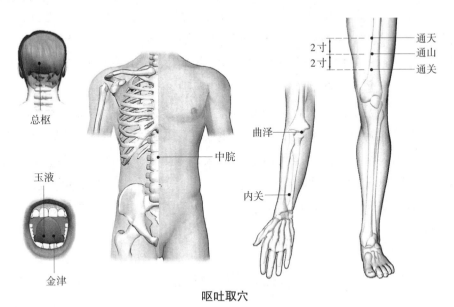

呕吐取穴

二、体针治疗方案

取穴　内关、中脘、通关、通山、通天。

配穴　外邪而引发者加用外关；肝气犯胃者加用太冲、阳陵泉；痰饮内阻者加用丰隆、公孙；脾胃虚者加用上脘、足三里；饮食所伤者加用下脘、梁门；胃阴不足者加用三阴交。

注释　内关是止呕之要穴，在临床中被称为呕吐第一穴。是手厥阴之络穴，又为阴维脉交会穴，手厥阴经脉下膈络三焦，阴维主一身之里，其穴性能清心包经之邪热，疏利三焦之气机，宁神和胃，宽胸理气，故止呕力强；中脘乃胃之募，腑之会，穴居胃脘部，可理气和胃止呕；通关、通山、通天是董氏奇穴治疗呕吐的最效穴，尤其是神经性呕吐最有效，也可用于妊娠呕吐，临床用时可任取二穴配用。

三、操作方法

实证用泻法，虚证用补法，并可加用灸法。内关直刺0.5寸。严重性呕吐每日1~2次，每次可适当延长留针时间，或病情缓解呕吐停止后起针。

四、按语

呕吐是临床上常见的一种病症，是指胃气上逆，迫使胃内容物从口吐出的病症，任何病变若损伤于胃，致使胃气上逆，均可发生呕吐。古人以有声有物称之为呕；有物无声称之为吐；无物有声称之为干呕，在临床呕与吐多同时出现，故统称为呕吐。呕吐分为虚证和实证，实证由于邪气犯胃，或肝气犯胃后，浊气上逆所致；虚证由于各种原因使胃阴不足，或胃阳不振，使胃气上逆所致；或饮食不节，食停不化。在西医学中可分为反射性呕吐、中枢性呕吐、前庭障碍性呕吐、神经性呕吐四种。

呕吐的原因繁多，轻者可经适当治疗很快痊愈，重者可提示某些严重性疾病，如脑血管疾病、恶性肿瘤、消化道梗阻等病。虽然针灸治疗呕吐效果良好，但仍要注意上述严重的器质性疾病，以防贻误病情。针灸主要针对某些消化系统疾病及神经性呕吐的治疗，当治疗缓解后，注意巩固疗效。

在治疗期间要注意合理的生活，饮食规律，忌食生冷刺激性食物，保持良好的情绪。

第六节　呃逆

一、刺血治疗方案

取穴　膈俞、膻中。

注释　膈肌痉挛的病位在膈，凡上、中、下三焦脏腑气机上逆或冲气上逆，均可以动膈而出现呃逆。故刺之膈俞有利膈止呃之功，凡呃逆之证均可取用膈俞刺血。膻中穴位近膈，又为八会，其功有宽胸利膈、降逆气机，当刺之可使气调则呃止。

二穴可以单用，也可合用，出血量不需太多，一般在 3 ~ 5 毫升即可，若加用拔罐 10 分钟，疗效更佳。许多患者仅刺血可使呃逆立止。用二穴治疗本病不仅用刺血法有效，用体针法也有很好的功效，在临床中也常以毫针用之。

二、体针治疗方案

1. 内关

注释　内关治疗呃逆作用效佳，为八脉交会穴之一，通于阴维脉，又为手厥阴心包经之络穴。能疏利三焦气机，和胃降逆，宽胸利膈，行气散瘀。在历代有心胸内关谋之用，刺之治疗呃逆故有显效。

在针刺前，首先嘱患者深吸一口气，憋于咽喉部，当针刺双侧内关穴后，并持续行针，同时让患者慢慢呼出，一般留针 20 ~ 30 分钟，当呃逆不止时，在留针期间再反复行针，其刺激强度以患者耐受为度。

2. 翳风

注释　翳风为手少阳三焦经腧穴，有疏调三焦之气的功能，三焦是主气所生病，呃逆乃为上、中、下三焦脏腑气机上逆而引发，运用翳风治疗呃逆就是通过疏调三焦之气而产生治疗作用，可用于各种原因而引发的呃逆，尤其是因风寒所引发者疗效最佳，是针灸治疗本病常用的效穴。

患者取坐位或卧位均可，操作者以拇指或食指、中指（以拇指最常用）

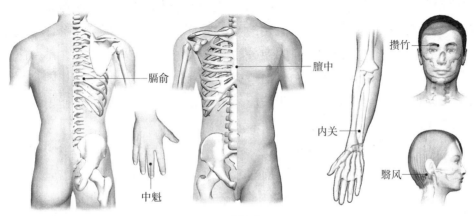

呃逆取穴

按压都可。轻症以中度按压法，以患者稍感痛为度，每次持续按压1分钟以上；重症者，按压手法应重而强，有难以忍受之感，每次持续按压3分钟以上。在按压时嘱患者先深呼吸后屏气数秒钟，则效更佳，按压1次不止者，可连续按压2～3次。也可以用针刺法治疗。

3. 攒竹

注释 攒竹为足太阳膀胱经之穴，是治疗呃逆一证的经验效穴，在临床上广为用之，具有操作方便、疗效高、适应证广泛的特点，尤其对初发轻型的呃逆证有按压即止之效，对其治疗机制难以用相关理论阐明。

患者仰卧或坐位，操作者用两手拇指同时按压双侧攒竹穴，力量由轻至重，顺时针按揉，持续按压5～10分钟，轻症一般按压即止。

4. 中魁

注释 中魁为经外奇穴，位于手背，中指近端指关节的中点。有理气宽膈、降逆止呕的作用，是临床上治疗呕吐、呃逆的经验效穴，临床运用确有实效，其作用有类似于内关治疗这类疾病之特性。早在《针灸大成》中有载"治五噎，反胃吐食，可灸七壮，宜泻之"。

在针刺时，首先嘱患者深吸一口气，用力憋气，憋气时间越长疗效越佳，用28号13分毫针分别针刺左右中魁穴，皮下针，向小指方向横刺，捻转手法，强刺激，留针20分钟，每5分钟行针1次，也可以用灸法，或横搓中魁。

三、按语

呃逆，俗称"打嗝"，古称"哕"，又称"哕逆"。在西医学中称之为"膈肌痉挛"。其病因气逆上冲，冲动膈而发生痉挛表现出的病证。临床以发生突然，不能自我控制为其特点。呃逆的发生常与饮食不当、情志不畅，正气亏虚等因素有关。在西医学中将呃逆分为两型：一型为中枢性呃逆，系由颅内疾患直接或间接地影响呼吸中枢而造成呃逆，此种呃逆顽固，治疗困难，预后差；二型为反射性呃逆，属于功能性，容易治疗，预后好，若能正确治疗很快治愈。

针灸疗法对呃逆有很好的疗效，可为首选的治疗方法，值得临床推广用之，尤其对功能性者，有针到病除之效。治疗本病的有效单穴在临床上报道的尚有许多，较常用的还有天鼎、天突、膻中、大敦、太冲、足三里、中脘、肝俞等。这里所介绍的以上4个穴位，是临床上用之最多的穴位，具有疗效肯定、适应证广泛、穴位安全性高、操作方便等多种优势特点。对于非常顽固的呃逆要根据患者的病情组方治疗；若是反复发作的慢性、顽固性呃逆，应积极查明原因，针对原发病治疗；若是危重病后期、癌症晚期等病，伴随出现了呃逆，多是病情转重之象，应加注意。本节未选用董氏穴位，全是十四经穴。原因有二：一是传统针灸治疗本病作用甚效；二是对董氏穴位治疗本病尚无经验，临床曾试用董氏穴位治疗本病，其效不如十四经穴，故仅以十四经穴述之。因本病针灸治疗效果满意，虽然在董氏奇穴中尚无更佳方案，所以也在此一并述之。

第七节　泄泻

一、刺血治疗方案

取穴　大肠俞、天枢、四花中、四花外。

注释　大肠俞为大肠的背俞穴，本穴内应大肠，为大肠经经气转输之处，故能调理大肠、通顺腑气。凡大肠传导功能失常所致诸疾，皆可治之，背俞穴尤适宜刺血；天枢为大肠的腑募穴，本穴具有双向调节的作用，可治疗一切大肠病证，用之可有良效，与大肠俞合用，为俞募相配，无论刺血还是毫针用之，皆有实效；四花中、四花外点刺放血最适宜于急性腹泻，尤其在此处有瘀络者作用甚效。

急性泄泻点刺放血宜多，大肠俞在3～5毫升，天枢在2毫升左右，慢性

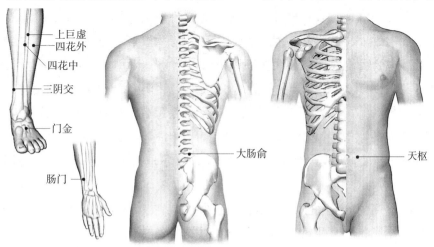

泄泻取穴

泄泻刺血宜少（大肠俞1~2毫升，天枢以微出血为度）。可在刺血后加拔火罐。急性者每日1次，慢性者隔日1次，10次为1个疗程。

二、体针治疗方案

取穴　天枢、上巨虚、三阴交、肠门、门金。

配穴　急性泄泻，加配水分、四花外；慢性泄泻，加配神阙、阴陵泉；肝郁乘脾，加配太冲、期门；饮食所伤，加配下脘、梁门；寒湿内盛，加配阴陵泉、中脘；肠腑湿热，加配曲池、内庭；脾肾阳虚，加配脾俞、肾俞、关元；阴虚血热，加血海、阴陵泉。

注释　天枢为大肠的腑募穴，内应大肠，具有双向调节的作用，可治疗一切肠道之疾；本病病位在肠，六腑病首取本腑的下合穴，故可取用上巨虚；三阴交为脾、肝、肾三经交会，具有健脾利湿、疏肝补肾之功，急慢性泄泻皆可用之，尤对慢性泄泻作用更好；肠门为董氏穴位，是治疗各种腹泻常用效穴，其穴处于小肠经上，并在小臂之中部对应中焦，所以治腹泻作用好；门金穴处于足阳明胃经上，对于腹泻治疗效果极好，无论对急慢性腹泻皆有良效，尤其对急性腹泻伴有腹痛者疗效最佳，是为首选穴位。

三、操作方法

实证用泻法，虚证用补法。寒湿内盛、脾胃虚弱、肾阳不足时均重用灸法，可用隔姜灸、温和灸或温针灸均可。所有穴位均常规刺，急性泄泻每日治疗1~2次，慢性泄泻每日或隔日治疗1次。

四、按语

泄泻这一病证，在西医学中可见于急慢性肠炎、肠易激综合征、胃肠功能紊乱、慢性非特异性溃疡性结肠炎、克罗恩病、肠结核等疾病，这类疾病多迁延难愈，反复发作，在西医临床中难以治愈，而针灸疗法对于这类疾病疗效理想，尤其对慢性复发型患者，效果仍然满意，对于采用其他疗法久治不愈的患者，可以选用针灸疗法。对于急性患者采用针灸疗法的较少，当急性患者并脱水时，应综合治疗。针灸疗法治疗泄泻，主要针对慢性患者，对于顽固不愈的患者，治疗疗程多较长，要争取患者积极配合，并且重用灸法。

在治疗期间应注意生活习惯，饮食要以柔软、易消化、富有营养，有足够热量为原则，忌食生冷，辛辣之物，禁酒及各种饮料，平时应加强锻炼增强体质，注意腹部保暖，避免受凉。

第八节 便秘

一、体针治疗方案

取穴 天枢、上巨虚、支沟、照海、三其。

配穴 热盛便秘配曲池、合谷；气滞便秘配气海、太冲；虚性便秘配足三里、关元；冷秘配关元、气海，并加用灸法。

注释 天枢为足阳明胃经之腧穴，是大肠的腑募穴，通中焦，能斡旋上下，职司升降，对肠道功能有双向调节作用，是治疗各种肠道疾病的有效穴。上巨虚是大肠的下合穴，六腑病首取下合穴，二穴配用，以通大肠之腑气，增强肠胃功能。支沟是治疗便秘的有效穴，是历代治便秘的主穴、要穴。《玉龙歌》中说："腹疼秘结支沟穴。"《杂病穴法歌》中云："大便虚闭补支沟。"这都是对支沟穴治疗便秘的记载，由此可见支沟一穴对便秘所具有的作用。照海具有滋肾水之效，取之可增液行舟之作用，若与支沟合用，是最佳的搭配。支沟通泻三焦之火，照海能够滋肾水，一泻火，一补水，自然可使便通而解。《玉龙歌》中言："大便秘结不能通，照海分明在足中，更把支沟来泻动，方知妙穴有神功。"三其是董氏奇穴治疗便秘的最有效穴，可治疗各种便秘，尤其对顽固性便秘作用最效，许多患者仅用三其即可将顽固性便秘迎刃而解，确为临床治疗便秘之佳穴。

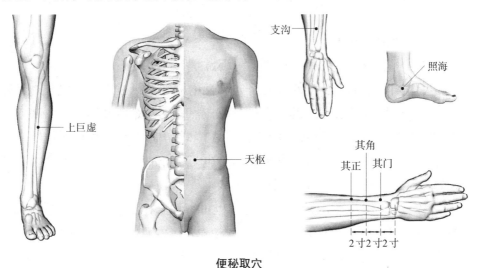

便秘取穴

二、操作方法

三其穴均由下向上平刺，为皮下针，一针接着一针，余穴常规刺，热秘用泻法，虚秘用补法，冷秘加用灸法。急性患者每日1次，慢性患者每日或隔日1次，7天为1个疗程。

三、按语

便秘在临床上甚为常见，尤其是老年人更多见。本病证在西医治疗很难达到有效根治，多用泻药，用之有效，停药即可复发，久而久之会形成药物依赖性，从而造成顽固性便秘，甚至可导致多种肛周疾病及某些全身性疾病，因此及时治疗甚为关键。针灸治疗本病疗效确实，是治疗便秘的有效方法。

本病多因素体阳盛，或饮酒过多，或食辛辣香燥之品，或少食青菜类，引起阳明热盛，或热病后，余热未清，燥热移于大肠，均可致肠胃积热耗伤津液，使大便干燥而成便秘。故在治疗期间嘱患者禁酒，少食辛辣香燥之品，多食粗纤维食物。若因情志不畅、气机郁滞，或久卧久坐，气不下行，疏泄失职，通降失常，糟粕内停而成便秘。因此在治疗时，嘱患者多运动，保持良好的情绪，才能有效地加快治疗。对于年老体弱、气血亏虚者，加强调补肾气、增强气血之运行，才能达到标本同治之作用。

第九节 胆囊炎

一、刺血治疗方案

取穴 阳陵泉（或胆囊穴）、曲泽、胆俞。

注释 阳陵泉为足少阳胆经之合穴，又为胆腑的下合穴。胆囊穴为经外奇穴，大多数胆囊炎患者在胆囊穴处有反应点，尤其是急性胆囊炎，临床具体操作时在阳陵泉或胆囊穴周围找到瘀络刺之。曲泽为手厥阴心包经之合穴，在曲泽穴处刺血可治疗多种脏腑病，也是选择曲泽周围瘀络刺之。胆俞为胆的背俞穴，是临床常用的刺血穴位。

上述三穴点可以单用某一个穴位，也可以联合用之，每穴均加用火罐，一般拔罐5～10分钟，出血量根据患者的病情、体质以及出血的颜色而定。急性患者1～3天刺血1次，慢性患者7～10天刺血1次，一般需要1～5次刺血。

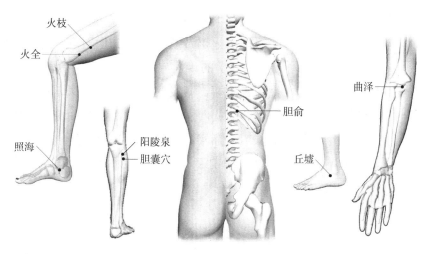

胆囊炎取穴

二、体针治疗方案

取穴　阳陵泉、胆囊穴、丘墟透照海、火枝、火全。

配穴　肝胆气滞配太冲、期门；肝胆湿热配行间、阴陵泉、三阴交；发热者配曲池；口苦明显配董氏奇穴的木炎；恶心呕吐时配内关；久治不愈者配足三里。

注释　阳陵泉为胆经的合穴又为胆腑的下合穴。"合治内腑"可调理胆腑气机。胆囊为经外奇穴，是治疗胆囊病的经验效穴，尤其是急性胆囊炎患者，多数患者会在此处有压痛，就此针之，可有显效，是治疗胆病的常用穴。阳陵泉、胆囊穴合用，具有倒马针之意。丘墟为胆经的原穴，可疏肝利胆。照海为足少阴之腧穴，一针两穴，具有滋养涵木之效。火枝、火全是董氏奇穴治疗胆病的一组效穴，对急慢性胆囊炎均有良效，有时常和其黄穴合用，形成一组大倒马，对重症患者取用常获显效，本方具有通经活络、行气活血、解郁止痛的功能。

三、操作方法

丘墟透照海，以3寸毫针从丘墟刺入，沿踝骨缝间隙向照海方向透刺，以透至照海皮下为度；火枝、火全直刺1.5～2.0寸深；余穴常规刺，均用泻法。对急性患者，行强刺激久留针，每日1～3次，慢性患者每日或隔日1次。

四、按语

本病有急、慢性病患，多数患者均合并胆结石，占85%～95%。大多数为慢性起病，在临床中常可相互转化。西医对急性病患疗效佳，对慢性患者治疗多不理想，常慢性反复发作，针灸对急、慢性患者均有较好的疗效，对急性发作、无严重并发症的用针灸治疗仍然获效理想，但对有严重并发症或结石较大且有梗阻倾向者，可采用综合的治疗方法，以免延误治疗。

本病在中医学中属于"胁痛"范畴，其发生常与情志不畅，恣食肥甘或外邪侵袭，湿热蕴结，虫积瘀阻，引起肝胆气郁，疏泄失常而成。急性发作期以实证为主，慢性或缓解期以本虚标实为主，治疗当以疏肝利胆、行气止痛为主。在治疗期间或平时应让患者注意调节情志，保持良好的情绪，饮食清淡，少食肥甘厚味之品。

第十节　心悸

一、刺血治疗方案

取穴　曲泽、少海。

注释　曲泽为手厥阴之合，少海为手少阴之合，二穴均为合穴，又均处于肘弯处，是瘀邪易于停留之处。心肺有邪其气留于两肘，因此二穴均适宜刺血用之，刺血可有祛瘀调补心气之作用。

二、体针治疗方案

取穴　内关、神门、足三里、心门、心常。

配穴　心肾不交配太溪、三阴交；心脾气虚配气海、脾俞；瘀血内停配血海、膈俞；心阳不振配至阳、关元；水气凌心配水分、阴陵泉。

注释　内关为心包经的络穴，又为八脉交会穴之一，通于阴维脉。是治疗心脏性疾病要穴，素有"心胸取内关"之说。

针刺内关对心脏功能有双向调节的作用，对心动过速有效，对心动过缓也有效，用之具有宁心通络、安神定悸之功，临床有心脏病第一要穴之称。神门为心经

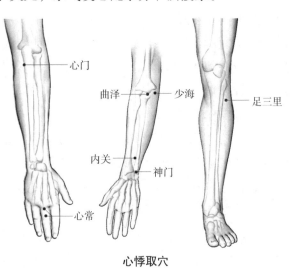

心悸取穴

之原穴，具有很强的镇静安神之效，用之可宁心定悸。足三里能健运中焦，以资生血之源，具有补气血、养心脉之功，最适宜于慢性患者。心门、心常均为董氏治疗心脏之疾要穴。心门穴在小肠经上，其用是表里经作用之理，对各种心脏病均有效，尤其对心动过速最效；心常穴也是治疗心脏诸疾的常用穴，本穴处于心包经上，治心脏病固然有效，尤其对心律不齐最效。

三、操作方法

虚证用补法，实证用泻法。心门穴以手抚胸取穴，以30°角的方向自下由上斜刺5分左右；心常穴直刺0.5分；余穴常规刺。

四、按语

心悸是指患者自觉心悸动，惊惕不安，甚则不能自主的一种病证，临床多呈发作性，每因情志或过度劳累而发作，且常伴胸闷、气短，失眠、健忘、眩晕等。病情轻者称为惊悸，病情重者称为怔忡，这一病证，可见于西医学中的心脏神经官能症、心动过速、心动过缓、早搏、贫血、甲状腺功能亢进等病。临床上主要以患者自我症状为主，可有自觉心跳异常，心慌不安，呈阵发性或持续不解，其脉象可表现为数、促、结、代等脉象。

针灸对改善心悸这一症状有很好的疗效，但是心悸可因多种疾病而引发，所以针灸治疗应积极查找原因，特别是某些严重的器质性心脏病，以及全身严重的疾病，应明确病因，针对原发病综合治疗。

第十一节　胸痹（冠心病）

一、刺血治疗方案

取穴　曲泽、至阳、膻中、火包。

注释　曲泽为心包经之合水穴，火经之水穴，水能克火，刺血能清泄三焦之火热，而清热凉血解毒，活血祛瘀。无论功能性瘀滞，还是器质性瘀滞，皆可用之，可以解决气血瘀滞引起的虚损，改善胸闷、心悸之症，对急慢性病症均有效。至阳为督脉脉气之所发，阳气至极，至阳"赫赫"，因穴居上、中焦交界之处，背部阴阳交关之地，故上可从阳引阴，振奋胸中之阳气，助胸阳以消阴翳，为治胸闷、胸痛、心悸之主穴要穴。膻中为心包经之募穴，又为八会之气会，《类经·胀论》云："膻中者，心主之宫城也。"由此可见，膻中是指居于心之外围的心包络，有保护心脏、代心受邪的作用，凡

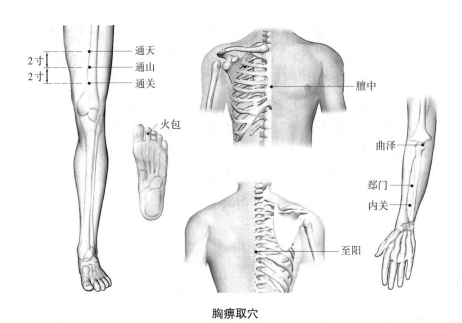

2寸
2寸
通天
通山
通关
火包
膻中
曲泽
郄门
内关
至阳

胸痹取穴

因心气瘀滞所致的胸痛，本穴皆可用之。当刺血后胸闷不舒能立解。火包穴与经外奇穴独阴一致，处于第二脚趾下面，有急救的作用，如果在此刺血，对急性心绞痛效果非常好，临床仅单用此穴即可彰显其效。

上述4个穴可以任用一穴，也可联合用之，刺血后可加用火罐10~15分钟，根据患者病情、体质决定刺血量，急性病症刺血宜多，可控制出血量在30毫升左右。慢性病患出血量控制在15毫升以下，一般10~15天刺血1次，3~5次为1个疗程。

二、体针治疗方案

取穴 内关、郄门、膻中、通关、通山、通天。

配穴 气滞血瘀配太冲、膈俞；脾阳不振配足三里、关元；痰阻胸阳配中脘、丰隆；寒邪凝滞配神阙、至阳。

注释 内关是手厥阴心包经之络穴，又是八脉交会穴，与阴维脉相通，"阴维为病苦心痛"，是治疗胸痹心痛之要穴。历代有"心胸内关谋"之用。郄门是手厥阴心包经的郄穴，郄穴善治急症、痛证，对心绞痛、急性心肌供血不足则有很好的治疗作用。膻中是心包之募穴，又是气会，可化瘀止痛。通关、通山、通天是董氏奇穴治疗心脏性疾病常用效穴，本穴组处于足阳明胃经线上，足阳明气血最充盛，用之可增强气血循环，对改善症状、缓解病情有迅速的疗效，尤其本病早期运用疗效甚佳，上述穴位并用，可祛胸中之瘀，心脉通畅而症自解。

三、操作方法

本病以泻法为主。脾阳不振、寒邪凝滞者可加用灸法。膻中向下平刺0.5寸；通关、通山、通天针刺0.5～0.8寸；余穴毫针常规刺。慢性病需要坚持一定时间的治疗，可每日或隔日1次，急性病每日1～2次。

四、按语

胸痹又称为"心痛"、"厥心痛"、"真心痛"等，是由邪阻心络、气血不畅而致胸部闷痛，甚则胸背彻痛、喘息不得卧为主症的一种疾病。病情轻重相差很大，轻者仅感胸闷不适，呼吸不畅；重者则有胸痛，严重者心痛彻背，背痛彻心，甚至发生休克、猝死等危候。

在西医学中主要见于冠状动脉粥样硬化性心脏病、冠状动脉炎、心包炎、二尖瓣脱垂综合征、心肌病、病毒性心肌炎、肺心病等疾病。病情多复杂、严重，临床治疗时应当高度慎重，虽然针灸治疗心绞痛有很好的缓急止痛作用，但对重症心绞痛发作以及心肌梗死的患者，绝不可仅用针灸治疗，要采取综合措施，及时救治，以防发生意外。若是慢性患者，要坚持一定时间的治疗，达到有效改善心脏供血。

要嘱患者避免诱发因素，如饱餐、大量饮酒、过劳、情绪急躁冲动、过寒、过热、不良刺激等，均可诱发或加重病情。在发作期间，应注意休息，保持心情舒畅，及时做相应的检查，根据心脏供血发展变化，及时合理地调治。

第十二节　高血压

一、刺血治疗方案

取穴　耳尖、太阳、五岭。

注释　耳尖穴出自《针灸大成》，"在耳尖上，卷耳取之，尖上是穴"。该穴为清泻实火的常用穴位，用之可清泻肝火。太阳穴出自《太平圣惠方》，别名前关。其功善疏风散热，清头明目，二穴均为经外奇穴，尤适宜刺血治疗，是临床上常用刺血部位。五岭穴是董氏奇穴穴位，这是一穴位组，共40个穴，在临床运用时，一般是上焦病取在上的相应穴位，中焦病取中间的相应穴位，下焦病取在下的相应穴位。本病取用的是第四胸椎至第九胸椎旁开

1.5寸的相应穴位，相当于十四经中的厥阴俞、心俞、膈俞、肝俞的部位。

高血压用刺血疗法作用甚效，尤其是急性高血压，用刺血法疗效明显，刺血疗法适宜于肝火亢盛及阴虚阳亢证，起泄热平肝之功。出血量宜根据患者的病情、体质而定，慢性高血压患者，出血量宜少，可3~5天刺血1次，急性高血压患者出血量宜多。

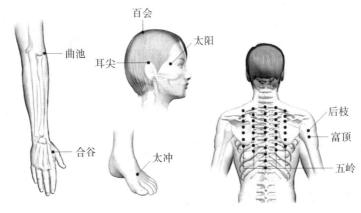

高血压取穴

二、体针治疗方案

取穴 百会、曲池、合谷、太冲、富顶、后枝。

配穴 阴虚阳亢配太溪、行间；痰湿中阻配中脘、丰隆；阴血亏虚配三阴交、血海；肝火亢盛配行间、侠溪；阳虚加灸气海、关元。

注释 百会属于督脉。是督脉、足太阳膀胱经、手少阳三焦经、足少阳胆经、足厥阴肝经5条经脉的交会处，古有"三阳五会"之称。百会者，即言其经脉交会之最，又言其治疗范围之广。《针灸资生经》言"百会，百病皆主"。本穴能灸、能针、能补、能泻，其穴性可升、可降、可静、可动，在此取用可疏泄浮阳，平肝息风，入络脑以止眩晕。曲池泻之则清头明目，降压止眩，与合谷合用，以调气，可泄阳邪。通过临床运用，单用曲池也有很好的降压作用，现代研究表明，针刺曲池穴能够通过调节血浆儿茶酚胺浓度达到对血压的良好调节作用，刺之，对高血压患者的收缩压和舒张压均有降低作用。太冲为肝经原穴，原穴是脏腑原气所留止之处，故针刺原穴能调节脏腑气血，通达三焦气机，改善内脏的功能，从而发挥维护正气、抗御病邪的作用。当高血压时刺之，则可平肝潜阳清泻肝火，太冲穴降压作用非常明显，尤其是急性高血压，可有即时之效。富顶、后枝是董氏奇穴穴位，是临床所用的有效降压穴，与上述几穴合用，作用疗效极为肯定。

三、操作方法

曲池针深1.0～1.5寸，采用提插泻法；太冲向涌泉穴方向透刺，以滋水涵木，取滋补肝肾之阴、治病求本之意；富顶、后枝均在后臂肱骨外侧，进针时紧贴肱骨外侧而针，针深0.5寸，余穴常规刺，虚证加用灸法，一般每日或隔日1次，在巩固治疗时，可3～5天治疗1次。

四、按语

高血压已是目前临床中常见病、多发病，并且是多种严重器质性疾病之根源。由过去的老年病逐渐向年轻化发展，已成为影响人类健康的重要疾病，严重威胁到人类健康，是全人类关注的疾病之一。

高血压临床上可分为原发性和继发性两大类。病因不明者称为原发性高血压，若高血压是因某种明确而独立的疾病所引发者，称为继发性高血压。针灸临床中主要针对原发性高血压，在西医临床治疗中，一般为终生用药性疾病。针灸治疗本病疗效满意，但需要较长时间的调整治疗。重度高血压，尤其是高血压危象时慎用针灸治疗。长期服用降压药患者，在用针灸治疗时，且不可突然停药或随便减药，当经过一段时间的治疗，血压降至正常或接近正常，并且血压处于平稳状态时，再逐渐减少药物的用量。

中医学中没有高血压的病名记载，按其症状表现可归属于"眩晕"、"头痛"等病症范畴，这些相关症状的记述，散在许多相关中医文献中，对本病的认识与治疗，祖国医学有着丰富的经验，中医学认为高血压病与肝、肾两脏关系密切，体质阴阳的偏盛偏衰，气血功能失调是发病的内在因素。其病因与肝火、痰湿、肾虚等有关。精神紧张、情志不畅致肝郁化火，或平素阳亢，阳扰清窍，致头晕目眩；平常恣食肥甘，饮酒过度，伤脾生痰湿阻络，清阳不升，致头痛、眩晕；过度劳伤，肾精亏耗，脑髓不充或久病肾虚，水不涵木，阴虚阳亢致头痛、眩晕。

针灸治疗本病，需要一定时间的坚持，尤其对慢性患者、病程长的更要持续性治疗，针刺治疗高血压，对初发型，轻、中度高血压有很好的治疗效果。但对有高血压家族史以及有严重并发症的高血压患者，临床疗效往往不佳，对用药不敏感，或用药有耐药性患者结合针灸治疗，能明显提高临床疗效，用针灸治疗无耐药性，可反复针刺。

对原发性高血压患者一定要重视调整生活因素，不吸烟，少饮酒或戒酒，低盐低脂清淡饮食；肥胖患者应积极合理科学减肥；保持良好的心态，精神乐观，避免情绪激动，并注意劳逸结合，定期检查血压。

第十三节　高脂血症

一、刺血治疗方案

取穴　丰隆、四花中、四花外、五岭穴。

注释　丰隆属足阳明经，而足阳明经为多气多血之经，谷气隆盛之脉，同时本穴所处肌肉丰满而隆起，故名丰隆。丰隆在《针灸甲乙经》中称为痰会，有祛除一切痰瘀之功。临床运用确有实效，在临床运用时，要在丰隆穴周围找到瘀络点刺放血，这一部位瘀络刺血颜色多紫黑，在刺血时需色变而止；治疗本病在四花中、四花外点刺放血很好，在此处点刺放血，有祛瘀化痰之效；在背部的五岭穴刺血，能促进整体血液循环的作用。上述几穴可以单独用之，也可以联合用之，本病刺血治疗可有祛瘀通阻、畅通血脉，使痰化、瘀行、恢复血运的正常状态，从而加快降脂的疗效。

一般5~10天刺血1次，可根据出血量以及患者的体质决定刺血时间，5~10次为1个疗程。多数1个疗程可获显效。

二、体针治疗方案

取穴　内关、足三里、三阴交、中脘、丰隆。

配穴　肝阳上亢配太冲、侠溪；痰湿配阴陵泉、上巨虚；血瘀配血海、太冲；脾肾阳虚配关元、命门。

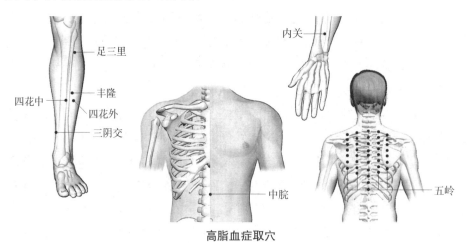

高脂血症取穴

注释　内关、足三里、三阴交是靳三针的脂三针，专用于本病。本病在中医认为是痰瘀阻滞，选用足阳明胃经合穴足三里、足三阴之交会三阴交，以达调理脾胃、运化水湿。内关是八脉交会穴之一，通于阴维脉，并与之合于心、胸、胃，具有宽胸理气和胃之作用，三穴合用有良好的降脂之功。中脘为胃之募、腑之会，胃为后天之本，气血生化之源，位居中州，土旺则能润泽四旁。本穴具有燥湿醒脾、行气散结之功，治疗一切痰湿之疾。在《行针指要歌》中说"或针痰，先针中脘、三里间"。针刺丰隆可健脾和胃，利湿化痰，升清降浊，以促进新陈代谢，降低血中的脂质含量。

三、操作方法

本病采用泻法为主，均常规刺。每次留针30分钟，每日或隔日1次，10次为1个疗程，每个疗程间休息3天，2～3个疗程后检查血脂，根据降脂情况进行巩固治疗。

四、按语

随着经济生活水平的快速提高，高脂血症越来越多，已成为影响人类健康的重要原因，高脂血症是引发高血压、血管硬化、冠心病等病的重要原因。血脂是人体血浆内所含脂质的总称，包括胆固醇、甘油三酯、高密度脂蛋白、低密度脂蛋白等。胆固醇超过5.2毫摩尔／升，甘油三酯超过1.7毫摩尔/升时，即称为高脂血症。在中医学中无此病名，属于"痰浊"、"血瘀"等范畴。临床治疗多从肝、肾、脾三脏论治。肝有肝气、肝阴，若肝阴暗耗，肝阳偏亢，化风内动，上扰清空，可发为头晕；脾虚化源衰少，则五脏之精少而肾失所藏，致使肾水不足、肝失滋养、肝阳上亢，亦可发为头痛、眩晕等症。肝为刚脏，赖肾水以滋养，肝肾阴虚则头眩目干、腰膝酸软，心烦胸闷等，治以养肝、柔肝、补肾、滋阴之法，可达降脂的目的。中医认为，本病的发生多为过食肥甘、年老体衰、缺乏运动、情志所伤，致膏脂瘀积所致。

高脂血症被称为"富贵病"，"现代生活文明病"。该病与生活因素有重要的关系，因此合理规律的生活，是预防治疗本病的重要方法。在治疗时一定调整指导患者的生活，对于轻、中度患者，仅合理规律的生活，可将此病有效地改善。注意合理膳食、均衡饮食，避免过食肥甘厚味辛辣油炸食品，长期进行规律的体育锻炼。防止肥胖，超重者，进行合理科学的减肥，戒掉不良嗜好，如烟、酒等不良生活习惯，平时多饮水，多食新鲜水果、蔬菜。

第十四节　中风

一、体针治疗方案

取穴

（1）首取：木火。

（2）健侧：灵骨、大白、曲池、足三重、百会。

（3）双侧：内关、足三里、三阴交、水通、水金。

配穴　上肢不遂配极泉下（在原穴位置下2寸心经上取穴）；上肢疼痛配肩中；手指不能屈伸配上八邪（八邪上0.5寸）、腕骨；下肢不遂配环跳、阳陵泉、风市；足内翻配悬钟、丘墟透照海；足外翻配中封；足下垂加解溪；失语、言语不清配通里、间使、失音；硬瘫者灵骨、大白调为重子、重仙；肝肾阴虚、余邪未清配神门、太溪、太冲；脾胃虚弱、痰浊不化配中脘、丰隆、合谷、太冲；心脾两虚、气血两亏配气海、关元。

注释　中风患者，因气血运行差，故出现患侧肢体发凉，往往难以调整。用木火穴可调动肝气，对肢体发凉有良好的调整作用，尤其对下肢发凉有佳效。灵骨、大白为董氏第一大要穴，赖金雄医师曾说本穴组乃为温阳补气第一穴。所有用董氏奇穴的都以此二穴为重中之重，是使用率最高的穴位，其主治范围甚广。尤其对中风后遗症的治疗疗效满意，其功效在十四经穴中无穴位与此相比。通过大量的临床验证，二穴合用通经活血、温阳补气

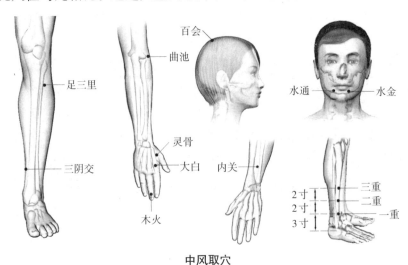

中风取穴

的作用是非常强的。在临床应用上适用于中风后下肢无力者，对肌力低下的半身不遂作用好。而对强直痉挛者，用重子、重仙代之。曲池、足三里是历代治疗本病之主穴，分别为手足阳明之合穴，阳明经多气多血，刺之能分别疏通上下肢体经络气血，使肢体得以气血濡养，功能活动逐渐恢复；足三重穴组处于足少阳与足阳明经脉之间，即为两条经脉之间的夹穴，故可调两经脉之气血，本穴组有很强的活血化瘀之效。用灵骨、大白再配足三重有中药补阳还五汤之意。灵骨、大白等同于主药黄芪，三重穴等同于活血化瘀的当归、川芎、桃仁、红花、赤芍、地龙的作用。内关为心包经之络穴，可调理心气，促进气血运行。三阴交为足三阴经交会穴，可滋补肝肾。水金、水通作用于肺肾，具有调肺气、补肾亏之作用，凡是病关乎二脏者，均可取用。

二、操作方法

先针木火穴，下针时应就发青处取穴最佳。向小指的方向横刺半分，皮下针。第一次限用5分钟（也可以7分钟，最长时间不超过10分钟），以后依次递减，连用不超过7次。注意时间及次数均不可多用；灵骨深刺到2寸深；水通、水金穴均由内向外斜刺，皮下针，若有发青处就在此针之，疗效最佳；余穴常规刺。

三、按语

中风是目前高发病种，其病死率、致残率均很高。本病可分为出血性和缺血性两大类，前者包括脑出血和蛛网膜下腔出血，后者包括脑血栓形成和脑栓塞。本病中医学称为"中风"，又称"卒中"。中风的发生多与饮食不节、情志内伤、思虑过度、年老体衰等因素有关。本病病位在脑，与心、肾、肝、脾关系密切。基本病机是气血逆乱，上犯于脑。临床主要表现为突然意识障碍或无意识障碍、半身不遂为主要临床表现。临床上根据意识有无障碍而分为中经络、中脏腑两种情况。针灸主要针对的是中风恢复期的治疗，也就是中风后遗症，因此在这里主要讲述这一部分的针灸治疗。

针灸治疗中风，早在《内经》中即有记载。《灵枢·热病》云："偏枯，身偏不用而痛，言不变，志不乱，病在分腠之间，宜温卧取汗，巨针取之，益其不足，损其有余，乃可复也。"相继许多针灸专著载述针灸治疗中风的内容。如《针灸甲乙经》中有载云："偏枯，四肢不用，善惊，大巨主之……两手挛不收伸及腋，偏枯不仁，手瘼偏小筋急，大陵主之。"宋代的《针灸资生经》中载有："中风失音，不能言语，缓纵不随，先灸天窗五十壮……卒中风，口噤不开，灸机关二穴（颊车）、阳陵泉、环跳、曲池治偏风半身不遂。"在《千金方》、《针灸大成》等书中也有较为全面的详述，这些理论对后世的针灸影响颇深，为我们提供了非常有价值的治疗指导方法。

针灸治疗中风后遗症疗效显著，尤其对于神经功能的康复如肢体运动、语言、吞咽功能等均有良好的疗效。治疗本病疗效的好坏与以下因素有重要的关系。

（1）年龄在60岁以下者疗效佳，年龄越大，疗效越差。

（2）首次发病者易治，复发的难治，复发的次数越多越难以治疗。

（3）发病在3个月以内的疗效最佳，超过6个月以上，治疗相对缓慢。

（4）软瘫患者效果佳，硬瘫难调。以上因素对本病的预后有重要的关系，如果都在优势范围之内，一般来说疗效满意，如果优势条件不具备的越多，预后越差。

此外，针灸治疗本病时应注意以下3个方面的事项，对治疗效果有积极的意义。

（1）针刺治疗本病要以健侧穴位为主（尤其在3个月以内的患者），患侧为辅的治疗原则。这种治疗方法自古即有记载。《针灸大成·诸风门·治症总要》中载曰："中风不语，手足瘫患者，合谷、肩髃、手三里、百会、肩井、风市、环跳、足三里、委中、阳陵泉，先针无病手足，后针有病手足。"

（2）本病用针刺治疗时要充分运用动气针法，是取得疗效的一个重要因素。

（3）在针刺后嘱患者经常加强功能康复锻炼，特别是微小动作的练习，将会有事半功倍之效。

针灸治疗中风后遗症虽然疗效不错，但是因患者具体病症的不同，其疗效相差很大。我们以上所提供的处方适合于部分患者，在临证时应据患者伴发的具体合并症调加相关的穴位。常见的继发病症主要有假性球麻痹、中风后继发癫痫、血管性帕金森病、中风后精神异常、偏瘫继发小便异常、骨质疏松等。所以面对这些合并症时首先解决这些问题是关键，否则疗效欠佳。在这一时期，患者症状繁多，诸如失眠、烦躁、少气、连日的便秘、频发的眩晕及患者的心理异常，都对偏瘫的近期恢复产生诸多消极的影响。所以必须从辨证的角度去认识并加以治疗，既抓住疾病的症候特点，又提纲挈领，治病求本。

第十五节　不寐

一、刺血治疗方案

取穴　耳尖、耳背。

注释　耳部为少阳经所绕，肾开窍于耳，因此在耳部刺血，除了活血化瘀以外，又能镇定祛风，交通心肾。根据"血实宜决之"、"菀陈则除之"和"泄热出血"的理论，用点刺出血的方法能迅速解除瘀热，清解少阳，泻心经之火。

一般隔日1次刺血，在耳尖刺血时先捏揉耳轮，可加速局部血液循环，提高疗效。用无菌刺血针快速点刺耳尖，一般连点2针，挤捏出血7～9滴，再用消毒干棉球擦去，最后按压止血。1周为1个疗程。

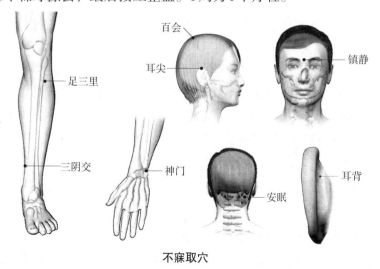

不寐取穴

二、体针治疗方案

取穴　神门、三阴交、足三里、百会、安眠、镇静。

配穴　肝阳扰动者配太冲、合谷；痰热扰心者配丰隆、内庭；心肾不交者配太溪、心俞；心脾两虚者配心俞、脾俞；心胆气虚者配心俞、丘墟；阴阳交接失调者配照海、申脉；胃腑失和者配中脘。

注释　不寐之病位在心，神门是心经原气所过和留止之原穴，能调理脏腑虚实，泻之能清心泻火，补之能养血安神，为治疗心神疾病之要穴。针刺神门可以帮助入眠，调节自主神经，起到养心益气、镇静安神的作用，可有效地改善睡眠质量。不寐与脾、肝、肾的关系极为密切。三阴交是此三经之交会穴，用之可有疏肝、健脾、补肾之功。足三里能健脾和胃。百会位于巅顶，处于人体最高处，内应于脑。脑为"髓海"，又为"元神之府"，主持着人体日常的各种活动以及五脏六腑的协调工作。《道藏》云："天脑者，一身之宗，百神之会。"所谓"天"者，其位于人体最高处，百神，有着全身之神识。因此本穴有极强的镇静安神之作用，刺之既可调脑部之气血，又能调理督脉之血。可以用于各种原因所致的失眠证。安眠穴是临床经验效穴，临床用之，确有很好的实效，在临床广为用之。镇静穴处于督脉上，故有很好的镇静作用，从全息对应来看，本穴处于心之对应区，心主神。所以对失眠作用极效，尤其对心烦不安者疗效突出。

三、操作方法

肝阳扰动型用泻法，心脾两虚型用补法，其他类型用平补平泻法。所有穴位均常规刺。最好在每晚睡前1～2小时针刺，每次留针30分钟，10次为1个疗程。

四、按语

不寐一词出自《难经·四十六难》"老人卧而不寐"。本病相当于西医学之中的失眠，是以经常不得安睡为特征的一种症候。在古代医籍中还将其称为"不得卧"、"不得眠"、"目不瞑"等。临床表现不一，有时难以入睡，有时睡中易醒，有时熟睡时间短，醒后不能入睡，甚至彻夜不眠等。失眠多为情志内伤、思虑过度、惊恐受吓等所致，使阳不入阴、阴不合阳、神不守舍，故致不寐。

失眠症在临床中甚为常见，尤其在快速发展的当今社会，由于多方面的压力增大，失眠日渐增多，成了临床中的常见病。西医治疗本病多以用镇静类的药物为主导，但难以有效治疗，更为重要的是，久用往往会形成药物依赖性。针灸治疗本病既无药物依赖性，又能得以根治，是治疗本病的一种有效方法。因此针灸治疗本病值得在临床中推广用之。

本病在现代医学中称为心因性疾病，因此在治疗时要重视心理疗法，配合精神调节。嘱患者避免精神过度紧张，保持心情舒畅、劳逸适度，坚持锻炼身体，注意改善睡眠环境，做到起居有常，消除不利于睡眠的种种因素。

第十六节　水肿

一、刺血治疗方案

取穴　脾俞、三焦俞、肾俞、阴陵泉。

注释　在临床治疗时上述几穴一般均同时取用。加刺血拔罐法，隔日1次。出血量不宜太多，每穴出血量在1~2毫升，刺血后加拔火罐，留罐5~10分钟。

本方主要适用于肾性水肿和神经性水肿，用之则有利水消肿、健脾祛湿之功，与火罐并用则有祛邪扶正之效。

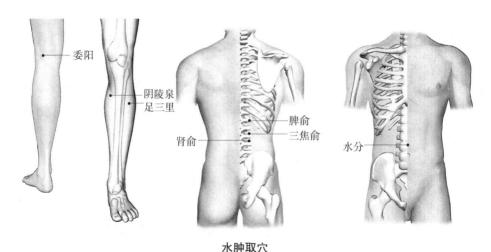

水肿取穴

二、体针治疗方案

取穴　阴陵泉、水分、足三里、委阳。

配穴　阳水配肺俞、列缺、合谷；阴水以脾虚为主者配通肾、通胃，三阴交；以肾虚为主者配下三皇，并加用灸法；尿量明显减少者配中极、三焦俞、水道。

注释　阴陵泉为足太阴脾经之合穴，五行属水，与肾五行相应，故功专健脾补肾、利水渗湿，有补土制水、脾肾并治之效。本穴在临床中有健脾祛湿第一穴之称，是水肿的常用效穴。水分是调理人体水液的重要穴位，在历代临床中治疗水肿一症本穴用之甚多。《杂病穴法歌》中云："水肿水分与复溜。"《百症赋》中有："阴陵、水分，去水肿之脐盈。"《席弘赋》中载曰：

"水肿水分兼气海，皮内随针气自消。"由此可见水分治疗水肿的重要性。临床用之确有实效，可适用于各种原因引发的水肿。足三里是胃经之合穴，为土中之真土，故制水之作用强大。用之可疏调阳明经气，使脾胃之气健运，水液的输泄就能正常。委阳为三焦的下合穴，可通调三焦气机，利水消肿。

三、操作方法

阳水疏风利水，以针刺为主，多施以泻法；阴水温阳利水，针灸并用，多施以补法。当肾虚时重用灸法。以上穴位均常规刺，每日或隔日1次，留针30分钟，10次为1个疗程。

四、按语

水肿是指体内水液潴留，泛溢肌肤，以头面、眼睑、四肢、腹背甚至全身水肿为主要表现的一类病症。可见于多种疾病之中，大多数为慢性疾病。在中医临床中有阴水与阳水之分。阳水起病急，初起面目微肿，继则遍及全身，肿势以腰部以上为主，皮肤光泽，按之凹陷易复，胸中烦闷，甚则呼吸急促，小便短少而黄。病在肺、脾，一般多为实证；阴水起病缓慢，初起足跗微肿，继则腹、背、面部等逐渐水肿，水肿时起时消，按之凹陷难复，气色晦暗，小便清利或短涩。病在脾、肾，多为虚证或虚实夹杂。

水肿之症多见于严重的器质性疾病中，可见于西医学中的急慢性肾炎、心力衰竭、肝硬化、贫血、内分泌失调和营养障碍等疾病，因此用针灸治水肿是一种对症治疗，对于原发病要采取综合治疗措施。特别是当病情出现胸满腹大、喘咳、心慌、神昏等水毒凌心犯肺症状时，更应采取综合治疗措施。在治疗期间一定要根据病情合理控制盐的用量。并注意合理的生活，做到起居有常、饮食有节，慎防感冒，避免劳累，节制房事。

在这里所谈及的主要是针对水肿之症状的治疗，没有针对到具体的疾病，针刺对改善水肿症状有明显的疗效，临床主要以传统穴位为主。若以肾病之因所致的水肿主要以董氏穴位为主，常以下三皇、通肾、通胃、通背等相关穴位用之，具有确实的临床功效。

第十七节　面瘫

一、刺血治疗方案

部位　口腔患侧颊部黏膜、患侧耳背瘀络。

注释　以上两个部位是治疗本病刺血的常用点，在民间也广为常用，有很好的临床功效，许多患者仅用上述两个部位刺血即可治愈本病。可用一次性无菌针头挑刺法，也可用手术刀片切口，注意患处的消毒，以防感染。一般用2%碘酒或75%乙醇消毒，用手术刀片在患侧颊部割破，切口约1厘米，深约2毫米，放出适量瘀血，再用0.9%生理盐水进行清洁漱口，最后用干棉球在此处闭口按压，保持口腔卫生，防止感染。在患侧耳背瘀络刺血时，首先在患耳揉搓，使其充血，找到充盈最明显的瘀络，常规消毒，用一次性无菌针头或用无菌手术刀片划破血管，使其出血1～3毫升，用消毒棉签消毒切口，然后用无菌胶贴贴敷刀口。此处放血，能疏风通络，且泻肝胆之火。上述两个部位可以同时用之，也可以交替运用，一般5～7天刺血1次。

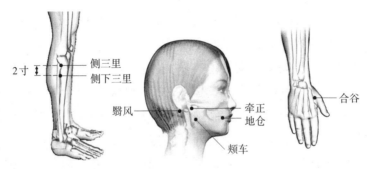

面瘫取穴

二、体针治疗方案

取穴　牵正、翳风、地仓透颊车、合谷、侧三里、侧下三里。

配穴　风寒外袭配风池；风热者配曲池；抬眉困难者配攒竹、阳白；闭眼困难配鱼腰、丝竹空；流泪者配四白、太冲；鼻唇沟变浅者配迎香；人中沟㖞斜配水沟；颏唇沟㖞斜者配承浆。

注释　牵正为经外奇穴，其功能可使㖞斜的面部而复正，故名牵正。是临床所用的有效穴，用之则能祛除面部风邪，疏通面部之经络。翳风为手少阳之腧穴。有极强的疏散头面风邪作用，是治疗周围性面神经麻痹的常用要穴。《针灸大成》中有载："翳风主口眼㖞斜。"地仓有疏风散寒、荣筋通络功能，是面瘫常用主穴，对面瘫之疾有良好的调整作用。《玉龙歌》中云："口眼㖞斜最可嗟，地仓妙穴连颊车，㖞左泻右依师正，㖞右泻左莫令斜。"合谷是大肠经原穴，为循经远端选穴，具有面口合谷收之用，与局部穴位相配，祛风通络、行气活血。侧三里、侧下三里处于胆胃经之间，用之对阳明、少阳二经合经之病甚效，刺之既可调理阳明之气血，又能祛风解郁。

三、操作方法

发病早期局部穴位宜浅刺，并且多取用健侧穴位，患侧局部宜少取穴；发病中后期局部取穴宜用透刺法；在恢复期多加用灸法，或用火针法；在急性期，面部患处取穴采用轻刺法。肢体远端的腧穴，无论早、中、晚期，均采用深刺法、强刺激。发病早期每次留针30分钟左右，中、晚期留针时间宜长，多在45~60分钟，或90分钟以上。一般10次为1个疗程。

四、按语

面瘫在中医学中又称为"口眼喎斜"、"口僻"，在西医学中称为面神经麻痹，俗称为"吊线风"。其主要表现为，突然口眼喎斜，一侧眼睑不能闭合，露睛流泪，不能皱眉皱额，鼻唇沟歪斜变浅，鼓腮漏气，不能吹口哨，流涎，患侧常留有食物残渣，面颊麻木不适，多发生于面部一侧。发病年龄以20~50岁为多，男性略多于女性。本病的发生常与劳作过度，正气不足，风寒或风热乘虚而入等因素有关。基本病机是气血痹阻，经筋功能失调。

面瘫在西医学中分为周围性和中枢性两种，在临床中主要以周围性面瘫为多见，尤其是贝尔麻痹。中枢性面瘫临床较少，一般所说的面瘫多指周围性面瘫，在临床诊治时一定要正确区分。周围性面瘫的预后与面神经损伤程度密切相关，一般而言，由无菌性炎症导致的面瘫预后较好，由病毒导致的面瘫（如享特氏面瘫）预后较差。

针灸治疗面瘫具有极佳的疗效，是目前治疗本病公认的安全有效的首选方法。但在治疗时应注意以下几个方面，对提高本病的疗效有着重要的作用。一是治疗越早，疗效越佳；发病时间越长，疗效越差，甚至难以恢复；二是在发病急性期，治疗时应尽量减少局部用穴，取穴宜少，手法宜轻，不宜过早用电针；三是久病顽固性患者，宜用透刺法，并且宜加用灸法、刺络拔罐法；四是在治疗期间，患者要避风寒，忌用冷水洗脸、漱口，加强局部保暖，注意生活起居，忌食生冷辛辣之物，多做局部按摩；五是一定要结合刺血疗法，刺血疗法对本病有很好的治疗作用。

第十八节　面肌痉挛

一、刺血治疗方案

部位　面肌痉挛中心点。

注释　依据痉挛中心区选择针刺点，当以面神经第1支痉挛严重时，常以太阳穴区为刺血点；当以第2支痉挛严重时，常用颧髎为刺血点；当以第3支痉挛严重时，常以颊车为刺血点；全面肌痉挛时，则根据病情分次选用刺血点。

用一次性无菌注射针头轻轻点刺，或用梅花针轻轻叩刺，以微出血为度，然后拔罐5分钟，隔日1次，5次为1个疗程，每疗程间休息3～5天。

本病在中医辨证为风证，根据中医理论"治风先行血，血行风自灭"。故刺血是一种行之有效的方法，刺血本意在祛风活络、疏通经络，使面神经得到正常的血液濡养，则痉挛自止。

二、体针治疗方案

取穴　合谷、太冲、足三里、后溪透劳宫、镇静、三泉。

配穴　当第1支痉挛严重时配阳白、攒竹；当第2支痉挛严重时配颧髎、下关；当第3支痉挛严重时配地仓、夹承浆；风寒外袭配外关；风热侵袭配曲池；阴虚风动配太溪、三阴交；气血不足配血海、气海。

注释　合谷属于手阳明经之原穴，原穴气血充盛，故疏通阳明经气，"面

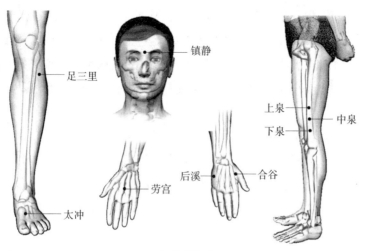

面肌痉挛取穴

口合谷收",因此合谷是治疗本病的常用要穴。太冲为肝之原穴,肝经从目系下颊里,环唇内,是经络所行之用。合谷与太冲名曰"开四关"。分别为手阳明和足厥阴经之原穴,合谷主阳,善调气,能升能散,善清上焦热邪气闭;太冲主阴善调血,能降能疏,善疏肝解郁、祛风行血。二穴合用既有镇痉之效,又有镇定之功。足三里为足阳明经之合穴,阳明经多气多血,也为面部经络主要所行之经,用之可调节面部之气血。后溪为手太阳小肠经的腧穴,也是八脉交会穴之一,通督脉,督脉有镇静安神之效,用之既可舒调太阳经之气血,又能清头目,而宁心安神。当透刺劳宫,更增强了镇静安神的功用。镇静、三泉皆为董氏奇穴之穴位。镇静处于督脉,近于印堂,有印堂之效,镇静作用强于印堂。三泉处于胆经与胃经之间,针之既可调理两经之气血,又能祛风镇静。通过大量的临床实践观察,本方案治疗面肌痉挛确有很好的功效。

三、操作方法

先针刺远端穴位,后针局部穴,局部宜浅刺,用轻刺激手法,远端穴位行强刺激,用泻法。后溪向劳宫方向透刺2寸左右,以提插手法为主,行较强的刺激手法,以患者能耐受为度。镇静自上而下刺,皮下针,针深0.3寸左右。三泉直刺0.5～0.8寸。余穴常规针刺。

四、按语

面肌痉挛主要表现为面部肌肉呈阵发性、不规则、不自主地抽搐,无其他神经系统阳性体征。通常局限于眼睑或颊部、口角,严重者可波及整个面部。一般多发生于一侧,两侧同时发病者甚为少见。当精神紧张、过度疲劳时加重发作,尤以讲话、微笑时明显,严重时可呈痉挛状态。属于中医学"面润"、"面风"、"筋惕肉𥆧"等范畴。病位主要在面部经筋。基本病机是外邪阻滞,壅遏筋脉或虚风内动。治疗宜补虚泻实、调和气血,以达血行风息而痉止的作用。

本病在临床上并不少见,但目前尚无特效药物治疗。针灸治疗面肌痉挛临床疗效满意,当针刺治疗后症状减轻或消失,仍需一定时间的巩固性治疗,否则易复发,复发者,继续针灸治疗仍然有效。在针刺面部穴位时不宜选用太多,手法也不宜过强,手法的轻重应根据患者之虚实及耐受情况灵活掌握。

传统针灸治疗本病多以局部选穴为主,疗效往往不够理想,通过以远端选穴为主对比来看，作用疗效优于局部选穴，应是值得注意的一点。切记，患者应保持心情舒畅，防止精神紧张及急躁情绪。

第十九节　面痛

一、刺血治疗方案

取穴　太阳、颊车、地仓。

注释　根据疼痛部位选择穴点。第1支痛时取太阳，第2支痛时取颊车，第3支痛时取地仓，三支皆痛时三穴点均刺。每穴点针刺出血2~5毫升，根据疾病的轻重与体质的强弱决定出血量的多少，一般3~5天1次，5次为1个疗程。

本病多由风热外袭，经络气血阻滞不通，或肝胃实热上冲等导致。刺血后脉络疏通，气血通畅，疼痛自止。

二、体针治疗方案

取穴　合谷、太冲、听宫、天枢、侧三里、侧下三里。

配穴　第1支痛配鱼腰、阳白；第2支痛配四白、颧髎；第3支痛配夹承浆、颊车；风寒外邪配风池；风邪化热加大椎、曲池；伴有大便秘结者配手三里；胃热配内庭；有扳机点者配三间；顽固性难愈者配涌泉。

注释　合谷、太冲分属手阳明、足厥阴经原穴，两经均循行于面部，两穴相配为"四关"穴。合谷行气，太冲行血，可祛风通络止痛。听宫系手太阳小肠经、手少阳三焦经和足少阳胆经之会穴，有通络开耳窍、止痛益聪作用。本穴对三叉神经痛有良好的止痛作用，有效率高达80%以上。天枢为足阳明经穴，又为手阳明之募穴，因此调理阳明经气作用甚强。针之可祛阳明

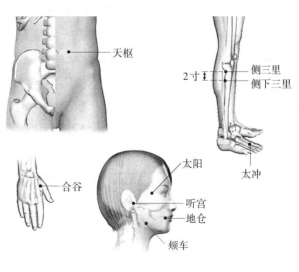

面痛取穴

之邪，疏阳明之经气，从而面痛自止。侧三里、侧下三里为远端取穴之用，其穴组近于足阳明经脉，所用有经脉之行之意，刺之可促使面部气血恢复。二穴倒马运用，对面部之疾均有疗效，如面部痉挛、面神经麻痹皆可用之，其临床实际功效十分肯定。

三、操作方法

本病均宜用泻法。针刺时宜先取远端穴，用重刺激手法，局部穴宜浅刺，久留针。听宫直刺0.8寸左右，天枢直刺1.5～2.0寸，余穴常规刺。一般留针30分钟，每日1次，10次为1个疗程。急性发作、疼痛剧烈者，可留针1小时至数小时。

四、按语

面痛相当于西医学中的三叉神经痛。

三叉神经痛是指在三叉神经分布范围内反复发作性的、短暂的剧烈疼痛。多发于40岁以上中年人，女性多于男性。疼痛呈发作性、刀割样、撕裂样或烧灼样，持续时间为数十秒至数分钟。疼痛常因说话、咀嚼、刷牙或洗脸而诱发，这种激发点称为"扳机点"。在中医学中又有"偏头痛"、"头风"、"面颊痛"、"面风痛"等病名。本病病位在面部，基本病机是面部经络气血阻滞，不通则痛。

三叉神经痛是一种原因尚未明确的疾患，临床上分为继发性三叉神经痛和原发性三叉神经痛。原发性三叉神经痛的病因目前尚无定论。继发性三叉神经痛，需详细检查发病原因，积极治疗原发病，采取适当措施，根除原发病。

针刺治疗三叉神经痛有较好的止痛作用和有效的治疗效果，是目前治疗三叉神经痛较为有效的治疗方法。目前药物治疗尚不满意，一是药物副作用大；二是根治作用低，因此很难坚持用药治疗。针灸对本病的治疗应是目前保守疗法中有效的好方法。在治疗期间，嘱患者起居规律，忌食生冷、辛辣刺激性食物，避免情绪过激、精神紧张等相关因素。

第二十节　前列腺炎

一、刺血治疗方案

取穴　腰俞、阴陵泉。

注释　用刺血拔罐法。穴位常规消毒后，用一次性无菌注射针头点刺，二穴点依次点刺出血，并加拔火罐，留罐5～10分钟，总出血量宜控制在20毫升左右，每周2～3次，5次为1个疗程。

腰俞归属督脉，为腰部经气输注之处，本穴位于腰骶部，邻近肛门，内应膀胱，刺之能疏理下焦气机，用于治疗前后二阴之疾。阴陵泉为治疗泌尿系统疾病之主穴，刺阴陵泉能增强神经调节功能，加快组织代谢起到调整内分泌失调的作用，抑制前列腺腺体的结缔组织增生，从而发挥治疗作用。

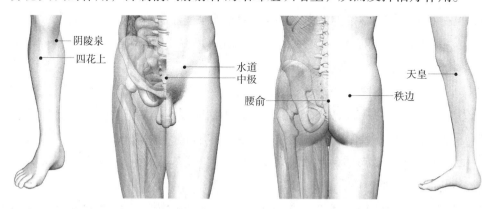

前列腺炎取穴

二、体针治疗方案

取穴　中极、秩边透水道、天皇、四花上。

配穴　下焦湿热配曲池、次髎、曲骨；阴虚内热配照海、血海；脾虚气陷配气海、脾俞；肾气不足配下三皇；肝郁气滞配太冲、蠡沟。

注释　中极为任脉与脾、肝、肾三阴经的交会穴，并且穴位处于局部，中极又为膀胱的募穴，具有活血化瘀、通利小便的作用。天皇穴与阴陵泉相符，四花上穴与足三里相近。阴陵泉为脾经之水穴，具有脾肾同调的功效，并能清利下焦湿热，通利小便。《指要赋》中云"阴陵开通水道"。《杂病穴法歌》中说"小便不通，阴陵泉、三里泻下溲如注"。与上述穴位合用，共助膀胱气化，主治各种泌尿、生殖系统疾病。秩边为足太阳膀胱经穴，膀胱经络肾属膀胱。针刺秩边可利膀胱气机，清利下焦湿热，活血化瘀，通经止痛。深刺本穴对前列腺有很好的临床功效，是治疗本病的有效验穴，是目前单穴治疗前列腺疾病临床报道最多的穴位。《针灸资生经》云："秩边主癃闭，不得小便。"

三、操作方法

中极向下斜刺，中极透向曲骨，使针感能达到会阴并引起小腹收缩、抽动为佳，不可深刺，当针刺前嘱患者排尿，以免伤及膀胱；秩边透刺水道，进针约3寸，用捻转泻法，使针感传至小腹部、会阴部；余穴常规刺。均可在关元或气海加用灸法，每日1次或隔日1次，10次为1个疗程，每个疗程间隔3~5天。

四、按语

前列腺炎是男性泌尿生殖系统常见疾病，临床上有急、慢性之分。急性前列腺炎以尿路刺激症状为特征，慢性前列腺炎症状多不典型。这里所述及的前列腺炎也包括前列腺增生等一系列的前列腺病变，增生病变多见于老年人，均归属于中医学"淋证"、"癃闭"、"精浊"等范畴。主要表现为小腹反复坠胀作痛，小便淋漓不净，尿如白色黏液，甚或出现尿闭，腰酸痛，四肢无力，有时伴有头晕、失眠、多梦等。中医认为，房劳过度，伤及肾阴肾阳，致肾阴肾阳俱虚；或湿热下注，使精关不固。本病病位在膀胱，与肾、三焦、肺、脾关系密切。基本病机是膀胱气化功能失常，治宜虚证补肾阴肾阳，实证清热利湿。

针灸治疗本病疗效非常满意，无论急、慢性均甚效。但需要患者多方面积极配合，方能达到长期满意疗效。发生本病后，不宜久坐，应适当活动，禁止饮酒。不宜长时间过频地骑自行车，节制房事，性交不宜过频，但不可中断性交，应予射精，以减轻前列腺的充血。防止腹部受寒，注意保暖，可在小腹部经常热敷或艾灸，均有助于改善症状。平时可以在小腹部自我按摩。做到以上几点，可以有效地缓解病情，对预后有积极的作用。

第二十一节　阳痿

一、刺血治疗方案

取穴　肾俞、腰阳关、八髎。

注释　用刺血拔罐法，穴位常规消毒，用一次性无菌注射针头在上述穴位处瘀络刺血，依次点刺出血，当血止后拔火罐。留罐10~15分钟，总出血量控制在20毫升左右，每3~5天刺血1次，5次为1个疗程。

二、体针治疗方案

取穴　大敦、曲泉、关元、下三皇。

配穴　命门火衰配命门、腰阳关；心脾两虚配心俞、脾俞、足三里；阴

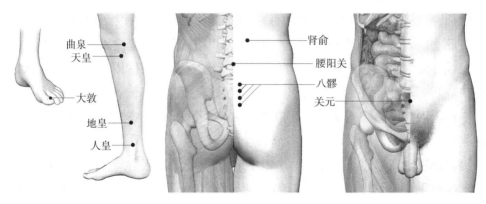

阳痿取穴

虚火旺配照海、心俞、肾俞；湿热下注配阴陵泉、秩边、八髎；惊恐伤肾配神门、百会、肾俞；肝郁气滞配太冲、气海；早泄配志室、太溪。

注释　肝失疏泄是造成阳痿的主要原因，因此疏肝是治疗本病之大法。大敦、曲泉均为肝经之穴，大敦是肝经之井穴，用之则有开窍祛寒、疏肝解郁之效；曲泉是肝经的合穴，能调节肝经之气血，有疏肝、清肝、养肝之功，功善疏肝活血，清肝利胆，补肝养血，不论虚实之证皆能治之，尤善于治疗生殖系统病变。从病位归经来看，生殖系统归属于足厥阴肝经，"……循股阴，入毛中，环阴器，抵小腹……"。根据经络所行、主治所及的原则，二穴的运用也实属必要。关元系小肠之募穴，任脉与足三阴之会，又为三焦气化所生之处，为培肾固本、补益元气、回阳固脱之要穴，用之则有疏肝、补肾、健脾之效，尤其适宜于肾阳不足、命门火衰所致者。下三皇是董氏奇穴一组重要穴位，其功专补肾气，凡肾亏所致各种病变皆有疗效，是阳痿、早泄、遗精等男科病的要穴。以上诸穴合用，肝肾同调，补而不滞，泄而不过，则达疏泄有度。

三、操作方法

关元针尖向下斜刺，力求针感传向前阴，其他腧穴均常规刺。实证用泻法，虚证用补法，并可加用灸法。每次留针30分钟，每10分钟行针1次，10次为1个疗程。

四、按语

本病在西医学称为勃起功能障碍。一般是指在多数情况下阴茎不能勃起或能勃起但不能维持勃起并进行满意性交的一种病症。就主要特点归纳为三个方面，即"痿而不举"、"痿而不坚"、"坚而不久"。是男性性功能障碍最常见的病症之一，有功能性与器质性之分，器质性患者要积极查找原发疾病，针对原发病治疗。在中医学中本病还称为"阴痿"。阳痿的发生多与恣情纵欲，或手淫太过，思虑忧愁，嗜食肥甘厚味，惊吓紧张等因素有关。本病病位在宗筋，与心、肾、肝关系密切。基本病机是宗筋失养，弛缓不振。

　　针灸治疗阳痿疗效满意。但在治疗时应当正确认识本病，合理辨证，方能收效。传统中医治疗本病，多以补肾壮阳法为主导，往往收效甚微，并且会出现越补越痿，这是由于本病发生的原因不完全在于肾气亏虚，有时与肝失疏泄有重要关系。所以在治疗时要疏肝调血，通经化瘀。还应重视心理治疗，消除患者紧张心理，克服悲观情绪，树立自信心。保持良好的生活习惯，戒烟限酒，不过度熬夜，适当体育锻炼。要节制房事，不可过频过度。

第二十二节　早泄

一、刺血治疗方案

取穴　阴陵泉、阴谷、曲泽、关元俞、八髎。

注释　在上述穴位分别刺血，在穴位区寻找瘀络，或压痛敏感反应点，然后一一刺血，当血止后拔火罐，使出血量控制在10～20毫升，一般每周1次，3～5次为1个疗程。在这些穴位区刺血有活血化瘀，疏肝理气，补肾固精，通畅血行的作用。

二、体针治疗方案

取穴　关元、志室、下三皇、通肾、通胃。

配穴　命门火衰配命门、太溪、气海；心脾两虚配足三里、心俞、脾俞；阴虚火旺配照海、肾俞；湿热下注配阴陵泉、秩边；肝郁气滞配蠡沟、太冲；滑精配气海、太溪；梦遗配心俞、肾俞。

注释　肾藏精而生髓，任主胞胎，皆为性欲之源，关元为任脉与脾、肝、肾三经之交会穴，用之可补益肾气，固涩下元，清利下焦；志室，别名精宫，是肾气留住之处，藏精藏志之室，性善封藏，因此有补肾益精、固本封藏之功；下三皇、通肾、通胃均为董氏奇穴之穴位，是补肾健脾之要穴，用之可增强体力，令人精神旺盛（临床中下三皇与通肾、通胃常交替用之）。上述诸穴合用，具有调补阴阳、固肾充精益气之效。

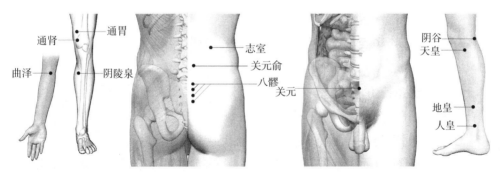

早泄取穴

三、操作方法

本病以补法为主，关元加用温针灸疗效更佳，作用更效，可直刺1～1.5寸；志室直刺0.5～0.8寸；下三皇、通肾、通胃常规刺。

四、按语

早泄是行房时阴茎尚未接触或刚接触女方外阴，或阴茎刚进入阴道，但在很短的时间内便发生射精，随后阴茎痿软，不能维持正常性生活的一种病症，是临床常见的男科疾病。在当今社会，因各方面快速的发展，多方面压力的增大，本病发病率也随之不断增高。临床诊断本病多根据患者病史和主诉，目前尚无相应检查手段配合诊断。本病多于阳痿相并存，所以在临床中往往一起论述，但两病发生原因多不相同，治疗也不同，因此在临证时一定正确合理的诊断，如两个症状同时并存时，应根据患者具体病情确定是以何症状为主。阳痿重在疏肝，早泄重在补肾，因此临证必须区分。

本病的发生在中医学中认为与手淫或房劳太过、思虑过度、情志不舒、饮食不节等因素有关。基本病机是肾失封藏，或肝失疏泄。早泄是由于肝气易过疏泄，肾气虚弱封藏无力，或阴虚火旺以及心理障碍所致。治疗宜平肝固肾，调和阴阳，安定心神。

在治疗期间应禁止房事。注意有规律的性生活，清心寡欲，节制房事。平时注意劳逸结合，锻炼身体，增强体质。避免在疲劳、醉酒、情绪不佳的情况下进行性生活。在治疗时应同时配合心理安慰治疗，帮助患者克服悲观情绪，树立信心。

第二十三节　消渴（糖尿病）

一、体针治疗方案

取穴　中脘、阳池、胃脘下俞、足三里、下三皇。

配穴　上消证配肺俞、太渊；中消证配脾俞、内庭；下消证配肾俞、太溪；皮肤瘙痒配曲池、血海；出现眼睛病变配睛明、光明；瘀血重者配太冲、膈俞；痰浊明显配阴陵泉、丰隆；腹泻或便秘配天枢、大肠俞；上肢麻木疼痛配手三里、外关；下肢麻木疼痛配阳陵泉、中都。

注释　中脘归属任脉，为胃经经气会聚之募穴，八会穴之腑会，刺之可调理脾胃之功能，补之灸之则能补益脾胃、温中散寒、益气养血，泻之能理气和胃，凡一切脾胃功能失常之疾，皆可治之。具有升清降浊之功效。阳池为手少阳三焦经之原穴，能调理三焦之气，原穴与肾间动气相应，故有脾肾同补之效，与中脘同用，有调节内脏功能作用。胃脘下俞是治疗消渴病的有效奇穴，又被称为胰俞。功能养阴清热，配合足三里补益后天之气。下三皇是董氏重要穴位组，针刺下三皇对机体免疫功能有一定的影响，同时有调节血糖水平复常作用，对消渴病作用甚佳。诸穴合用，具有疏经通络，调整人体的阴阳平衡，从而在根本上解决了脏腑的失调，使血糖自然恢复常态。

二、操作方法

胃脘下俞斜刺1.5寸左右，行泻法；中脘、阳池、足三里均为平补平泻

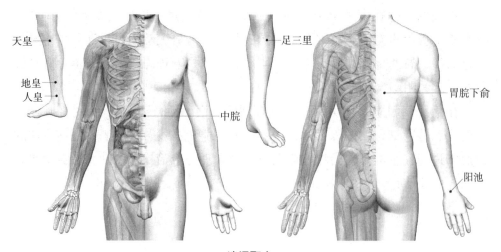

消渴取穴

法；下三皇用补法，均常规刺。每次留针30～45分钟，每15次为1个疗程，每疗程间休息5天，前2个疗程每日1次，以后根据效果隔日或每周治疗3次。

三、按语

随着社会物质水平的快速发展，经济水平的不断提高，本病越来越多，已成为常见病、多发病。严重影响着人们的生活质量，是困扰全世界人民健康的重要疾病之一。因本病需终生用药，并且致残率高，故被人们称为"不死的癌症"。针灸乃是绿色疗法，可以长期治疗，并使众多的患者提高了生活质量，减少了并发症的发生，减少了用药量，甚至达到了停药及治愈，所以用针灸治疗本病值得在临床中进一步研究与大力推广。

消渴一病相当于西医学中的糖尿病。临床主要表现为多饮、多食、多尿的三多症状，消瘦、尿糖与血糖增高，甚至出现酮症酸中毒等危急症状。在西医学中认为本病的发生主要因为机体内胰岛素出现相对或绝对的分泌不足，引起糖代谢功能紊乱，蛋白质及脂肪代谢也相继出现紊乱的一种疾病。中医学认为本病的发生常与禀赋不足、饮食不节、情志失调、劳欲过度等因素有关。基本病机是阴虚燥热。临床上根据患者的症状，可分为上、中、下三消。其中，上消属肺燥，中消属胃热，下消属肾虚。

在临床中有"糖尿病不可怕，可怕的是并发症"之说。这说明糖尿病的并发症是严重的，多数患者死于并发症，常见的有白内障、肾性高血压、肾功能不全、脑卒中、冠心病、周围神经病变以及皮肤或其他部位的继发性感染等病。所以一定要积极正确地预防并发症。这是对糖尿病治疗中的一个重要方面，绝不可忽视。

针灸治疗糖尿病一般认为是一种辅助治疗，但其实并不然，应以不同的患者具体分析，对相当多的患者疗效十分满意，对于早、中期及轻、中型患者效果非常理想。对于病程长、病情重者用药物配合针灸治疗也能获得比较好的疗效。在针灸治疗时，一定动员患者积极坚持配合，因为本病需要长程治疗，否则会前功尽弃。糖尿病患者易并发感染，所以在针刺时一定要注意严格消毒，防止感染的发生。在这里特别强调的是，要让患者始终如一做到合理正确的生活习惯，包括正确的饮食，持之以恒合理、适当运动，这是本病治疗中的重要一环，无论采用何种疗法，这两项是首要的条件，要让每个患者对此有高度的认识，只要做到上述两点，坚持长时间的针灸治疗，一定会取得满意的临床疗效。

第二十四节　瘿病（甲状腺肿大）

一、刺血治疗方案

取穴　丰隆、尺泽、太阳。

注释　首先在丰隆上下找瘀络，将瘀络一一刺之。然后再在尺泽周围找瘀络刺之，最后再在太阳穴处的浅静脉刺血，出血量宜根据患者体质而定，一般在20～50毫升，每10～15天刺血1次，3～5次为1个疗程。

二、体针治疗方案

取穴　内关、足三里、三阴交、阿是穴、足三重（或外三关）。

配穴　气郁痰阻配太冲、丰隆；痰结血瘀配中脘、血海；阴虚火旺配照海、太溪；心悸不安配神门；突眼者配足驷马；多汗者配阴郄、复溜。

注释　内关为心包经穴，心包经下膈历络三焦，与阴维脉相通，具有宣通气机、健脾化痰、解郁通滞之功；足三里为足阳明经穴位，瘿肿局部为足阳明胃经所过之处，用之可通经散结、化痰消瘿；三阴交为脾、肝、肾三阴经交会之穴，具有活血化瘀、滋阴降火、益气理气之功效；阿是穴用之直接刺激局部，以使患处气血疏通；足三重、外三关是董氏奇穴重要穴位，治疗甲状腺疾病甚效，具有活血化瘀、通经行气之效。董氏奇穴治疗甲状腺疾病有效穴位较多，不仅上述两组穴位，通天、通关、通山、足千金、足五金、足驷马、三泉等穴，对甲状腺疾病均为甚效。在临证时应据病情灵活配用。

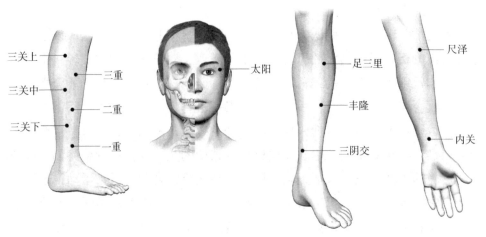

瘿病取穴

三、操作方法

取阿是穴针刺的方法，一般在甲状腺局部左右各刺3~5针，用1寸毫针，以45°角围刺，各达肿物中部，行捻转泻法，勿提插，注意勿伤及颈总动脉及喉返神经。余穴常规刺。一般留针30分钟，每日或隔日1次，10次为1个疗程。

四、按语

瘿病是以颈喉结两旁结块肿大为主要临床特征的一类疾病。在中医学又称为"气瘿"、"肉瘿"、"筋瘿"、"影袋"等名称，俗称大脖子病。本病相当于西医学的单纯性甲状腺肿、甲状腺炎、甲状腺瘤和甲状腺功能亢进等。瘿病的发生与饮食及水土失宜、情志不畅、忧患郁结有关，导致气滞痰凝，结于颈部而成。本病病位在颈部喉结两旁。基本病机是气、痰、瘀互结于颈部。

针灸治疗瘿病效果良好。不仅对改善症状有较快的疗效，而且对缩小肿块、改善患者的基础代谢率也有肯定的作用。但在临床治疗时应注意以下几个方面，方能提高临床治愈率。

（1）针灸对单纯甲状腺肿、甲状腺功能亢进效果较好，对这类病变应积极推广针灸的运用。如患者出现高热、恶心、呕吐、烦躁不安等症状时，为甲状腺危象，应及时采取有效措施抢救治疗。

（2）本病与患者的水土失宜有一定的关系，因此应注意饮食调摄，给予正确的饮食指导。

（3）精神创伤、心情不畅、过度疲劳都可诱发或加重本病。现代科学研究证实，应激、抑郁、焦虑、情绪改变等与本病都有直接的关系，因此调节患者的情绪，避免精神刺激，保持良好的心态，对治疗有重要的作用。

第二十五节　痫病（癫痫）

一、刺血治疗方案

取穴　太阳、大椎、肺俞、厥阴俞、腰奇。

注释　用刺血拔罐法。用一次性刺血针点刺太阳、大椎、肺俞、厥阴俞、腰奇穴出血，加拔火罐5~10分钟，出血量宜多，总出血量一般在30~50毫升，根据患者的体质决定出血量。前2次15~20天1次，以后根据病情的好转可间隔20～30天刺血1次，一般需3～5次。也可以用梅花针叩打第1颈椎至第4骶椎两侧夹脊穴，至皮肤潮红，或微出血为度。每周2次。

二、体针治疗方案

1. 传统针灸治疗方案

取穴 百会、鸠尾、大椎、腰奇、间使。

配穴 肝火上扰配太冲、侠溪；痰湿中阻配中脘、丰隆；心脾两虚配心俞、脾俞；心肾亏虚配心俞、肾俞；烦躁不安配神门、开四关；仅白天发作配申脉；仅夜间发作配照海。

注释 百会、大椎、腰奇均为督脉之穴，中医认为本病与脑与督脉有关。《难经·二十八难》曰："督脉者，起于下极之输，并于脊里，上至风府，入输于脑。"《素问·骨空论》曰："督脉之为病，脊强而厥。"由上述经文不难看出本病与督脉有重要的关系，故在临床中有"治痫独取督脉"之说。为针灸治病提供了一定的理论基础。百会具有通督镇静、息风开窍的作用；大椎有泄热醒脑的作用；腰奇位于腰骶部，是督脉线上的经外奇穴，因治疗癫痫病有奇效，故而得此名。鸠尾属任脉之络穴，是治疗痫病的要穴，与督脉穴合用，调和阴阳，扶正祛邪，通窍定痫。间使为心包经之经穴，宁心通络，是临床上痫病经验效穴。

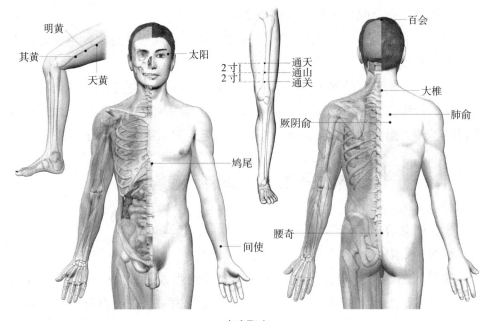

痫病取穴

2. 董氏奇穴治疗方案

取穴　通关、通山、通天、上三黄。

注释　本组穴位均是董氏穴位，经临床运用，确有实效。在董氏穴位中，治疗痫病的有效处方还有火枝、火全配土水；上瘤、下三皇，均为治疗本病的有效方案，在临床中可据患者的具体病情调配运用。在董氏奇穴中有通关、通山、通天配上三黄长期用针有必愈之说；火枝，火全加土水穴；治疗1个月有断根之说。总而言之，这两组穴位治疗本病有很好的治疗功效，经临床用之，确为良方。

三、操作方法

上述两组穴位交替使用，既可加强临床疗效，又能减轻患者的痛苦，避免了穴位的疲劳性。

大椎穴针刺时以30°角向上斜刺1.5～2.0寸深。在针刺时患者若有触电样感传至肢体时，立即退针，勿反复提插。针刺鸠尾应掌握正确的针刺方向、角度和深度，以防伤及内脏。腰奇穴针刺深度要深，先垂直进皮下后改成15°角，使针尖沿着正中向下平刺，刺入2.5寸深，先捻转后提插，使针感向骶尾部和小腹放射。余穴常规刺。留针30分钟，每日或隔日1次，10次为1疗程，休息5日行下1个疗程。

四、按语

本病自古至今在临床中并不少见，过去本病多是因遗传、产伤所造成，而现在的痫证多是因外伤造成。痫病相当于西医学中的癫痫。在西医学中认为本病的发生是因脑部神经元群阵发性异常放电所致的发作性运动、感觉、意识、精神自主神经功能异常的一种疾病。表现为感觉、意识及精神等方面的障碍。具有突然性、短暂性、反复发作的特点。本病有原发性和继发性两种。根据发作的表现可分为部分性发作，全面性发作及未分类发作三大类型。临床最典型、最主要的症状为突然晕倒，不省人事，口吐涎沫，两目上视，瞳孔放大，肢体抽搐，或有大小便失禁，口中发出猪牛羊尖叫声，移时自醒，醒后如常人等表现。

本病俗称为"羊痫风"。中医学认为，痫病的发生常与七情失调、先天因素、饮食不节、劳累过度或患者有其他疾病之后，造成脏腑功能失调，痰浊内阻、气机逆乱、风阳内动所致。本病病位主要在脑，涉及心、肝、脾、肾。基本病机是痰、火、血液以及先天因素等使气血逆乱、蒙蔽清窍而致神机受累，元神失控。

痫病在西医治疗上需长时间的用药，药物副作用大，服药时间长，患者难以坚持用药。用针灸治疗疗效满意，一般多配合埋线疗法，既可减少针刺，又可增强临床疗效。对于急性发作时按急救处理的方法治疗，防止意外，减少发作时间。继发性痫病，应积极查找原发病，主要针对原发病治疗。

第二章　骨伤科病证

第一节　落枕

一、刺血治疗方案

取穴　尺泽、风池、风府、阿是穴。

注释　当颈肌损伤时在患侧的尺泽找瘀络点刺放血；若因风寒因素所致者可在风池或风府点刺放血。病痛点处于颈项两侧时刺风池，病痛点仅在中间的刺风府；疼痛点较局限，并且压痛症状明显，可在阿是点刺血。

用一次性无菌注射针头在所选的穴位点刺使其出血，以血变色止，或出血量在3～5毫升，出血停止后，加拔火罐5～10分钟。

二、体针治疗方案

1. 若痛在颈椎正中（其病在督脉时）

（1）头俯仰困难时

取穴　人中。

注释　人中为督脉之穴，是治疗督脉上痛证常用要穴，在历代均有运用记载。《通玄指要赋》中载曰："人中除脊膂之强痛。"《玉龙歌》中言："强痛脊背泻人中，挫闪腰痛亦可攻。"所言不虚，临床用之确有良好的实效。

（2）头不能左右回顾时

取穴　后溪。

注释　后溪穴为八脉交会穴之一，通于督脉。所以对于颈部正中督脉线上的损伤，依然有佳效，尤其对惧针人中的患者，可用后溪穴代替。此外，后溪是手太阳小肠经的腧穴，手太阳小肠经与足太阳膀胱经脉气相通，所以后溪对颈项部一侧或两侧足太阳膀胱经循行线上的损伤也有良效。也就是说，颈部损伤既在督脉又在膀胱经，后溪穴是最对证的用穴。《灵枢·杂病》说："项痛不可以俯仰，刺足太阳；不可顾，刺手太阳也。"

2. 若疼痛在颈部两侧（其病在膀胱经脉时）

取穴　正筋、正宗、后溪、束骨。

注释 正筋、正宗为董氏要穴，按穴位所处的位置来看，本组穴应处于膀胱经脉，所用是经脉所行之理。从全息对应来看，其位置也正对应于颈项部，并且其穴处于筋上，根据"以筋治筋"、"在筋守筋"之理，用之故有良效。特别是疼痛牵及头部时用之最佳。后溪所用之理已如前面所述。束骨是足太阳膀胱经的输穴，"输主体重节痛"，所以可以治疗足太阳经的落枕。又因为足太阳主筋所生病，落枕又是筋病，所以用之有良效。

3. 若疼痛面积较大，疼痛向肩胛区放射

取穴 重子、重仙。

注释 当伤痛不仅在颈项部，并牵及肩部时，用重子、重仙疗效佳，尤其治疗膏肓穴部位之疼痛，效果更为突出，一般有针之痛止之效。两穴同时下针，是治背痛特效针，治疗肩痛亦极有效，治疗颈痛亦有效。可以说治颈肩痛均特效，临床多配承浆为牵引针用之。

4. 当病痛点在颈项部太阳经外侧，牵及肩胛冈上缘（为病在少阳经）

（1）若因风寒所致

取穴 外关。

（2）若因损伤所致

取穴 中渚或悬钟。

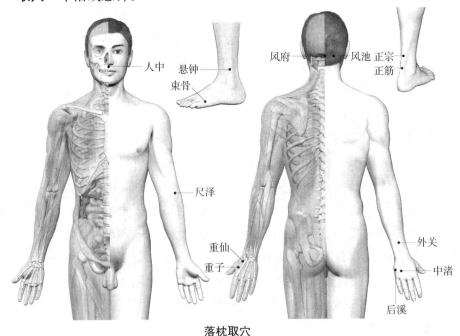

落枕取穴

三、按语

落枕是颈项部突然发生疼痛、活动受限的一种病症，主要是指急性单纯性颈项强痛。发病原因多为颈部过度疲劳、睡眠时姿势不当；或风寒湿邪侵袭经络，致使气血不和，筋脉拘急而致病。本病不外乎上述两种原因所致，主要表现为晨起颈项部强直不适，不能左右或前后活动，患处酸痛，甚向同侧肩部及上臂扩散。本病病位在颈项部经筋。基本病机是经筋受损，筋络拘急，气血阻滞不通。

落枕是针灸治疗相当满意的病症，多数疗效快捷而显著。但在治疗时必须辨清病在何经，同时注意配合动气针法，当针刺得气后，嘱患者逐渐用力活动痛处，这是远端取穴获取疗效的关键，方能痛随针去。若反复的落枕要考虑到颈项部器质性病变，如颈椎肥大、颈项风湿、枕后神经痛、颈肌劳损等病。传统针灸治疗本病多"以痛为腧"而治疗，但远没有远端取穴快捷，作用强大，取穴少。因此要注重辨证远端选穴。要嘱患者保持正确的睡眠姿势，枕头高低适中，注意颈项部避免风寒湿等外邪的侵袭。

第二节　颈椎病

一、刺血治疗方案

取穴　尺泽、大椎、委中、阿是穴。

注释　当临床表现为颈项部筋急时主取患侧的尺泽与阿是穴；当患者表现为眩晕、头脑不清的症状时主取大椎点刺放血；任何症状的颈椎病均可取用委中点刺放血。

临床运用时多以穴位点瘀络刺血，一般出血量在5～20毫升，血止后加拔火罐5～10分钟。根据患者的体质、年龄及治疗疗效3～5天刺血1次。

二、体针治疗方案

1. 症状表现为颈项部筋急和项背痛时的取穴

取穴　①正筋、正宗。②束骨。③后溪。

注释　正筋、正宗是董氏常用要穴，治疗颈项强痛、项部筋急作用效佳，一般针之则立见其效。本穴组治疗颈椎病是因多方面的作用原理。首先是根据经脉所行之用，其穴组处于膀胱经循行线上，膀胱经行于颈项；二是本穴组处于脚脖子上，根据全息原理正对应颈部；三是二穴在肌腱上，根据

"以筋治筋"、"在筋守筋"之用。由于以上几个方面的作用原理，二穴倒马治疗项部筋急疼痛则甚效。临床多与承浆合用，在传统针灸中常取用此穴治疗这一症状。《胜玉歌》中言："头项强急承浆保。"其用原理根据病在阳取之于阴，前后对应取穴法，在此所用有牵引针之意。通过临床实用来看，确有很好的功效。

束骨为足太阳经输穴，《灵枢》中言："荥输治外经。"《难经》中言："输主体重节痛。"此外，据全息理论，束骨是颈椎对应部位，所以针刺束骨则能立效。《百症赋》云："项强多恶风，束骨相连于天柱。"

后溪为手太阳小肠经的输穴，"荥输治外经"，"输主体节重"。并且后溪通于督脉，按全息理论，后溪也对应于颈项部，所以针后溪也立见其效。《通玄指要赋》云："头项痛，拟后溪以安然。"《针灸甲乙经》云："头不可顾后溪主之。"因此近人将后溪穴的这一功能概括为"头项后溪取"。

2. 颈性眩晕临床治疗处方

取穴 天柱、大椎、百会、灵骨、火菊。

注释 天柱为足太阳膀胱经之穴，足太阳膀胱经，"其支者，从巅入络脑，还出别下项。"当经脉受阻，气血不能上达入脑，以致颈项不适，眩晕头痛。其穴位于颈部，针之能疏通经脉与局部气血，改善椎-基底动脉供血，

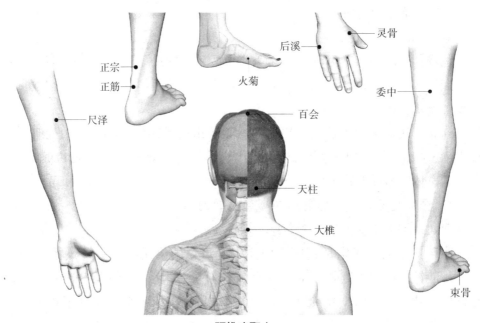

颈椎病取穴

使脑部气血恢复。《针灸大成》云："天柱穴主脑重如脱，项如拔，项强不可回顾。"大椎穴属督脉，督脉为阳脉之海，针刺大椎意在调整阴阳、活血化瘀、祛邪通络，消除局部炎症与水肿。百会也为督脉之穴，督脉与足太阳膀胱经交会在百会穴，针刺、艾灸百会穴能升阳益气，清脑安神，止眩。故《胜玉歌》云"头痛眩晕百会好"；因虚致眩者十之八九，针之灵骨有疏脑部气血之功。火菊穴既能清头明目，又能改善颈项部酸胀不适。

颈椎病所致的眩晕在临床甚为常见，治疗十分棘手，往往难以一时见效。针灸治疗效果尤为明显，多能速见其效，但当眩晕症状改善后，注意进一步加强治本的治疗。

三、按语

因颈部损伤或颈椎、椎间盘退行性变及其继发性改变，刺激或压迫邻近组织如颈部血管、神经或脊髓等而引起的各种症状和体征者称为颈椎病，又叫颈椎综合征。根据临床表现将本病分为颈型、神经根型、脊髓型、椎动脉型、交感神经型及混合型6个症型，其中最常见的是神经根型和椎动脉型。临床症状主要表现为头晕、头痛、恶心、颈肩疼痛、上肢疼痛麻木，严重者可导致瘫痪，甚至危机到生命。

颈椎病在中医学属于"眩晕"、"痹证"等范畴。其发生常与伏案久坐、跌仆损伤、外邪侵袭或年迈体弱、肝肾不足等有关。本病病位在颈部筋骨。基本病机是筋骨受损，经络气血阻滞不通。病性以本虚标实、下虚上实为主要特点。

由于计算机及手机的广泛普及，体力工作的减少，颈椎病已成为当今高发病种，并且逐渐年轻化，成为现代文明病之一。颈椎病给患者带来了很大痛苦，西医治疗难以奏效，针灸治疗本病疗效满意，是针灸治疗的优势病种之一。为了提高临床疗效，在针灸的同时可以配合火针、小针刀、推拿、经筋疗法、中药外敷等多种方法。为了预防本病的发生，或改善缓解病情，一定要注意颈项部的保健，避免不正常的工作体位，低头工作不宜过久，经常加强颈项部功能锻炼，注意颈项部的防寒保暖。

第三节 漏肩风（肩周炎）

一、刺血治疗方案

取穴 阿是穴、风门、尺泽。

注释 当肩部疼痛局限，压痛点明显，取其最痛点，穴位常规消毒，用一次性无菌注射针头点刺出血，用手在患处用力挤捏使其出血；若肩部疼痛面积广泛，瘀阻浅表者可用梅花针中强度叩刺患部，使患处微微渗血，再加拔火罐10分钟，使瘀血外出，邪祛络痛，疼痛自止。风门为风进入之门户，其穴处于颈肩部，尤其适宜于因受风寒所引发的肩痛，本病多因风寒湿三邪乘虚侵入肩部，致使经络瘀阻，气血循环受阻，不通则痛。故刺之既可祛除风寒湿之邪，又能疏通局部之气血。尺泽为肺经之合水穴，金之水穴，在尺泽泻血筋就会松弛。

二、体针治疗方案

1. 按病位点处方（辨经选穴）

（1）病位点在阳明经（当疼痛点在肩前外部为主且压痛明显）

取穴 合谷、三间、曲池。任取一穴或几穴合用。

（2）病位点在少阳经（当疼痛点在肩外侧为主且压痛明显）

取穴 中渚、悬钟、阳陵泉、外关。根据患者具体病症选择相关穴位。

（3）病位点在太阳经（当疼痛点以肩后部为主且压痛明显）

取穴 后溪、养老、昆仑、束骨。任取一穴或几穴合用。

（4）病位点在太阴经（当疼痛点以肩前部为主且压痛明显）

取穴 太渊、列缺、鱼际、尺泽、三阴交。

注释 前4个穴位均为循经取穴，三阴交是同名经取穴之用。临床根据患者具体病情选择一穴或相关穴位搭配运用。

（5）病位点在颈项部两侧（或其疼痛向头部放射）

取穴 正筋、正宗（二穴多倒马合用）。

（6）病位点在肩背部（疼痛面积比较大，其痛点在膏肓中心位置）

取穴 重子、重仙（二穴也多为倒马合用）。

2. 按病性取穴（辨证取穴）

（1）当疼痛在夜间或夜间疼痛明显加剧

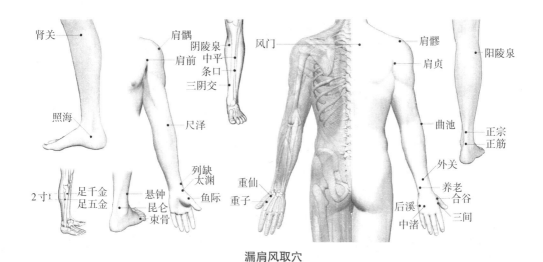

漏肩风取穴

取穴　照海。也可根据子午流注时间取穴法，不论何病，只要是发病或加重固定在某一时辰，再看看这个时辰营气是流注于哪一条经脉，就取用这条经脉上的腧穴。

（2）当疼痛随天气变化，阴雨天疼痛明显加剧

取穴　阴陵泉。也可以在相关穴位加用灸法或火针。

（3）当年龄50岁左右（"五十肩"患者）

取穴　条口、肾关（根据病情任选其一，或搭配用之）。

3. 功能障碍患者

（1）肩臂不能后抬时

取穴　足千金、足五金。

（2）肩臂不能上举

取穴　肾关。

4. 肩关节局部取穴（痛点周围取穴）

无论按经辨证论治，还是根据病性取穴，均可在肩关节局部配用相关穴位来治疗。

取穴　肩髃、肩髎、肩前、肩贞。

注释　以上四穴是治疗本病在肩关节周围最常取用的穴位点。临床以肩髃、肩前、肩贞三穴合用，称为肩三针。在临证时，根据患者的具体病情，选配相关穴位。局部选穴的运用，是以直接疏调肩关节周围的经络之气，从而达到"通则不痛"的治疗效果，经络疏通，气血乃行，肩关节局部组织粘

连，凝滞状况改善，功能活动得以恢复。

肩关节局部穴位的针刺操作应注意，肩髃、肩髎向腋窝正中的极泉穴深刺、透刺；肩前向肩贞方向刺，肩贞向肩前方向刺，要把握好针刺角度和方向，不可向内斜刺、深刺。

三、按语

漏肩风即西医学中的肩关节周围炎，又简称为肩周炎。是指肩关节及其周围的肌腱、韧带、腱鞘、滑囊等软组织的急慢性损伤，或退行性变，致局部产生无菌性炎症，从而引起肩部疼痛和功能障碍为主症的一种疾病。属于中医学的"肩痹"范畴。中医学根据发病的具体特点，又有具体的相关病名。因本病多在50岁左右而发病，故有"五十肩"之称。当病情发展到后期，肩关节出现了粘连，并且活动受限，故又称为"肩凝证"、"冻结肩"等。

本病的发生原因可分为外感和内伤两个方面。外感者，系因年老体弱，气血亏损，风寒、湿邪乘虚而入客于肩部，致使营卫失和，筋脉拘紧，肩关节重滞疼痛；内伤者，系因伤后瘀血凝滞不化或劳伤筋脉，气血不荣，关节失于滋养而渐至。本病病位在肩部筋肉。基本病机是肩部经络不通或筋肉失于气血温煦和濡养。本病早期主要以肩关节周围疼痛为主，后期以功能障碍为主的临床表现。

漏肩风是针灸临床上常见病，用针灸治疗有很好的疗效，是目前治疗本病最常用的方法。若要提高临床治疗效果，必须掌握以下几个方面，则会达到立起沉疴之效。

（1）本病不论其疼痛和活动障碍的程度如何？牵扯的经脉越少，治疗效果越好，若仅有一处疼痛者效果最佳，一般一次治疗，即可立见显效。

（2）如果当疼痛的范围很大，说明病在多条经脉，在治疗时应首先找到疼痛最明显的经脉，先治疗疼痛最甚的经脉，一次治疗不宜选太多的穴位点。

（3）在治疗时，若远近穴搭配时，首先选用远端穴位，后取局部穴位。临床中主要以远端穴位为主，近部穴位为辅。传统针灸治疗本病多以局部穴位为主，通过长期的临床运用对比来看，远端选穴优于局部选穴，局部穴位取效缓慢，并且取穴多，当远端取时，一定要配合动气针法，当针刺得气后，立嘱患者配合活动患处，这是提高临床疗效的一种有效方法，否则其效则会大大降低，不可忽视。

（4）要正确地辨证病在何经，正确地分析其病性，两者有效结合。

（5）当虚证时可加用灸法，瘀血严重时重用刺血法，寒湿证以及疾病后期可加用火针治疗。

（6）注意局部保暖，防止受凉，避免风寒侵袭。

（7）治疗期间嘱患者配合适当的肩部功能锻炼，如"爬墙"运动。并遵循持之以恒、循序渐进、因人而异的原则。

第四节　肘劳（肘关节疾病）

一、刺血治疗方案

取穴　阿是穴。

注释　在患处寻找到最痛点，常规消毒。用一次性无菌注射针头点刺出血，然后加拔火罐10分钟，使出血量在5毫升左右，一般每3～5天刺血1次，一般3次为1个疗程。也可以在痛点用梅花针中度叩刺，当叩至微出血时，加拔火罐10～15分钟，每2日1次，3～5次为1个疗程。

在阿是穴刺血，可使邪有出路，达到疏通经络、调和气血、消肿止痛的目的。

二、体针治疗方案

取穴　曲池、犊鼻、阳陵泉、灵骨、阿是穴。

注释　肘劳病患点多发生于肘外侧，此乃手阳明经脉所过之处，阳明经为多气多血之经，又"主润宗筋"，对劳损引起的肘关节疼痛，取手阳明经曲池、足阳明经的犊鼻旨在疏通经络气血。曲池、犊鼻均取用健侧之穴。用曲池穴治疗本病是等高对应取穴法的运用，用犊鼻则是上下对应取穴法之用。在临床上两种取穴法会经常用到关节痛症，并且多能立起沉疴。阳陵泉是八会之筋会，因本病为"伤筋"之疾，用之是对症治疗。灵骨是董氏之穴，

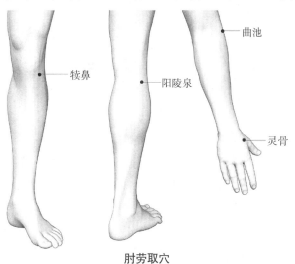

肘劳取穴

调理气血极有效，其穴处于手阳明之经，在此所用乃是董氏针法中之牵引针法。阿是穴是用以调局部之气血，筋舒痛止。

三、操作方法

首先取用曲池、犊鼻、阳陵泉，均为健侧之穴，当针刺得气后，嘱患者立用动气针法。若能在阳陵泉穴周围找到反应点（压痛点）针之，疗效更佳。然后取用患侧的灵骨穴为牵引针。最后取用阿是穴，阿是穴采用围刺法、齐刺法，或加用温针灸，一般每日或隔日1次，1周为1个疗程。

四、按语

肘劳是以肘部疼痛，肘关节活动障碍为主症的疾病，属于中医学伤筋、痹证范畴。相当于西医学中的肱骨外上髁炎（网球肘），肱骨内上髁炎（高尔夫球肘），关节扭挫伤等。多因劳累汗出，营卫不固，寒湿侵袭肘部经络，使气血阻滞不畅；长期从事某一固定工作，使肘部反反复复处于一种姿势，或肘部剧烈活动，使筋脉损伤、瘀血内停等导致肘部经气不通，不通则痛。本病病位在肘部手三阳经筋。基本病机是筋脉不通，气血痹阻。

传统方法治疗本病疗效欠佳，西医多以局封为主治疗，因副作用大，渐少用之，针灸治疗本病效果满意，一般经2～3次即可达满意疗效。尤其结合刺血方法、火针疗法效果更佳，火针治疗本病作用最效，多数经1次治疗可见显效，是笔者治疗本病最常用之法。在治疗期间应避免肘部过度用力，急性发作患者应绝对避免肘关节的运动；局部注意保暖，防止寒冷刺激；病程长、局部肌腱或组织发生粘连者，可配合推拿、小针刀治疗，并做适当活动，有利于康复。

第五节　急性腰扭伤

一、刺血治疗方案

取穴　委中、阿是穴。

注释　穴位区常规消毒，取双侧委中穴周围之瘀络，用一次性无菌注射针头点刺瘀络，点刺出血后加拔火罐，拔罐5～10分钟，拔出瘀血，用消毒干棉球擦净。然后在痛处周围寻找最痛点常规消毒，用一次性无菌注射针头在痛点点刺2～3下，再用火罐拔罐10～15分钟。每日1次，中病即止。

急性腰扭伤常伤及督脉及膀胱经脉，因足太阳膀胱经挟脊抵腰中，委中是足太阳之合，在古代本穴称为"血郄"，最适宜于刺血。郄穴善治急症、痛症。《四总穴》中云"腰背委中求"。针刺该穴放血，可迅速疏通膀胱经气，缓解腰痛，直接起到消瘀祛阻、行气消肿、通则不痛的作用。阿是穴可通调局部经脉、络脉及经筋之气血，通经止痛。通过刺血疗法能调节疏通"行气血，营阴阳"之作用。经刺局部与委中出血，可改善瘀滞的经脉，从而达到治疗目的。急性腰扭伤刺血治疗效果良好，许多患者仅刺血治疗可快速将病痛而治愈。

二、体针治疗方案

1. 当病痛点在督脉

取穴　腰痛穴、水沟、后溪。

注释　腰痛穴处于前额正中，为经外奇穴，虽然是奇穴，但是其穴处于督脉线上，是临床治疗督脉上腰痛常用验穴。水沟是督脉之穴，具有舒筋利脊调理督脉之气血的作用，本穴是历代治疗腰痛之特效穴。如《玉龙歌》中说："强痛脊背泻人中，挫闪腰痛亦可攻。"《通玄指要赋》中有载："人中除脊膂之强痛。"后溪为手太阳经之输穴，手足太阳经脉气相通。《内经》云："输主体重节痛。"后溪为八脉交会穴之一，通于督脉，针刺该穴可行督脉之气血，使督脉瘀祛经通，疼痛而止。在临床中可根据具体情况选择穴位。

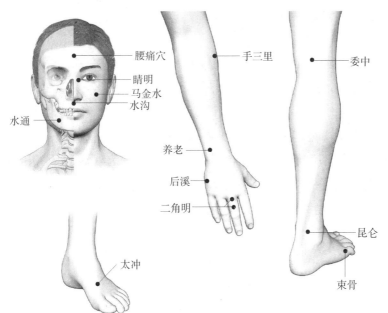

急性腰扭伤取穴

操作方法 腰痛穴针尖向下平刺1~2寸，当腰痛偏于一侧时，其针尖向相反的方向平刺；针刺水沟穴时用提捏进针法，针尖向上斜刺0.3~0.5寸，使局部有胀痛感；后溪穴常规刺。以上三穴可以单用，也可以相互配用。无论选用何穴，均配用动气针法，当针刺得气后，同时嘱患者缓缓活动腰部，并不断加大活动幅度，这是提高疗效的一个重要因素，在此仍不可忽视。

2. 当病痛点在足太阳膀胱经

取穴 委中、昆仑、束骨、养老、后溪、睛明。

注释 委中、昆仑、束骨、睛明四穴，均为足太阳经之穴，临床用之是根据"经脉所行，主治所及"的道理。临床运用，确有实效。委中一般多采用刺血法，临床上多根据实际情况选用一穴点刺之。养老、后溪均为手太阳小肠经之穴，运用之理是根据同名经同气相求。养老是手太阳之郄穴，郄穴善治痛证、急证。后溪为输穴，"输主体重节痛"，无论病在督脉，还是足太阳经，后溪都是最常取用之穴。

操作方法 均常规刺，配用动气针法。

3. 当病点在距后正中线0.5寸左右（在督脉与膀胱经之间）

取穴 手三里。

注释 当病痛点距督脉外开0.5寸之位置发生急性腰扭伤，其属于手阳明经筋病。《灵枢·经筋》云："其支者，绕肩胛，挟脊。"《针灸甲经·卷九》云："腰痛不得卧，手三里主之。"

操作方法 取用患侧手三里，直刺0.8~1.2寸，配合动气针法。

4. 当病点在距后正中线3寸以外，或腰痛向小腹、会阴部放射

取穴 太冲。

注释 当痛点处于后正中线3寸以外的部位，接近于肝经、胆经循行线，用之乃是经络所行之意；又因肝主筋，扭伤则为筋病；《灵枢·经脉》篇中载曰"腰痛不可俯仰"之记载；腰与足在全息来看，太冲位置与之相对应。故当病痛点在此处时，针太冲则必效。

操作方法 取用患侧太冲，配合动气针法。

5. 董氏穴位在急性腰扭伤的运用

取穴 水通、马金水、二角明。

注释 在治疗急性腰扭伤方面，董氏奇穴没有传统针灸优势大，在临床中常用的是以上三穴，以上三穴最适宜于肾气虚而引发的腰扭伤。对疼痛不

剧烈、反反复复难以好转时针之疗效高。在临床中还常用到中白、正筋、正宗。中白适宜于扭伤后引发起坐困难的患者，正筋、正宗用于病在足太阳膀胱经脉的患者。

三、按语

急性腰扭伤是腰部肌肉、筋膜、韧带等软组织因外力作用突然受到过度牵拉而引起的急性撕裂伤，常发于剧烈运动、用力不当、跌仆损伤等情况下。本病好发于青壮年体力劳动者，主要以腰部疼痛及活动受限为主要表现。中医称为"闪腰"、"岔气"，本病病位在腰部经筋，基本病机是腰部经络不通，气血壅滞。

急性腰扭伤在临床中十分常见，是针灸治疗的优势病种，针刺治疗本病有独特的疗效，若能正确及时地治疗，一般1~2次即可治愈。针刺治疗急性腰扭伤，一般取穴少，见效速，并且多为远端取穴。在针灸临床中，用单穴治疗本病的报道非常多，据统计，临床所报道的单穴超过50多个，在临证时要正确辨证选穴，采取合理的治疗措施，如有些患者仅用刺血疗法可将其病痛完全消除，因此本病要重视刺血疗法的运用，远端选穴必须配合动气针法的运用，这是取得疗效的重要因素。在急性期应注意休息，宜睡硬板床；在治疗期间应尽可能地减少腰部负重，保持正确的姿势；平时注意腰部保暖，避风寒潮湿之侵袭，以防腰痛复发。

第六节　腰痛

一、刺血治疗方案

取穴　委中、阿是穴。

注释　本病刺血与急性腰扭伤刺血部位基本相同，但是刺血方式以及刺血量存在差异。当虚性腰痛可在阿是穴处用一次性梅花针轻轻叩刺出血，并加拔火罐，微出血即可；对瘀血严重、寒湿腰痛者，可在痛点用一次性梅花针重叩，或用一次性无菌注射针头刺之出血，用梅花针叩刺后用火罐重拔，当用点刺出血法时，用手挤捏患处出血，委中穴区常规消毒，寻找穴区周围瘀络刺之，虚证出血量宜少，实证出血量宜多，一般每周2~3次，中病即止。刺血治疗本病旨在疏通经络，流畅血行，祛除瘀滞。

二、体针治疗方案

取穴 肾俞、大肠俞、后溪、阿是穴、委中。

配穴 寒湿腰痛配腰阳关，并加用灸法；瘀血腰痛配膈俞；肾虚腰痛配太溪、命门，并加用灸法；腰椎病变配腰夹脊；病在足太阳经配昆仑、申脉；病在督脉配水沟、腰痛穴。

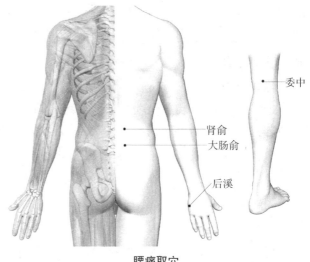

腰痛取穴

注释 腰为肾之府，肾俞有壮腰益肾作用。《素问·脉要精微论》中言："腰者肾之府，转腰不能，肾将惫矣。"与大肠俞、阿是穴相互配用，可疏通局部经脉、络脉之经筋之气血，通经止痛；委中是腰背足太阳经两分支在腘窝的会合点，"腰背委中求"，可调理腰背部经脉之气血；后溪乃是太阳小肠经之输穴，又为八脉交会穴之一，通于督脉，腰部经脉除督脉皆为足太阳之经脉，根据同名经同气相求，用后溪一穴，既可调理督脉之气血，又能调理太阳经之气血，本穴为输穴，因"输主体重节痛"，用之可治疗各种腰痛，故有"腰痛后溪取"之说。上述几穴合用，共奏温阳散寒祛湿、活血祛瘀止痛。

三、操作方法

肾俞平补平泻；余穴均为泻法，常规刺。寒湿腰痛，瘀血腰痛重用刺络拔罐法；肾虚腰痛者重用灸法，一般在命门加灸，以附子灸最佳。先刺远端穴位，针刺得气后同时配用动气针法，后加配局部穴位，一般每日或隔日1次，10次为1个疗程。

四、按语

腰痛一证在针灸临床中甚为常见，其病因多种多样，如骨科疾患、妇科疾患、泌尿科疾患、循环系统疾患等都可以引起腰痛。这里所谈及的腰痛主要针对骨科疾患，如椎间盘突出、椎管狭窄、腰肌劳损、肌肉风湿、髂腰脊综合征、增生性脊柱炎等疾病，这类病患均可按上述治疗方案进行针对性治疗，因病因的不同疗效差别大，临证时应据病情具体分析，正确的运用针刺疗法。风湿性腰痛和腰肌劳损疗效最好；腰椎病变和椎间盘突出引起的腰痛，针灸能明显缓解症状；腰部小关节周围的韧带撕裂疗效较差；内脏病引起的腰痛要以治疗原发病为主；因脊柱结核、肿瘤等引起的腰痛，不属于针刺范围。

腰痛发生的原因主要是"不通则痛"和"不荣则痛"两种情况。因跌仆损伤、风寒湿邪入侵，导致营卫气血运行不畅，气血瘀滞，闭阻经络，久之则"不通则痛"。因素体禀赋不足，或年老亏虚，或房劳过度，损伤肾气，腰部脉络失养，致"不荣则痛"。"不通则痛"的实证宜泻，加用刺血疗法。"不荣则痛"的虚证宜补，加用灸法。

在日常生活和工作中，注意姿势正确，尽可能变换体位，勿使过度疲劳。宜睡硬板床，平时加强腰背功能的锻炼，注意局部保暖，节制房事。

第七节　坐骨神经痛

一、刺血治疗方案

取穴　腰阳关、委中、阿是穴。

足太阳膀胱经型坐骨神经痛配殷门、承扶。

足少阳胆经型坐骨神经痛配阳交、悬钟、丘墟。

注释　委中是足太阳膀胱经两分支在腘窝的会合点，是足太阳之合穴，

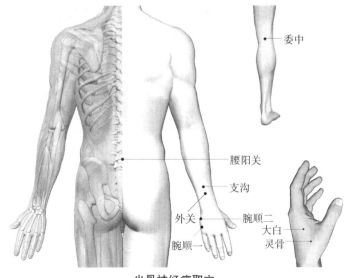

坐骨神经痛取穴

临床有"腰背委中求"之用，是历代刺血常用要穴。坐骨神经痛以继发性腰椎病变为多见，腰阳关穴处是腰椎病变最高发部位点，其穴是腰背阳气通行之路，二穴与阿是穴配用，既可疏通经络又能疏局部之气血，流畅血行，祛除瘀滞，使其达到"通则不痛"的目的。穴位常规消毒，用一次性无菌注射针头点刺出血（一般点刺穴位附近的瘀络，若无瘀络直接点刺穴位）。再加拔火罐，一般留罐5~10分钟，或血变色止，每周1~2次，5次为1个疗程。

刺血疗法是治疗坐骨神经痛的一种有效治疗方法，多数患者均需刺血治疗。本病按经脉辨证一般分为足太阳经和足少阳胆经两型，当临证时根据患者具体证型调加以上相关穴位。

二、体针治疗方案

1. 气血不足型坐骨经痛

取穴　灵骨、大白加相应的牵引针。

注释　灵骨、大白是董氏穴位，一般两穴合用成为倒马针法，是董奇穴之要穴。其功效主要是温阳补气的作用，凡是气血虚弱患者均可取用，主治范围甚广，纵横三焦，气通五脏，为董氏奇穴中第一大穴位组，所以当气血不足型坐骨神经痛，首选本穴组，是有效的对症治疗。然后再加用患侧的牵引穴，牵引穴所用的多是患病之经的输穴。若当病在足太阳经时取用的是本经输穴束骨，当病在足太阳经时取用的是本经输穴足临泣。

操作方法　灵骨、大白取用健侧穴位，称为治疗针，灵骨要深刺，一般要透达重仙穴，大白针刺0.5寸左右，牵引针取用的患侧穴位，常规刺。先针健侧的治疗针，当针刺得气后嘱患者配合活动患肢，加以运动，再加用牵引针，当得气后，同时行针，以牵引其气。

2. 太阳经型坐骨神经痛

取穴　腕顺一、腕顺二配用束骨。

注释　腕顺一、腕顺二，亦为董氏穴位，两穴一起用也是倒马针法，加强临床疗效。近于十四经的后溪与腕骨，运用原理是同名经同气相求之用。因两穴处于手太阳小肠经循行线上，其病在足太阳，根据下病上取之。若疼痛严重者可配用花骨三穴和花骨四穴，二穴处于足底，扎针较痛，所以轻症一般不取用。

操作方法　腕顺一、腕顺二两穴为治疗针，取用的是健侧穴位，束骨是患侧之穴，为牵引针，具体运用同上。

3. 少阳经型坐骨神经痛

取穴　支沟、外关配用足临泣。

注释　支沟、外关两穴均为手阳三焦经之穴，两穴一起用也是倒马针法的运用，取用原理也是根据同名经同气相求之用，取用足临泣为牵引针。也可用董氏奇穴的中白、下白合用。

操作方法　支沟、外关取用的是健侧穴位，为治疗针，足临泣为牵引针，取用的是患侧穴，运用方法同上。

4. 配穴

因腰椎病变所引发的坐骨神经痛可加上三黄、腰夹脊；若伴有腰骶部疼痛配用大肠俞、肾俞、腰阳关；气滞血瘀配用膈俞、太冲；气血不足配足三里、三阴交；少阳、太阳两经同时有症状配用环跳、秩边。

三、**按语**

坐骨神经痛是沿坐骨神经通路及其分布区（腰、臀、大腿后侧、小腿后外侧及足外侧）以放射性疼痛为主要症状的病证。临床上分为原发性和继发性两类，原发性坐骨神经痛即坐骨神经炎，是由机体其他部位的感染累及坐骨神经而致，临床上较少见；继发性坐骨神经痛是坐骨神经的邻近组织病变影响而引起，临床以本型为多见。若因椎管内病变影响者称为根性坐骨神经痛，如因椎管外因素而引起的称为干性坐骨神经痛，如骶髂关节炎、髋关节炎、盆腔及肿物、梨状肌综合征、臀部肌肉损伤刺激神经引起等，本病属中医的"痹证""腰腿痛"等范畴。其发生常与感受外邪、跌仆闪挫有关。基本病机是经络不通，气血瘀滞。

针灸治疗坐骨神经痛效果显著，在治疗时应当正确地辨证，分清病在何经，是获取疗效的关键因素，只要辨证准确，取穴合理，手法得当，治疗及时，一般均可获良效。本病产生之因多为风寒、湿所致，故尤适宜用灸法，或火针治疗，灸法与火针是一种温热刺激，能温散寒邪，通经活络，对于瘀血严者，重用刺血疗法。

针刺坐骨神经痛，多以健侧取穴为主，这为古法中的"缪刺"法。在《素问·缪刺论》载曰："夫邪客于大络者，左注右，右注左，上下左右，与经相干，而布于四末，其气无常处，不入于经俞，命曰缪刺。"可见这一刺法是在长期实践基础上发展而来的，本病用缪刺法疗效甚佳，治疗本病时要注意以下几个方面。①若因结核、肿瘤等疾病引起者，应治疗原发病；②急性期间应卧床休息，椎间盘突出者须卧硬板床2～4周，腰部宜束宽腰带；③在治疗期间应注意腰腿部保暖；④不同原因所致的坐骨神经痛疗程和预后有所不同，明确诊断，有助于针对性地治疗。

第八节　膝痹（膝关节疾病）

一、刺血治疗方案

取穴　三金穴、阿是穴。

注释　三金穴是董氏穴位，包括金斗、金吉、金陵三穴。位于第三至第五胸椎外开3寸处，相当于膀胱经之魄户、膏肓、神堂。左膝痛取左侧穴，右膝痛取右侧穴，双膝痛双侧同取。三穴点治疗膝痛甚效，尤其对久年膝痛作用更佳，《素问·骨空论》中言："膝痛不可屈伸，治其背内。"三穴点同时取用，常规消毒，用一次性无菌注射针头点刺出血，然后加拔火罐5～10分钟，同时配合阿是穴点刺放血，若阿是点有瘀络，点刺瘀络，无瘀络直接刺痛点。

膝痹之证多因风、寒、湿所致，刺血一法，可祛风、祛寒、祛湿、调和气血、祛瘀畅血行，标本同治。

二、体针治疗方案

1. 膝内侧痛

取穴　尺泽、心门。

注释　尺泽为手太阴肺经之穴，尺泽治疗膝内侧痛是同名经之用，膝内侧是足太阴脾经所行，膝对肘，是上下对应取穴法。《肘后歌》中言"尺泽能舒筋骨痛"。故膝内侧可取尺泽针刺。心门是董氏穴位，其穴位于肘关节，也是上下对应疗法，心门可调心脏气血使其通则不痛。

操作方法　尺泽、心门均取用健侧穴位，是古法中的缪刺法，当临床针刺时同时配合动气针法，这是提高疗效的关键。

2. 膝外侧痛

取穴　曲池。

注释　膝外侧区域为足阳明经所过，曲池为手阳明之合穴，临床取用之理也是根据同名经同气相求之用。曲池穴是历代治疗筋骨病、膝痛之要穴。《治病十一症歌》中言："肘膝疼时刺曲池，进针一寸是便宜，左病针右右针

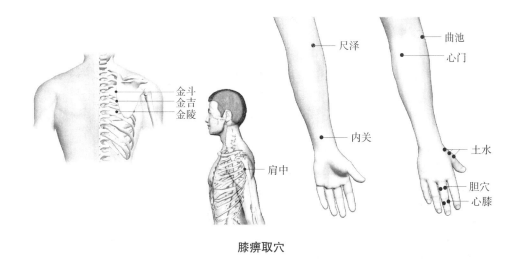

膝痹取穴

左，依此三分泻气奇。"《肘后歌》："鹤膝肿劳难移步，尺泽能舒筋骨疼，更有一穴曲池妙。"可见曲池治疗膝痛是临床经验所得。

操作方法　取用健侧穴位，常规针刺得气后嘱患者逐渐活动患处。

3. 膝关节增生

取穴　心膝、胆穴。

注释　心膝、胆穴是董氏穴位，心膝是董氏奇穴中治疗膝痛之要穴，可治疗各种膝痛，尤其对膝关节增生最为有效，若配胆穴形成倒马针，作用更效。

操作方法　均为健侧取穴，常规针刺，配用动气针法。

4. 无论内侧痛还是外侧痛，任何部位膝痛均可取用

取穴　肩中、土水、内关。

注释　肩中、土水是董氏穴位，对各部位的膝痛均有效，尤其是肩中穴运用较多，疗效极佳；内关也适用于各部位的膝痛，尤其对年龄大，心脏供血不佳的患者最为适宜，具有见效速、治疗范围广的特点。在临床上常配用患侧的太冲穴合用，临证时据患者的病情选择相关的穴位。

操作方法　以上三穴均取用健侧穴位，常规针刺，仍要配用动气针法。

5. 膝关节疼痛与天气变化有关时穴位的取用

可局部加用温针灸或火针疗法，以犊鼻、内膝眼、鹤顶穴最为常用。温针灸或火针是以热祛风、祛寒、祛湿、助体内阳气而驱散，寒祛则经络舒缓，气血运行流畅，疼痛自止。

三、按语

膝痹是因风、寒、湿、热等引起的膝关节及膝部肌肉酸痛，麻木、重着、屈伸不利甚或关节肿大灼热等为主症的一类病证。相当于现代医学中膝关节骨性关节炎、膝关节创伤性滑膜炎、半月板损伤、脂肪垫劳损、风湿性关节炎、类风湿关节炎等。临床上以膝关节酸、麻、重、痛或肿为主要特征，严重者膝关节屈伸不利，活动受限，或膝关节变形，或伴灼热水肿。

膝关节是人身下肢极为重要之关节，其处多筋腱，对人之站立行走均有极其重要的作用。而此关节最易遭受外邪侵袭，且邪气久留不易祛，所以膝痛之症甚为常见。西医治疗尚无特效药物，常取用非甾体类消炎镇痛药物，因其副作用，或难以治本，因此治疗较为棘手。针灸治疗本病有非常好的临床疗效，但因病因不同，疗效差异较大。传统针灸治疗本病多取用局部穴位为主，以围绕膝盖部扎针。如常用的靳三针中的膝三针（犊鼻、血海、梁丘）；武连仲教授的膝上四针（血海、梁丘、鹤顶、四强）；膝五针（内膝眼、外膝眼、四强、膝阳关、曲泉）等均为典型的代表。单纯膝部用针取穴多，作用低、疗效缓、痛苦大，因此临床上最好以远端穴位为主、配以局部穴位为辅的治疗原则，疗效更佳。局部取穴时最好加用温针灸，或是火针疗法，疗效甚为满意。

膝关节肿痛严重者，应注意休息，避免超负荷的活动与劳动，以免加重损伤；肥胖患者应科学合理地减肥，以减轻膝关节的受累；平时应加强膝关节功能锻炼，如关节屈伸、内外旋活动，以改善膝关节的活动范围，以及加强股四头肌的力量；并要注意保暖、防寒、防潮湿。

第九节　急性踝关节扭伤

一、刺血治疗方案

取穴　阿是穴。

注释　在患处找到疼痛最明显处，常规消毒，用一次性无菌注射针头快速点刺出血，加拔火罐5~10分钟，拔出瘀血，血变色止。或用一次性梅花针在患处叩刺，采用重叩法，当叩至皮肤出血如珠为度，然后加拔火罐，血止后起罐。一般隔日1次，当肿胀解除后停止刺血。

踝关节扭挫伤可致局部瘀血肿胀，阻滞不通，不通则痛，在局部刺血，

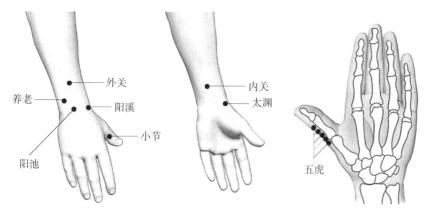

急性踝关节扭伤取穴

可使邪有出路，经脉畅通。《肘后歌》中言："跌仆损伤破伤风，先于痛处下针攻。"所言确实如此，当损伤后局部肿痛时，在其痛点及其周围点刺出血，可使肿消痛愈。

二、体针治疗方案

1. 踝关节外侧损伤

（1）当痛点在外踝足太阳膀胱经区域部位时，养老穴。

（2）当痛点在足少阳胆经区域部位时，阳池穴。

（3）无论痛点在任何具体部位，只要在外踝部位损伤，均可取用外关透内关。

2. 踝关节内侧损伤

（1）当痛点在内踝足少阴肾经区域部位时，太渊穴。

（2）当痛点在足太阴脾经区域部位时，阳溪穴。

（3）无论痛点在任何具体部位，只要在内踝部位损伤，均可取用内关透外关。

3. 损伤在足背正中部位区域

痛点处于足背位置，可取用健侧的上廉穴，需深刺。也可取用患侧外关配四肢穴。

4. 无论痛点在内、外踝，还是处于足背正中部位，均可取用健侧的小节穴，或配用五虎四、五虎五穴

注释　本病针刺时所取用的穴位主要以远端健侧取穴为主，取穴精少，见效快捷，要比单纯在局部针刺作用确实，疗效来得快，所以这种针刺法值

得临床推广运用。这种刺法属于古法中的缪刺法，左病右治、上病下治的治疗方法，这种取穴法不仅对踝关节的损伤有卓效，对所有软组织损伤运用这种疗法，均有显效，无论新旧伤，皆可应用。运用这种疗法关键点是辨清病位点处于何部位，然后据病点确定何经何穴，一般所选用的针刺点是与疾病上下对应点，也是疾病的反应点，多在针刺穴位处有压痛，所以在针刺穴位时，要进行切按，找到反应点刺之，疗效更佳，可使病痛立消。小节穴是董氏穴位，治疗本病疗效显著，无论痛点处于何部位，针之立见显效，若配用董氏五虎四、五虎五，作用更强，均取用健侧穴位点。

三、操作方法

上述针刺穴位点以反应点（穴位处压痛点）刺之作用最效，均常规刺。针刺得气后，嘱患者配合活动患处，这是提高疗效的重要手段，否则疗效不佳。

四、按语

踝关节扭伤是临床上常见的一种损伤，包括踝部韧带、肌腱、关节囊等软组织的损伤。本病多是由于行走不慎，踏在高低不平的路面上或跳跃后足跖屈落地，足部受力不均，而致踝关节过度内翻或外翻造成踝关节扭伤。根据踝部扭伤时所处的位置不同，可有外踝与内踝扭伤，临床以外踝损伤多见，内踝伤较少。

主要表现为扭伤部位瘀阻而肿胀疼痛，伤处肌肤青紫，关节有不同程度的功能障碍。本病病位在踝部筋络。基本病机是筋络不通。

针灸对急性踝关节扭伤疗效较好，优于其他疗法，尤其是远端穴位缪刺法的运用，配合动气针法，常有针入痛止之效。在临床治疗时，必须排除骨折、脱位、韧带断裂等情况。扭伤早期宜先行冷敷止血，24小时内禁止热敷，24小时后予以热敷，以助瘀血吸收消散；伤后应限制扭伤部位过度活动，避免加重损伤，并要注意局部保暖防寒，避免风寒湿邪的侵袭。

第十节　痛风

一、刺血治疗方案

取穴　阿是穴、病变同侧的井穴。

下肢病变配委中；上肢病变配曲泽。

注释 首先在阿是点周围找瘀络刺之，若无瘀络直接在最痛点刺之。常规消毒，用一次性无菌注射针头对准穴位快速点刺，出针后挤出 3～5 滴血。后再在病变同侧的井穴点刺（手足交替运用），用同样的手法操作。急性期每周 3 次或隔日 1 次，缓解期每周 2 次。6 次为 1 个疗程。

本病多因湿热痰瘀流注关节经络，气血不畅，发为本病。在井穴点刺放血具有泄热祛瘀之作用。在疼痛关节处瘀络刺血，使邪有出路，缓解局部的红肿热痛，又可使堆积于关节的代谢废物排出体外。

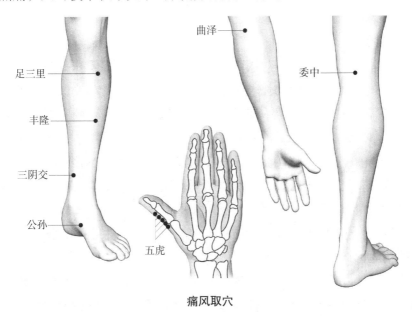

痛风取穴

二、体针治疗方案

取穴 足三里、丰隆、公孙、三阴交、五虎三、五虎四、委中。

配穴 风湿热痹配曲池、阳陵泉；痰瘀阻滞配血海、中脘；肝肾亏虚配太溪、太冲；跖趾疼痛配八风；指关节疼痛配八邪。

注释 足三里、丰隆均为足阳明胃经之穴，足三里是本经之合穴，又为胃腑的下合穴，丰隆是本经之络，络于脾。用之两穴，既可调理机体阳明之气血，调整全身功能、增强机体功能，并能健脾益胃、行气化痰。由此可见，刺之二穴，是从本而论治。公孙是脾之络，络之于胃，刺之可增强脾胃的运化功能，加强了尿酸的排泄。三阴交是脾、肝、肾三经之交会穴，改善三脏所主相应五体（肌肉、筋脉、骨骼）的功能。五虎三、五虎四是董氏穴位，两穴对各种原因所致的足趾疼痛均有甚效，临床也常用五虎三配五虎二运用，当本病刺之，可立见显效，使疼痛立止。上述诸穴合用，具有标本兼治的作用，既能立止疼痛，又从病之根源而治。

三、操作方法

足三里、丰隆均取用患侧穴位，采用透天凉手法（一次将针刺到2寸深，每10分钟向上取0.5寸，共3次，留针30分钟）。这是根据《难经》所言："当泻之时从营取气。"用这种泄血热的方法疗效颇佳；公孙、三阴交、委中双侧同取，平补平泻常规刺；五虎三、五虎四取健侧穴位两针形成倒马针法，常规刺。

四、按语

痛风又称高尿酸血症，是因嘌呤代谢障碍，使尿酸累积而引起疾病，属于关节炎的一种，又称代谢性关节炎。主要临床表现为病变关节呈单侧不对称性，主要在拇指关节或第一跖趾关节，其次是踝、指、膝、肘关节。起病急骤、疼痛剧烈，尤以夜间为剧，发展迅速是本病的主要特征。实验室检查：血尿酸（VA）增高（男性>340微摩尔/升，女性>256微摩尔/升）。

痛风属中医学"痹证"、"历节风"等范畴。其发生常与患者素体禀赋不足。饮食不节、外邪侵袭等因素有关。本病病位早期见于筋骨，日久可使病邪由经络而至脏腑，呈现心、脾、肾同病。基本病机是正虚邪侵，气血痹阻，经络不通。

痛风在传统治疗大多缓慢，迁延难愈，反复发作。西药治疗，副作用较大，临床常以秋水仙碱控制急性发作，用促进尿酸丙磺舒和抑制尿酸生成的别嘌呤醇等治疗，有明显的副作用，故难以长期坚持用药。针灸治疗本病既可暂时止痛，又能治本，是一种有效的绿色疗法。特别是火针的运用作用更效，一般在痛点施以密刺法，疗效满意，即时止痛作用尤为明显。并注意加强休息，抬高患肢，以利于血液循环。本病重要原因是不合理饮食而致，所以正确的饮食对本病有至关重要的作用。绝对不吃高嘌呤食物，诸如动物内脏、骨髓、海鲜、烧烤、鸡汤、豆制品、菠菜及发酵食物等，戒烟酒，尤其是啤酒；防止过胖，平时多饮水，增加尿量（每日2000毫升以上），以利尿酸排出；穿鞋不宜过紧，避免足趾关节的损伤，减少诱发因素。

第十一节　足跟痛

一、刺血治疗方案

取穴　委中、阿是穴。

注释　取患侧的委中，常规消毒，用一次性无菌注射针头在委中青紫脉络处点刺出血，使瘀血流出，若流血不畅，可加拔火罐，以助瘀血排出。待出血自行停止后，再用消毒干棉球按压针孔，出血量在5毫升左右，每周2次。再在患处寻找最明显压痛点，常规消毒后，用一次性无菌注射针头快速点刺出血。此处肌肉僵硬，皮质厚，难以拔罐，用挤捏法尽量挤出少量血液，隔日1次。

委中为足太阳之合穴，足太阳经贯腨内，出外踝之后，因此放血可改善足跟处的气血运行，使其经络通畅而痛止。根据"以痛为腧"及"菀陈则除之"的理论，取局部压痛最明显的一点即是阿是穴刺络，与委中合用，具有行气通络。祛瘀止痛之作用。

二、体针治疗方案

取穴　太溪、大陵、下关、灵骨、五虎五。

配穴　肾气亏虚配大钟、水泉；气虚不足配足三里、百会；血瘀配膈俞、血海；痛及小腿配承山；疼痛偏向足跟内侧配照海、神门；疼痛偏向足

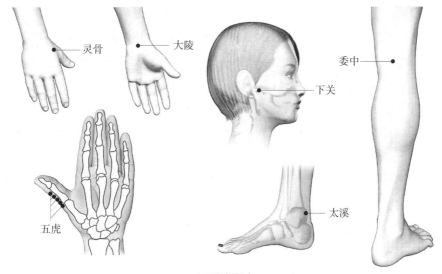

足跟痛取穴

跟外侧配申脉、养老。

注释 太溪是足少阴经之原穴，足少阴经"别入跟中"，肾主骨，能强肾壮骨，当实证用之可温肾阳散风寒通经络，虚证用之可补肾阴柔筋脉止疼痛。因此足跟痛用太溪既是循经之用，又是治本之用。大陵穴位于掌根，为手厥阴心经之输穴，又为原穴，具有舒筋畅脉、通经活络的作用。其穴处于与足跟相对应的部位，是治足跟痛之特效穴，无论虚实之证皆有很好的功效。在大陵穴周围找反应点，疗效更佳，其反应点大多在大陵穴下5~8分处，针之有快速止痛及控制疼痛发作的作用。下关是临床治疗足跟痛之验穴，无论何部位足跟痛皆有效，一般有针入痛止之功。五虎五是董氏穴位，五虎五专用于治疗足跟痛，常与五虎四合用形成倒马针法，功效卓著。

三、操作方法

实证用泻法，虚证用补法。先针远端穴位，后针局部穴位。太溪、昆仑采取互相透刺法。取用健侧的大陵穴，用1寸毫针以45°角向掌心刺入0.5~0.8寸，针刺得气后，嘱患者同时活动足跟痛点，由轻到重自行活动；下关、灵骨、五虎四、五虎五均常规刺，取用健侧穴位，同时配合患处的运动。每日或隔日1次，5次为1个疗程，一般1个疗程可愈。

四、按语

足跟痛是指跟骨跖面的疼痛，有时伴有跟骨骨刺或蹠底韧带的炎症，常与跟骨跖面结节的慢性损伤有关，多发生于中老年人，也见于少部分青年人，肥胖者发病率高于体重正常者。可一侧发病，也可两侧同时发病。现代医学认为，由于长时间走路，或足底虚弱、过度肥胖、站立过久、穿鞋不适等因而引起足底跖腱筋膜受到长期慢性挤压、摩擦或牵拉过度时，会导致跟骨结节处的韧带或筋膜组织慢性损伤，发炎而出现跟痛。可见跟腱止点滑囊炎、跟骨下脂肪垫炎、跟骨骨骺炎、跖筋膜炎、肾虚性跟痛症等病。

本病在中医学中没有专属病名，属于"伤筋"、"痹证"之范畴。中医学中认为本病是因老年人气血不足，而足跟久任于地，致使足部之气血运行失畅，经络阻滞不通而造成疼痛；或体质素虚、肾气亏虚，肾主骨，肾虚则阴精无以充养骨之末端，故而造成足跟痛。

针灸治疗本病疗效可靠。不仅对虚性足跟痛有卓效，而且对一些器质性足跟痛仍然有很好效果。如对跟骨骨刺所致的足跟痛，针刺亦有疗效，不仅限于缓解症状，足跟疼痛完全消失也十分常见。故针灸治疗本病值得在临床中大力推广运用。对于重性足跟痛、跟骨骨刺、跟腱炎、筋膜炎等所引起的足跟痛局部加用火针治疗疗效甚佳，用火针刺之可以松解足跟部软组织粘连，消除炎症与水肿，减轻局部组织的压力，解除跖筋膜的挛缩，促进局部血液循环，从而达到治病止痛的目的。

在急性期应注意休息，在治疗期间应减少站立和步行。少穿高跟鞋，宜穿软底鞋，或在患足鞋内放置海绵垫。注意劳逸结合，避免风冷潮湿。

第三章　外科病证

第一节　乳痈（乳腺炎）

一、刺血治疗方案

取穴　肩胛区阳性反应点、阿是穴。

注释　乳痈患者多在患侧肩胛区出现阳性反应点，反应点为大如小米粒的红色斑点，指压不退色，稀疏散在，数个至十几个不等，其反应点多在膏肓穴，周围明显，若阳性反应点不明显者，可以膏肓为中心及其周围刺血，用一次性无菌注射针头挑刺反应点，并加拔火罐；同时在乳房结块周围有鼓胀的静脉血管刺之，或在痛点刺出血。

刺血治疗本病，具有通乳络、祛瘀血、散结滞、清邪热的作用。

二、体针治疗方案

取穴　足三里、曲池、肩井、膻中、内关。

配穴　热毒壅盛配行间、大椎；肉腐成脓配少泽、鱼际；余毒未尽配水

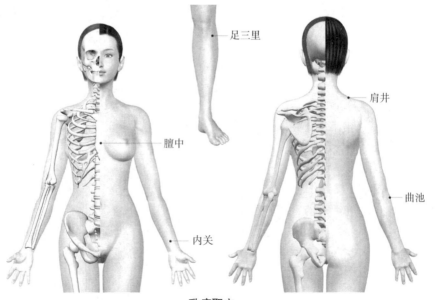

乳痈取穴

泉、蠡沟；乳房胀痛配少泽、足临泣；恶寒、发热配合谷、外关。

注释 乳房属胃经，阳明经从乳房经过，乳痈又多为胃热壅滞而成，取之足三里，以疏通经气，调和气血，清阳明之蕴热，消阳明之结滞，以达清胃热、化瘀消肿的目的。曲池为手阳明大肠之合穴，本穴具有清血中之热、行瘀通痹之功效。乳痈分属阳明经之热，气血壅塞不通，瘀久成痈，曲池穴配足三里用之，治疗乳痈，清热止痛之效尤速。内关乃手厥阴心包经之络穴，手厥阴经，循胸过乳，其支脉在胸部与肝经相会，乳腺炎因情志不舒、肝气郁结，排乳不畅，结而成痈。针刺内关既可疏通胸部之气血，又能调经脉之气血，故治乳腺炎有良效，历代有"心胸内关谋"之用。肩井穴为手足少阳经、阴维脉之交会穴，针刺肩井穴，有宣通经气、宽胸化瘀、清热解毒之功效。《百症赋》云："肩井乳痈而极效。"膻中处于乳房局部，为气之会穴，刺之可宽胸理气，消除患部气血之瘀滞，本穴是治疗一切乳房疾病之常用要穴。

三、操作方法

均用泻法。肩井不可向下深刺，以免伤及肺尖，针尖应向前或后下方刺入；膻中向患侧乳房横刺；其他腧穴常规刺，一般每日1次，急性发作者可每日2次。

四、按语

乳痈，即西医学中的乳腺炎，是一种急性化脓性疾病，根据发病期不同又分为外吹乳痈（在哺乳期发生）、内吹乳痈（在妊娠期发生）和非内外吹乳痈（非哺乳期）三种。一般多发于产后1~2个月以内的哺乳期妇女，以初产妇发病率较高，中医认为与阳明胃热有关，或肝郁气滞、肝失疏泄、乳汁瘀积、婴儿吸吮等因素影响乳汁排空，易为外界细菌侵入，或饮食失常，过食厚味油腻，以致脾胃失和、胃热蕴滞、经络阻塞、气滞血凝、邪热蕴结而脓。西医学认为，急性乳腺炎多由于婴儿吸乳时损伤了乳头，细菌经伤口通过乳腺管侵入乳腺小叶，或经淋巴侵入乳腺小叶的间隙组织而形成的急性炎症。

针灸治疗乳痈疗效满意，尤其是本病初期疗效更佳，多数经1次治疗即可见显效，若配合按摩、热敷，可明显提高疗效；若溃后久不收口，可用局部火针，达到消瘀排脓、助人体阳气之恢复，促进生肌敛疮之功；饮食应清淡，忌辛辣油腻之品；在哺乳期应特别注意乳房的清洁卫生，保持心情舒畅。

第二节　乳癖（乳腺增生）

一、刺血治疗方案

取穴　肩井、天宗、曲泽、膻中。

注释　穴位常规消毒，用一次性无菌注射针头对准上述穴位，依次点刺放血，血止后加拔火罐5～10分钟，出血量在20～50毫升，依患者的身体状况决定刺血量，10～15天1次，3次为1个疗程。

在上述各穴刺血，可使肝气舒畅，促进血行，活血散结。

二、体针治疗方案

取穴　合谷、太冲、内关、足三里、膻中、指三重（或足三重）。

配穴　肝郁气滞配行间、足临泣；痰湿阻滞配中脘、丰隆；冲任失调配照海、关元；阴虚配太溪；气血亏虚配脾俞；月经不调配三阴交。

注释　合谷为大肠经原穴，手足阳明经同气相求，乳房为足阳明胃经所属，刺之合谷可调足阳明经经气；太冲为肝经原穴，刺之可疏肝解郁，两穴合用名开"四关"，刺之，可以调气血，以疏肝理气而达治疗之目的。《标幽赋》云："寒、热、痛、痹开四关而已之。"内关为心包经之络穴，临床用以宽胸理气为先，疏肝为次，是治疗心胸部疾病之要穴，故针灸治则中有"心

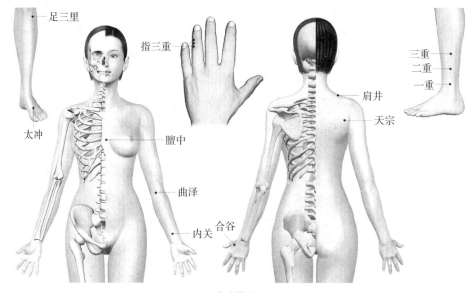

乳癖取穴

胸内关谋"之用；足三里为足阳明经之合穴，足阳明经经过乳房，乳体属胃，用之可疏调阳明经之气血；膻中位于乳房局部，为八会之气会，肝经络于膻中，针之可宽胸理气、消除患部气血之瘀阻；指三重是董氏之穴，本穴具有很强的活血化瘀之效，对乳腺疾病则有奇效，有消除包块的作用。

三、操作方法

均用泻法。膻中向患侧乳房横刺；足三重在腓骨前缘，直刺1.5寸；余穴常规刺。于月经期前5~7天或出现周期性疼痛时针刺，至月经结束，连治疗3个疗程。

四、按语

乳癖相当于西医学中的"乳腺小叶增生病"、"乳腺纤维囊性病"、"乳房囊性增生病"等，是乳腺部分增生疾病。本病即非炎症，亦非肿瘤，而是由于情志抑郁、内分泌功能紊乱致使乳腺结构异常的一种妇女常见病。一般发生于30~40岁的妇女，尤其多见于高龄未婚、未生育、未哺乳及性功能障碍的妇女。在中医学又称为"乳痰"、"乳核"。中医学认为本病的发生多由忧郁思虑，以致肝失条达；或心脾郁结，气血失调，痰湿阻滞乳络而成；或病久、房劳不节，损及肝肾，阴虚血少，则经络失养而成本病。本病病位在乳房，基本病机是气滞痰凝，冲任失调。

本病在目前发病越来越高，随着生育的改革，经济社会压力的增大等多方面因素变化，出现了有增无减的发展趋势，以致成为影响已婚妇女生活质量的重要疾病。西医治疗本病尚无有效的治疗手段，因此针灸对本病是一种优势方法，针灸有见效高的优势。对于疗程长、病情重者，可配合乳房按摩、火针治疗，以提高临床疗效；少数患者有恶变的可能，因此要及时相关的检查，以免延误治疗；本病与情绪有重要的关系，因此调节患者情绪至关重要，让患者保持心情舒畅，忌忧思恼怒；治疗应在周期变化时开始，这样可明显提高临床治疗效果。

第三节　肠痈（急腹症）

一、刺血治疗方案

取穴　四花穴区瘀络、大肠俞、阿是穴。

注释　用刺血拔罐法。穴位常规消毒，用一次性无菌注射针头依次点刺出血，待出血停止后加拔火罐，出血量在10~30毫升，根据病情决定出血量，每日1次，中病即止。

本病多因饮食不节，寒湿失调，饱食奔走，致胃肠运化失职，湿热毒气内蕴，气血凝滞而成痈。刺血治疗方案在于祛瘀通阻，畅通血脉，清热解毒，恢复阑尾组织正常血液循环，促进机体对炎症的吸收、消散，达到通则不痛的目的。

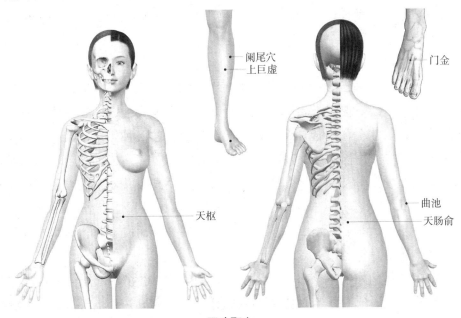

阑尾穴
上巨虚
门金
天枢
曲池
天肠俞

肠痈取穴

二、体针治疗方案

取穴　天枢、上巨虚、阑尾穴、曲池、阿是穴、门金。

配穴　气滞血瘀配合谷、中脘；高热配大椎；恶心呕吐配内关、足三里；便秘配腹结；腹胀甚者配气海；疼痛剧烈配地机。

注释　本病病位在大肠，为六腑之一。根据《内经》所言"合治内腑"，故取大肠腑的下合穴上巨虚，再取其腑募穴天枢，刺之可通调大肠气血，清泄肠腑积热；阑尾穴是治疗肠痈的经验效穴，其穴处于胃经循行线上，用之通调阳明之气血而发生治疗作用，阑尾穴不仅是肠痈施治有效穴点，也是肠痈病变之反应点，可以通过按压此穴，协助临床诊断；曲池为手阳明大肠经之合穴，本穴有良好的清热解毒之作用，用之可清泄大肠腑之邪热；阿是穴是肠痈之病位点，刺之可直达病所，疏通局部之气血，消肿止痛；门金是董氏穴位，其穴近于足阳明胃经输穴陷谷穴处，用之则有良好的止痛之效。

三、操作方法

施以泻法，均常规针刺。急性患者根据病情每日1~3次，每次留针60分钟以上，或到疼痛缓解为止；慢性患者每日1次，1周为1个疗程。

四、按语

肠痈是普外科最常见的急腹症之一，临床以转移性右下腹持续性疼痛、右下腹局限的压痛为特征。可发生于任何年龄，但多见于青壮年，本病相当于西医学的急、慢性阑尾炎，俗称"盲肠炎"。在西医学中认为本病的发生主要有三种学说：①阑尾梗阻；②细菌感染；③神经功能紊乱，反射性地引起阑尾肌肉及血管痉挛，以致血液循环障碍。这三种情况可以单独发生，也可以同时存在。中医学认为本病的发生主要由饮食不节，或恣食膏粱厚味，湿热蕴积肠间；或因饱餐后剧烈运动，肠道受损、气滞血瘀，致肠道传化不利；或七情所伤、肝胃不和，以致气机不畅、日久化热成痈。

本病病位在大肠。基本病机是肠腑气壅、热瘀互结、血败肉腐。临床主要表现为起病时上腹部或脐周持续性疼痛，数小时后，腹痛转移至右下腹，并伴有压痛、反跳痛，或有恶心呕吐、发热等症状。

针灸治疗肠痈效果颇佳，特别是慢性患者以及肠痈初起未化脓者效果满意，对经常复发的慢性患者，针刺可起到控制复发和治疗的作用，是保守治疗本病的有效方法。近几年用针刺治疗肠痈的报道颇多，很有必要进一步加以研究推广运用，但对急性阑尾炎症状严重已化脓有穿孔或坏死倾向者，宜及时转外科处理，采取综合治疗措施，以免延误病情。对于急性病患针刺治疗时，必须严密观察病情（如体温、腹痛程度、血常规等）。对于慢性患者局部可配合艾条温灸或隔姜灸。治疗期间以清淡流质饮食为佳，并要卧床休息，避免劳累。

第四节　痔疮

一、刺血治疗方案

部位　①委中至承山瘀络刺血。②龈交穴。③痔疮反应点（在第七胸椎两侧至腰骶部范围内寻找反应点）。

注释　上述几个刺血部位，可以分别单独取用，或交替取用。委中至承山瘀络刺血，首先在这一区域寻找瘀络，常规消毒，用一次性无菌注射针依刺将瘀络刺之，出血不畅时加拔火罐。龈交穴用挑刺法，首先在龈交穴部位找到一米粒大的硬结（无反应点针刺疗效不佳），针刺穴位出血，常规消毒，用一次性无菌注射针头挑破肿粒，挤出硬结的白色分泌物并挤出血2～3滴。痔疮反应点多在腰骶部，首先在这一部位找到相关反应点，反应点表现为红色丘疹，1个或数个不等，略带色素，压之退色，选择好反应点，常规消毒，用一次性无菌注射针挑破表皮，然后由浅层向深层尽量多地挑断皮下白色的筋膜纤维，然后加拔火罐5～10分钟，再用消毒干棉球擦净血迹，挑口敷以创可贴。每周1次，3次为1个疗程。

二、体针治疗方案

取穴 承山、二白、三其。

配穴 大便秘结配支沟、照海；便后出血配孔最、中白；湿热下注配三阴交、阴陵泉；气虚下陷配百会、气海；肛门肿痛配秩边、攒竹、阳溪。

注释 二白为经处奇穴，是治疗痔疾的经验效穴，本穴具有提肛消痔、化瘀止痛的作用。《玉龙歌》中云："痔漏之疾亦可

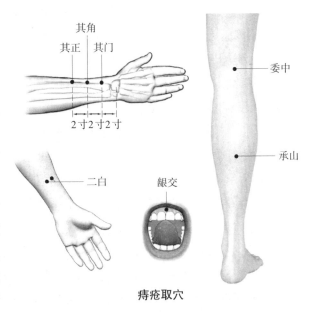

痔疮取穴

曾，表里急重最难禁，或痛或痒或下血，二白穴在掌后寻。"承山是足太阳膀胱经之穴，对痔疾则有甚效，是历代治疗痔疾之重要穴位。《玉龙歌》中言："九般痔漏最伤人，必刺承山效如神。"《百症赋》中有载："刺长强与承山，善主肠风新下血。"在《针灸大成》中记载曰："主大便不通，转筋，痔肿。"可见本穴是治疗痔疾所公认的效穴。本穴治疗痔疾是根据经别原理，这是由于足太阳膀胱经的经别"下尻5寸，别入于肛"，故显其效。三其是董氏穴位，其穴点处于手阳明大肠经循行线上，本组穴位尤其适宜于伴有大便秘结的患者，疗效满意。

三、操作方法

均采用泻法。承山穴针尖向下斜刺1.5寸，行强刺激快速捻转，以患者耐受为度，使针感向上传导效果最佳；三其穴为皮下针，一针接着一针刺，均向心性方向刺入。

四、按语

痔疮是一种常见的肛门疾患，常反复发作，临床发病率甚高，故有十人九痔之说。是直肠末端黏膜下和肛管皮下的静脉丛，因各种原因发生扩大曲张而形成的柔软静脉团，或肛管皮下血栓形成及其因炎症刺激所增生的结缔组织而成。男女均可发生，多见于成年人。与久坐、过劳、久痢、长期便秘、妊娠、嗜酒辛辣等有关。古代有五痔之分，即牡痔、牝痔、肠痔、脉痔、血痔。今有内痔、外痔、混合痔之分。

本病主要表现为肛门部出现小肉状突出物，无症状或仅有异物感，也可伴有肛门处疼痛、肿胀和大便时出血。本病病位在肛肠。基本病机是肛部筋脉横懈。

针灸对减轻痔疮疼痛和出血等症状有较好的疗效，若注意以下几个方面，可明显提高治疗效果，或减少及避免复发。养成定时排便习惯，保持大便通畅，及时调整大便不正常的情况；平时少食辛辣刺激性食物；平时多饮水，多食新鲜蔬菜、水果，少食肥甘之物；不宜久坐或久站，工作时适当调整。

第五节　脱肛

一、刺血治疗方案

部位　脱肛反应点。

注释　一般患者均在第三腰椎至第二骶椎之间，脊柱旁开1.5寸处的纵线上出现丘疹样稍突起皮肤，针帽大小反应点。每次任选1~2个反应点进行挑治，用一次性无菌注射针头挑破出血后，用无菌干棉球擦净，外敷创可贴，每周治疗1~2次。5次为1个疗程。

二、体针治疗方案

取穴　百会、气海、承山、长强、三其。

配穴　脾虚气陷配脾俞、胃俞；肾气不固配肾俞、关元；湿热下注配阴

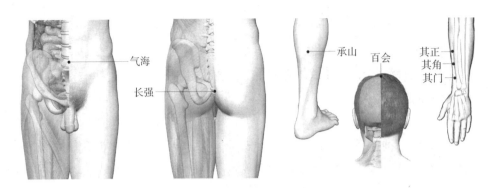

气海

长强

承山

百会

其正
其角
其门

脱肛取穴

陵泉、三阴交。

注释　百会为督脉之穴，督脉有阳脉之海之称，其穴居于人体最高处，为三阳五会之所聚（即为督脉、足太阳经、手足少阳经、足厥阴经）。督脉起于胞中，经肛门部、贯脊上行；足太阳经络于肾，其经别入于肛门；足少阳经系于带脉；足厥阴经筋结于阴器。根据上述经脉关系，均为"经脉所通，主治所及"之理的运用。历有"病在下者、高取之"的治则，故取用百会治之。百会不仅对脱肛甚效，对于一切气虚下陷之疾均有良好的治疗作用，这是因为百会有升提收摄之功。气海为元气所生之处，因本病乃气虚不固致下脱，刺之气海具有强大的补气之用。承山为足太阳经之穴，足太阳经别自下尻5寸别入于肛，取足太阳之承山，可疏调肛部气血、清利下焦湿热。本穴是治疗一切肛周疾病之要穴，有"后阴有病取承山"之说。长强之穴位于肛门之处，为大肠之门户，刺之可直接疏调局部之气血，增强肛门收束力。三其是治疗肛周病变之要穴，作用广泛，尤适宜于便秘所致之疾。

三、操作方法

百会平刺0.5～0.8寸，并加用灸法；长强沿尾骶骨内壁进针1.0～1.5寸，针感最好向肛门部放射为佳，注意不要刺及直肠；也可在气海穴加用灸法，疗效会更佳。

四、按语

脱肛是指直肠和直肠黏膜脱出于肛门外的一种疾病，相当于西医中的直肠脱垂。本病在西医认为主要是直肠黏膜下层组织和括约肌松弛，或直肠发育缺陷和支持组织松弛无力，加上用力大便等促使腹腔内压增高等因素而致病。多发生于小儿、老人、多产妇和久病体虚之人。

中医学认为，本病的发生多是由久泻久痢、劳伤过度、产育过多、恣食辛辣厚味等因素，致元气亏虚、中气下陷、收摄无力而引起。本病病位在大肠。基本病机是中气下陷，或湿热下注。

针灸治疗脱肛疗效显著，对于轻症可立见显效，对于直肠脱出不能回纳者，必须及时处理，即将脱垂的黏膜推入肛门内，否则会引起感染、糜烂、甚至坏死，对于重度脱肛应采取综合治疗。若有明显诱发因素的患者，积极处理，如大便秘结、慢性腹泻、久咳等及时治疗，以降低腹压，可加强腹肌功能锻炼、经常做提肛运动；平时宜清淡饮食，避免烟酒和辛辣食物的不良刺激，若及时正确地解除以上各种不良因素，可有效地改善或避免本病的发生。

第六节　疝气

一、刺血治疗方案

取穴　内踝至三阴交瘀络、大敦。

注释　上述两个部位的取穴点可同时取用，或交替用之。在患侧的内踝区至三阴交一带找瘀络，常规消毒，用一次性无菌注射针点刺出血，血变色止；患侧大敦穴常规消毒，用一次无菌针点出血，一般5～10滴即可，每周2次，或隔日1次，根据患者的体质、出血量而定。

二、体针治疗方案

取穴　关元、归来、大敦、三阴交、五间（大间、小间、中间、外间、浮间）。

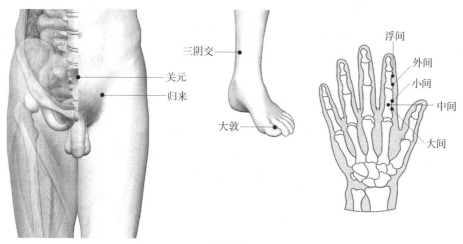

疝气取穴

配穴　寒疝配神阙、气海，并用灸法；湿热疝配中极、阴陵泉；气虚配足三里、百会；狐疝配下巨虚、三角灸。

注释　关元为任脉之穴，并与足三阴相会，任脉为病，内结七疝，任脉过阴器，用之可直接调理阴器之气血，又能调三经之气血。归来是足阳明经之穴，阳明宗筋所聚，为肝脉所主，若肝脉失气血之濡养，则弛纵下陷而致疝病，足阳明为多气多血之经脉，合于宗筋，刺之归来，可以疏调经脉，补益气血。用归来治疗疝气，在古代多有相关记载。《胜玉歌》中言："小肠气痛归来治。"《针灸甲乙经》中有："本豚，上入痛引茎，归来主之。"《针灸大成》中有："归来治奔豚七疝。"由此可见，归来治疗疝气是古人智慧之结晶。足厥阴经脉起于足大趾，上行循股阴，入毛中，环阴器，抵小腹，取足厥阴肝井穴大敦，是经络所行之用，在历代也皆有大量的相关文献资料记载。《灵光赋》中言"大敦二穴主偏坠"，《针灸逢源》中说"治五淋、七疝"。三阴交是足三阴交会穴，可疏肝理气、消肿散结、行气止痛。五间穴是董氏穴位，专治疝气，作用甚效，尤其对顽固性疝气最效。

三、操作方法

关元针刺进针尖略向下刺，针感向会阴部放射疗效佳，针刺时注意深度，以免伤及膀胱；五间穴临床操作时，每次选2～3个穴点即可，交替用之，若有瘀络，可直接刺向瘀络，疗效更佳，余穴常规刺；虚证、寒证加用灸法。

四、按语

疝气是指小肠或肠系膜突出脐或腹股沟或阴囊中的一种病症。又称"小肠气"、"偏坠"等。此症多为小儿先天发育腹股沟环孔闭锁不全而留有环口，其他常见原因为患儿过度啼哭、大便干燥、剧烈咳嗽促使腹压增高而致小肠脂膜突入脐中或阴囊内而成。中医学认为，多为肝气郁滞、气血瘀阻，或感受寒湿，中气下陷，提升乏力。或因强力举重、操劳过度所致，其中狐疝为临床所常见，相当于现代医学所称的腹股沟斜疝。

本病主要症状表现为少腹肿胀疼痛，痛引睾丸，或睾丸、阴囊肿胀疼痛。本病病位在少腹及前阴。基本病机是寒湿、湿热阻络或脉失所养。

针灸治疗本病疗效满意，若能正确及时治疗，多数患者可免除手术之苦，但狐疝如小肠坠入阴囊发生嵌顿以及睾丸积水，久不能回纳的病例，应采用手术治疗。治疗期间应避免劳累，减少重体力活动，保持大便通畅，调摄营养。

第七节 下肢静脉曲张

一、刺血治疗方案

取穴 阿是穴（静脉突起处）。

注释 刺血治疗本病是针刺治疗中最主要的方法，一般经3~5次治疗，即可达理想效果。

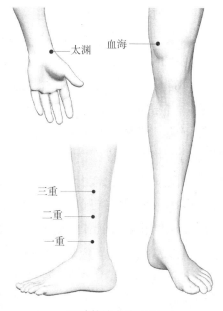

下肢静脉曲张取穴

首先在患肢找到2~3处隆起怒张之静脉，常规消毒后用一次性无菌注射针头或火针（火针治疗最佳，若能用火针，首先用火针）。对准静脉曲张部位刺血，速刺疾出，对静脉曲张重者，用止血带截扎曲张静脉的上部，用火针点刺放血后，松开止血带，使血自然流出，大多血液直接喷出，使"血变而止"，待血止后，用干棉球擦拭针孔。

根据患者年龄、体质、出血量的多少决定针刺时间，一般每周1~2次。针刺后嘱患者保持局部清洁，针后24小时内不要洗浴，少食辛辣刺激性食物，避免针孔感染。

刺血疗法治疗本病，迫邪外出，继而使经脉畅通、气血调和，从而治愈疾病。用刺血（特别是火针）治疗下肢静脉曲张，操作简单，痛苦小，费用低，无副作用，且疗效显著，不易复发，值得广泛推广。

二、体针治疗方案

取穴 太渊、血海、足三重。

配穴 劳倦内伤配足三里、承山；寒湿凝筋配阴陵泉、丰隆；外伤瘀滞配三阴交、膈俞。

注释 本病为血脉之病，太渊为八会之脉会，血海为血之海。两穴合用改善血脉之瘀曲，调节血流，使之变形的血管、受阻的血流回复常态。足三重是董氏穴位，本穴组具有祛瘀化滞、通畅血流的作用。

三、操作方法

太渊、血海用平补平泻法。针刺太渊注意勿刺伤动脉；足三重用泻法。每日或隔日1次，10次为1个疗程。

四、按语

下肢静脉曲张是指下肢表浅静脉曲张交错结聚成团块的病变。常见于小腿，表现为静脉明显扩张，隆起弯曲，壮如蚯蚓聚结，表面呈青蓝色，质地柔软或因发炎后变成硬结。当站立时更易明显，患者常见下肢沉重、酸胀，足部、踝部常有水肿，当劳累或午后加重。当患肢抬高则曲张可立刻减轻，日久可并发下肢慢性溃疡、慢性湿疹、曲张结节破裂或血栓性静脉炎，属于中医学"筋瘤"、"筋聚"等范畴。中医认为本病可由过度劳累、耗伤气血、中气下陷、筋脉松弛薄弱，或经久站立工作，经常负重及妊娠等因素引起，致使筋脉扩张充盈，交错盘曲而成；或因劳累之后，血脉充盈，再涉水淋雨，寒湿侵袭发为本病。

西医一般采取穿弹力袜或用绷带，使曲张的静脉处于萎瘪状态，作用疗效缓慢，仅起到改善或缓解病情，不能得到有效的解决。或采取直接手术治疗，但并发症多、痛苦大。用刺血结合毫针治疗，效果满意，针刺治疗本病重点在于刺血治疗，这是最主要的方法，可直接使恶血出尽，祛瘀而生新，血脉畅通。

第四章　妇科病证

第一节　痛经

一、刺血治疗方案

取穴　膀胱俞至次髎之间局部区域。

注释　局部皮肤常规消毒，用一次性无菌梅花针在这一区域从上到下，先中后侧，先左后右，反复叩刺（用重叩法），使之微出血为度。然后加拔火罐，留罐5~10分钟，在每次月经前5~7天开始，至月经来潮停止，每日1次，每1个月经周期为1个疗程。

二、体针治疗方案

取穴　地机、三阴交、门金、妇科。

配穴　气血瘀滞配中极、太冲、血海；气血不足配气海、足三里、灵骨；寒凝血瘀配归来、神阙、命门，并加用灸法；肝肾不足配关元、肾俞、肝俞。

注释　地机为足太阴脾经之郄穴，足太阴经循于少腹部，郄穴善治急

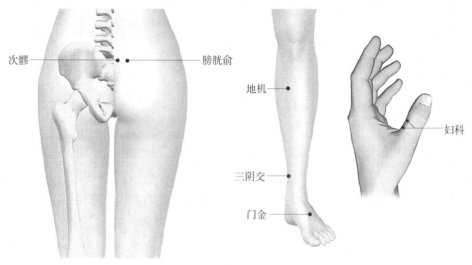

次髎　　　　膀胱俞

地机

妇科

三阴交

门金

痛经取穴

症，阴经的郄穴善治血症，痛经既是痛证，又是血证，刺之可调血通经止痛。三阴交是足三阴经之交会穴，可理脾、疏肝、补肾，同调三经。本穴不仅对痛经有效，而且对各种妇科病皆有良效，有妇科病"第一穴"之称。临床中有"小腹三阴谋"之用。门金近于十四经的陷谷，在五行中应为木土穴，应有疏肝理脾之效，对痛经极有效验，常与内庭倒马合用。妇科穴是董氏穴位，善治各种妇科之疾，对痛经也有甚效。无论经前痛、经后痛，还是月经来之时痛皆有良好的治疗作用，临床常与还巢穴相互配用。

三、操作方法

诸穴均常规刺。虚证、寒证宜用补法，实证宜用泻法，对寒凝血瘀、气血虚弱、肾气虚者均加用灸法。治疗的时间宜在月经来潮前的1周至月经首日，一般1个周期可针5～7次，应持续治疗3个月经周期以上。

四、按语

痛经是指妇女在行经前后，或行经期，小腹及腰部疼痛，甚至剧痛难忍，又称"经行腹痛"。痛经分原发性与继发性两种，原发性痛经是指生殖器官无器质性病变者，多见于未婚、未孕妇女；继发性痛经多继发于生殖器官的某些器质性病变，如某些妇科炎症、子宫肌瘤、子宫内膜异位症、子宫腺肌病等。

痛经在临床中甚为常见，多见于青、中年妇女，多因感受风寒、情志抑郁、内伤气血所致。在《巢氏病源》中记载曰："妇人月水来腹痛者，由内伤气血，以致体虚，风冷客于胞络，损伤冲任脉。"《丹溪心法》中也有记述："临行时腰腹疼痛，乃是郁滞，有瘀血。"故在临床中以血虚、血瘀、虚寒等多见，临证时当加以详辨，根据中医辨证治则：虚则补之，瘀则泻之，寒则温之的原则来处理。

本病主要表现为经期或行经前后出现周期性小腹疼痛，本病位在胞宫，基本病机是不通则痛或不荣则痛。

针灸治疗痛经则有良效，但主要针对的是原发性痛经，对继发性痛经用针灸可缓解疼痛症状，要及时确诊原发病变，施以有效的对症治疗；治疗痛经要掌握恰当的治疗时机，是提高治疗疗效的重要因素。一般在月经前5～7天开始，连续治疗3～4个月经周期；对于虚证、寒证，重用灸法，许多本病患者仅用灸法即可短时而愈；在月经期应注意卫生和保暖，避免过食生冷、辛辣之物，避免过度劳累和精神刺激；并且要及时治疗各种妇科疾病。

第二节 闭经

一、刺血治疗方案

取穴 膈俞、肝俞、八髎。

注释 根据病症每次任选一穴，也可交替用之，或全部同时取用。穴位常规消毒，用一次性无菌注射针头点刺出血，再加拔火罐10~15分钟，出血量根据患者病情的虚实，体质状况而定，虚证量宜少，实证量宜多，每周2~3次。

刺血治疗本病加拔火罐主要是疏通经络，调节气血，流畅血行，祛除瘀滞，经血则按时而下。

二、体针治疗方案

1. 虚证

取穴 关元、三阴交、归来、灵骨、妇科。

注释 关元为任脉之穴，并与足三阴交会，位近胞宫。刺之有补益元气，调理冲任之功；三阴交可调理脾、肝、肾，凡月经病不论寒热虚实皆可用之；归来为足阳明胃经之穴，其穴处于腹部，具有调理阳明之气血，促生化之源，又能调理局部之气血，是治疗闭经之效穴；灵骨、妇科皆为董氏要

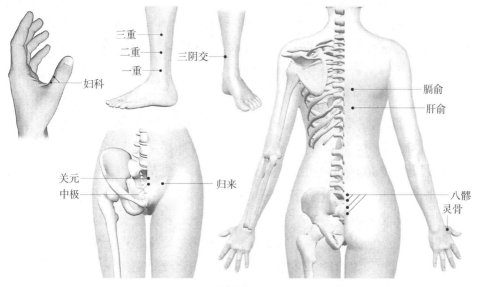

三重
二重
一重
三阴交
妇科
膈俞
肝俞
关元
中极
归来
八髎
灵骨

闭经取穴

穴，灵骨是温阳补气第一穴，凡一切虚证皆可用之。妇科穴是调理各种妇科疾病之主穴。

操作方法　因为本型为虚证，用补法，并加用灸法，一般多在腹部穴位加灸。月经周期变化时进行调节治疗效果最佳，每日1次，至月经来潮为止。

2. 实证

取穴　中极、三阴交、归来、足三重、妇科。

配穴　肝肾亏虚配太溪、肝俞；气血不足配气海、足三里、血海；气滞血瘀配太冲、膈俞；痰湿阻滞配中脘、丰隆。

注释　中极是任脉与足三阴之会穴，位居于小腹，有活血化瘀、通络止痛之效，为治疗各种瘀血性妇科之疾要穴；三阴交、归来前已述及，均是治疗妇科疾病的效穴，无论虚实均可用之；足三重，是活血化瘀之重要穴组，用之祛瘀化滞，疏经通络。

操作方法　本型为实证，多为瘀血之证，可重用刺血拔罐法，对寒湿凝滞者，加用灸法，也宜在周期变化时治疗效最佳。每日1次，至月经来潮为止。

三、**按语**

闭经是指年逾16周岁月经尚未来潮，或已行又中断3个月经周期以上的病症。本病在临床甚为常见，是中医科就诊中的常见疑难之疾，在西医临床上分原发性和继发性两种。原发性闭经是指女子已过青春期而未来月经者；继发性闭经是指曾有月经，以后因其他病停经3个月以上而不来潮者。

中医学很早就有对本病详细的记述，早在《内经》中已有记载，当时称为"女子不月"、"月事不来"、"血枯"。后陆续在许多中医文献对本病有更全面的详述，《金匮要略》、《诸病源候论》、《千金要方》等从不同的方面对本病做了进一步的分析，因此中医学在治疗本病方面积累了丰富的实践经验。无论其病因如何复杂，皆归属于两个方面，一是为血枯经闭，多为虚证，基本病机是血海空虚，以调补为主；二是血滞经闭，多为实证，基本病机是脉道不通，以祛瘀化滞为主。

西医治疗本病多以激素药物为主，多是用之则来，停药则无效，仅是治标而难治本，针灸治疗闭经效果较好。针灸所主要针对的是因感受寒邪、气滞血瘀、气血不足和精神因素所致的闭经，而对严重营养不良、结核病、肾病、子宫发育不全等其他器质性病变引起的闭经，非针灸所能，不属于本病的治疗范围，所以在临诊时应认真检查，以明确发病原因，采取相应的治疗。本病与情绪因素有重要关系，因此在月经期间或治疗期间应注意调节情绪，保持乐观的心态。注意生活起居要有规律，在经期切忌受凉或过食冷饮。

第三节　崩漏

一、刺血治疗方案

取穴　隐白、大敦、次髎、三阴交。

注释　常规消毒，用一次性无菌注射针头对上述穴位依次点刺出血，出血量根据患者病情的长短、疾病性质、体质的强弱决定出血量，出血量宜少，一般不超过20毫升，每周1～2次，虚证并加用艾灸。

二、体针治疗方案

取穴　隐白、三阴交、关元、断红穴。

配穴　肝郁血热配太冲、血海、大敦；气血不足配脾俞、足三里，并加用灸法；肾虚不固配肾俞、太溪、命门，并加用灸法。

注释　隐白是足太阴脉气所发之处，为脾经之井穴，可健脾统血，是治疗崩漏之经验效穴。早在《针灸大成》中有记载"隐白穴主妇人月事过时不止"。无论虚实急慢性崩漏皆可用之，临床运用确有实效。三阴交为足三阴经交会穴，有疏肝理气、健脾摄血、补肾固本之作用，是统治妇科病效穴、要穴。关元为任脉与冲脉、足三阴之会穴，任脉与冲脉同起于胞宫，为元气所聚之处，具有调气机、益元气、补肾虚固精血的作用；断红穴为经外奇穴，是临床运用之效穴，最适宜漏下不止之急证。

三、操作方法

隐白浅刺0.1寸，虚证重用灸法，实证点刺放血。关元针尖向下斜刺，使针感至会阴部。余穴常规刺。

四、按语

崩漏是指经血非时暴下不止或淋漓不尽，前者为崩，后者为漏，崩与漏本属两种情况，但两者常同时相互转化并存，故统称为崩漏。相当于西医学中的宫血，宫血又有功能性子宫出血和器质性子宫出血两大类。后者多因生殖器官炎症及肿瘤等引起，在这里所谈及的主要针对功能性子宫出血。关于

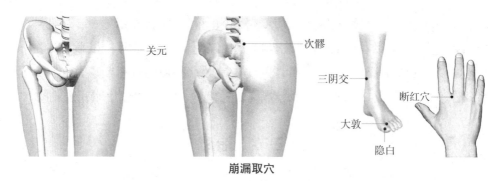

崩漏取穴

崩漏之证，中医文献早有详述。《针灸甲乙经》载"妇有露下、血海主之"。《医宗金鉴》中云："妇人行经之后，淋漓不止，名曰经之漏，经血突然大下不止，名为经崩。"由此可见，中医学不但对本病已有较深的认识，并且极早地运用了针灸治疗本病。

中医学认为，崩漏多因肾、肝、脾不足，导致冲任损伤，不能固摄血液以致经血非时而下。本病病位在胞宫。基本病机是冲任不固，血失统摄。

针灸治疗崩漏有较好的疗效，但对出血量多、病势急的患者要采取综合性措施，病程短的则疗效高，反之，病程长的则疗效差，尤其是出血量多的患者，重用灸法，绝经期妇女，反复出血者或者经治疗2~3次不效者最好进行全面的妇科检查，以排除其他器质性病变，以免延误病情。因本病出血，则多会导致身体虚弱，宜多食含营养的食物，忌食辛辣，严禁烟酒。不要从事重体力工作，以及剧烈的运动，注意休息，消除紧张、忧虑等情绪，保持心情舒畅。

第四节　带下病

一、刺血治疗方案

取穴　十七椎、腰眼、腰骶部瘀络。

注释　穴位常规消毒，用一次性无菌注射针头依次点刺，或用一次性无菌梅花针反复叩刺，使之出血。腰骶部若有瘀络，将瘀络刺之，效最佳。针刺后加拔火罐5~10分钟，出血量根据病症与体质而定，一般为5~30毫升，每周2次。

二、体针治疗方案

取穴　三阴交、带脉、气海、木妇。

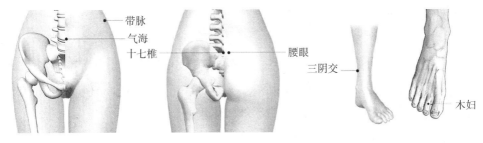

带下病取穴

配穴 湿热下注配中极、阴陵泉；脾虚湿困配足三里、阴陵泉；肾气亏虚配下三皇、关元；伴有赤带配曲泉；气虚配灵骨、大白、足三里；妇科炎症引发者配其门、其角、其正。

注释 三阴交有妇科病"第一穴"之称，各种妇科之疾均可用之，带下病用之也有甚效，有健脾疏肝固肾之功，临床用之有标本兼治之效。带脉穴是足少阳胆经与带脉的交会穴，可固摄本经经气和带脉，有理下焦、调经血、止带下之功。气海为任脉穴，气海调理冲任，补气以摄液。木妇是董氏穴位，治疗带下病甚效。有"妇科圣穴"之称。

三、操作方法

虚证用补法，实证用泻法。气海针尖略向下斜刺，使针感向小腹及会阴部放射；带脉向前斜刺，不宜深刺；木妇穴在足第二趾第二节正中央向外开3分处，此处针刺时较痛，临床针时宜用细针，减少疼痛。也可以用其他穴代之，当白带时可用阳陵泉代之，赤带时改用曲泉穴代之，效果也颇佳。

四、按语

带下病是指带下量多，或有色、质、气味的异常，或伴全身、局部症状者称为"带下病"。又称"下白物"、"流秽物"。相当于西医学的阴道炎、宫颈炎、盆腔炎、妇科肿瘤等疾病引起的带下增多，因此带下病仅是一个症状。本病以湿邪为患，缠绵难愈，反复发作，是妇科临床中常见病、多发病。此病多因体质虚弱、劳伤过度，或湿热下注，致使冲任受损、带脉失约而成。本病病位在胞宫。基本病机是湿邪阻滞，任脉不固，带脉失约。

带下病自古已有记载。《素问·骨空论》载"任脉为病、女子带瘕聚"。《针灸甲乙经·妇人杂病第十》中也详述了针灸治疗本病，由此可见用针灸治疗带下病是长期临床之经验。

针灸治疗带下病有较好的效果，但在治疗时要明确病因，对于生殖系统某些炎症，如滴虫性及真菌性阴道炎引起者，可配合相关药物治疗，加强疗效。对于一些较严重的带下病，且反复发作，并伴有全身症状者，以做宫颈涂片检查，以排除妇科癌症。要注意经期卫生及孕期调护，经常保持会阴部清洁干燥卫生；注意调适生活起居，饮食清淡，少食肥甘，清心寡欲，节制房事；注意劳逸结合，坚持长期的户外锻炼。

第五节　不孕症

一、刺血治疗方案

取穴　内踝至三阴交区域瘀络、腰俞、阴陵泉。

注释　常规消毒，用一次性无菌注射针头在上述部位依次点刺出血。在内踝至三阴交区域瘀络刺之，以血变色止，其余穴位以出血2～3毫升为宜。一般于月经结束后5～7天刺血，如本月未受孕，于下一个月经周期后5～7天再刺血。刺血法尤适宜于久年不孕、无明确病因的患者。

二、体针治疗方案

取穴　关元、三阴交、子宫、妇科、还巢。

配穴　肾气亏虚配下三皇、太溪；肝郁气滞配太冲、膈俞、血海；痰湿阻滞配丰隆、阴陵泉；气血不足配灵骨、大白、足三里；宫寒不孕重用灸法。

注释　关元属于任脉，位于脐下，近于胞宫，能调补肾经气血，壮元阴元阳，针之调和冲任，灸之温暖胞宫；三阴交属脾经，与肝、肾相通，用之既可腱脾化湿导滞，又能疏肝理气行瘀，还能补益肾阴、肾阳，调和冲任气血；子宫穴是治疗子宫之疾及不孕症的经验效穴，其穴处于胞宫之位置，用

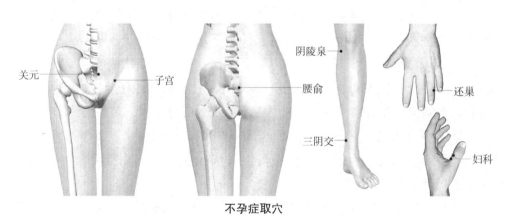

不孕症取穴

之可通胞络、化瘀滞；妇科、还巢为董氏穴位，是治疗妇科病的有效穴点，统治各种妇科病，故称为妇科穴。二穴点配合治疗不孕症尤其特效，因此又有"送子观音"穴之称。经临床广泛实用，确有佳效。临床多以妇科为主，还巢为辅，左右交刺。

三、操作方法

多以平补平泻法。针刺关元时，针尖宜向下斜刺，进针1.5寸左右，使针感向会阴部放射；子宫穴直刺1.5寸，使针感由局部向下腹部扩散为宜；妇科、还巢针刺较浅，一般0.1~0.2寸，二穴宜左右交替同时用针。虚证、寒证宜在腹部加用灸法。

四、按语

不孕症是指女子结婚后夫妇同居2年以上，有正常性生活，配偶生殖功能正常，未避孕而不受孕者，或曾有过孕育史，无避孕而又2年以上不再受孕者。前者称为原发性不孕，在古代称为"全不产"、"全无子"，后者称为继发性不孕，古代称为"断续"。

不孕与肾及冲、任两脉关系密切。若先天不足，或后天失养，致肾气衰弱，任脉不通，太冲脉虚，不能主胞胎则不孕。本病病位在胞宫。基本病机为肾气不足，冲任气血失调。

本病是妇科常见病、疑难病，但它本身不是一种独立的疾病，而是由许多疾病所引起的后果。常见于西医学中的排卵功能障碍、输卵管堵塞、子宫肌瘤、子宫内膜炎、多囊肾等疾病。在现代医学认为，不孕症的原因主要是由卵巢内分泌及卵子生成障碍，生殖道畸形等造成阻碍精子、卵子结合或妨碍孕卵着床等原因而致。

不孕症自古对本病就着丰富的治疗经验，中医中药在临床中有着巨大的治疗优势。针灸在治疗本病中也有良好的治疗效果。因不孕症的原因很多，所以在治疗时应查明原因，必须排除男方或自身生殖系统器质性病变，病因清楚了，才能做到有的放矢。在治疗时应鼓励患者树立信心，坚持治疗，做到医患配合。在治疗期间，要嘱患者保持良好的情绪，要有乐观的心态，节制房事。

第六节　胎位不正

一、体针治疗方案

取穴　至阴。

配穴　肾虚寒凝加灸气海、肾关；脾虚湿滞配阴陵泉、足三里；肝气郁结配太冲。

注释　至阴穴纠正胎位，是古代医家留下的宝贵经验，经上千年的临床所用，疗效非凡，一直沿用至今。目前用本穴纠正胎位的报道仍然颇多，是古今医家用于治疗胎位不正所公认之穴。至阴穴乃为足太阳膀胱经之井穴，膀胱与足少阴肾相表里，

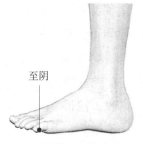

胎位不正取穴

是州都之官，为壬水之府，用之本穴，可振奋阳气，促进生化功能，有利于顺利胎气；当灸至阴穴，可达益肾气、增精血的作用。气血充足，胞宫得养，胎位故可复常，且从全息理论来看，至阴穴所在的位置对应于骶部正中线，也是全息理论之运用，从以上几个方面来看，运用至阴穴纠正胎位，是因多种功效而发挥作用，故疗效甚佳。《类经图翼》载曰："子鞠不能下，至阴三棱针出血。横者即转直。"

二、操作方法

首先属患者在治疗前排空膀胱，松解裤带，坐于靠背椅上或半仰卧于床上，将艾条点燃后对准至阴穴进行温和灸或雀灸，每次15~20分钟，每日1~2次，至胎位转正为止。

三、按语

胎位不正是指孕妇在妊娠28周以后，产科检查时发现胎儿在宫体内的位置异常，多见于经产妇或腹壁松弛的孕妇，产妇本身多无自觉症状，需经相关的检查后才能明确诊断。中医认为胞脉系于肾，若素体肾虚，或房劳过度，或多产伤肾，精血亏损，不能通过胞脉濡养胞宫，故胎位难以维持常态。

正常的胎位为头位，被称为枕前位，若胎儿在子宫内不是枕前位，而是枕后位、斜位、横位、臀位、足位等，均属胎位不正。胎位不正虽无任何自觉症状，但却是引起难产的重要原因。若不能及时地纠正，常会危及母子的

生命安全，因此纠正胎位实属必要。目前用灸至阴的方法治疗胎位不正是最佳的方法，若正确地操作运用，其纠正率高达90%以上。任何其他疗法难与此相比。为了提高临床疗效，在针灸治疗时，同时配合胸膝卧位法，当灸完后，再配合胸膝卧位10～15分钟。

针灸矫正胎位的疗效虽然确切，但其疗效的关键是掌握好治疗时机。针灸至阴穴纠正胎位的最佳时机，是在妊娠28～32周，此时胎儿大小适宜，羊水量多，纠正率高，复发率低。若纠正时间过早，在妊娠28周以前，胎儿尚未入盆，还在羊水中漂浮不定，无法巩固疗效；若纠正过晚，在32周以后，由于胎儿生长快，羊水相对减少，胎儿与子宫壁更加贴近，胎儿的位置及姿势相对固定，多难以奏效。所以抓住治疗时机最为重要，是成功的重要因素之一。

针灸纠正胎位成功率高，效果佳。但对于骨盆狭窄、肿瘤及胎儿本身因素引起的胎位不正，不属于针灸治疗范围，应治疗原发病，否则延缓产期，甚可导致不良的严重后果；孕妇腹壁过松或过紧、羊水过少、胎儿过大、双胞胎等都会增加纠正胎位难度；前置胎盘、脐带过短或缠绕肢体、胎儿与子宫粘连，疗效差。因此在纠胎之前，应进行B超等相关检查，明确病因。

第七节　妊娠恶阻

一、刺血治疗方案

取穴　金津、玉液。

注释　穴位常规消毒，在金津、玉液瘀胀静脉处点刺出血。金津、玉液为经外奇穴，在此处点刺放血可以泄热、除胃浊；有强力止吐之效。对妊娠恶阻也有很好的疗效。点刺出血量不宜多，一般2毫升左右即可，隔日1次，中病即止。

二、体针治疗方案

取穴　内关、公孙、通关、通山、通天。

配穴　脾胃虚弱配足三里；痰饮阻滞配丰隆、阴陵泉；肝胃不和配太冲；气血虚弱配气海、百会；厌食配足三里，加灸中脘；心悸配神门。

注释　内关为心包之络，沟通三焦、宣上导下、和内调外，是治疗各种呕吐的有效穴位，在临床中有"呕吐第一穴"之称。对妊娠恶阻依然有卓效；公孙为脾之络穴，联络于胃，通于冲脉，与内关合用是八脉交会配穴法，既能健脾化湿、和胃降浊，又能调理冲任、平肝降逆；通关、通山、通天为董氏一组穴位，本穴组是治疗神经性呕吐及妊娠呕吐的要穴，通常妊娠呕吐一次即可见大效，重症也仅几次而愈。

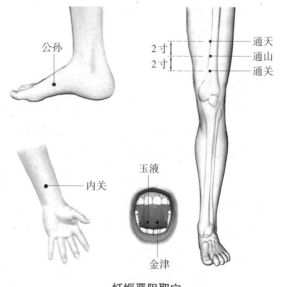

妊娠恶阻取穴

三、操作方法

诸穴操作刺激强度不宜过强，宜轻刺激，均施以平补平泻法。治虚不用补法是唯恐补法助浊气上逆；治实不用泻法是唯恐泻法损伤胎气，故以平补平泻为宜。内关针感多数较强，针刺时宜浅、宜轻；通关、通山、通天双足取穴，针刺0.5寸深。

四、按语

妊娠恶阻是指妊娠早期出现恶心、呕吐、头晕厌食、恶闻食气，甚则食入即吐的病症，又称"恶阻"、"子病"、"病儿"、"阻病"等。孕妇在妊娠6周左右常有择食、食欲不振和轻度恶心、呕吐，这种现象一般属于常态反应，称为早孕反应。一般到妊娠12周左右可自行消失。但少数妊娠反应重，甚至不能饮食进水，引起一系列症状，这种现象是一种病态反应，故被称妊娠恶阻。在西医学中称为妊娠剧吐，西医认为与绒毛膜促性腺激素水平高低有关。绒毛膜促性腺激素水平越高的妇女呕吐症状越明显。另外神经功能不稳定的妇女，也较易发生妊娠呕吐，这可能是与自主神经功能紊乱有关。

中医学认为，本病的发生常与素体脾胃亏虚、抑郁恚怒，形盛体肥等因素有关。本病病位在胃。基本病机是冲气上逆，胃失和降。

针灸治疗妊娠恶阻则有很好的疗效。既见效快，又无药物对胎儿的影响，因此针灸治疗本病是非常理想的方法。但孕妇是一个特殊的群体，所以在针刺时一定特别小心，尤其是习惯性流产、体质虚弱、高龄孕妇，针刺时宜轻刺激、浅刺、少取穴，中病即止。腰腹为孕妇针灸禁忌区域，以免扰动胎气，所以在这里所用之穴均为四肢部位的安全穴。在治疗期间嘱患者调畅情志，放松情绪，适宜的锻炼，饮食宜清淡，避免异味刺激。

第八节 缺乳

一、刺血治疗方案
取穴 少泽、涌泉。

注释 一般患者点刺少泽即可。取双侧少泽穴，在小指端用力推按，使其充血，常规消毒，用左手夹紧少泽穴，右手用一次性无菌注射针头点刺1～2下，使其出血5～10滴即可，然后用消毒干棉球按压针孔止血。每日或隔日1次，5次为1个疗程。经用少泽穴3次治疗效不佳者，可加配涌泉点刺出血，每次出血2毫升左右，隔日1次。

二、体针治疗方案
取穴 少泽、膻中、乳根、足三里。

配穴 气血不足配气海、血海；肝郁气滞配内关、太冲；痰浊阻滞配丰隆、中脘。

注释 少泽穴为手太阳之井穴，五行属金，能疏泄肝之郁，可调达气血

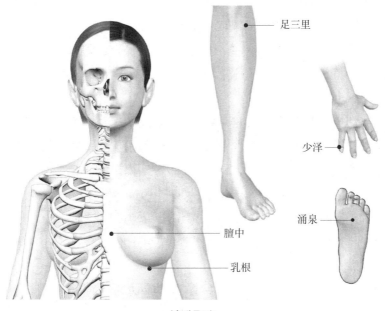

缺乳取穴

而通乳汁，为生乳、通乳之经验效穴。是历代临床运用之主穴。《类经图翼》云："少泽穴疗妇人无乳。"《针灸大成》："妇人无乳，少泽、合谷、膻中。"膻中位于两乳之间，为气之会穴，虚证用补法能益气养血生乳，实证用泻法能理气开郁通乳。《针灸大成》中有载："膻中穴治妇人无乳。"乳根属多气多血的足阳明胃经，位于乳下，既能补益气血、化生乳汁，又能行气活血、通畅乳络；乳体属胃，足阳明胃经过乳房，足三里属足阳明胃经合穴，五行中属土，乃"土中之土穴"。有极强的健脾胃之功用，取之足三里可健脾胃生化气血，并疏导阳明经气而催乳。

三、操作方法

少泽浅刺1~2分；膻中穴向两侧乳房平刺1寸左右，使乳房内有酸胀感；乳根向乳基底部平刺1寸左在，不可直刺，应注意针刺角度与深度，以免伤及心肺，气血不足可配用灸法。每次留针30分钟，每日1次，1周为1个疗程。

四、按语

缺乳是指产后哺乳期内产妇乳汁甚少或全无。又称"产后乳少"、"乳汁不足"、"乳汁不行"等。其病因分为虚实两类。虚者多因素体脾胃虚弱，生化之源不足，或因分娩时失血过多，气血耗损，不能化为乳汁，从而影响乳汁的生成，此为气血虚弱型，重在补气血；实者多因产后情志抑郁，肝失条达，气机不畅，以致经脉涩滞，阻碍乳汁运行，因而导致乳汁缺少，甚或全无，为肝郁气滞型，重在疏肝解郁。

缺乳的发生常与素体亏虚或形体肥胖、分娩失血过多及产后情志不畅、操劳过度、缺乏营养等因素有关。本病病位在乳房。基本病机为乳络不通，或乳汁生化不足。

缺乳是妇产科临床中的常见病症。本病祖国医学文献多有记载，对本病的治疗积累了丰富的经验，西医治疗尚无有效治疗方法及相关药物。针灸治疗产后乳少作用疗效十分明显，一般患者经一次治疗即可见效，尤其是肝郁气滞型患者用之即效。对于虚弱患者应加强营养，可多食猪蹄、鲫鱼汤以增加营养；对于肝郁气滞的患者，应注意调摄精神，保持快乐的心情，避免过劳，保证充足睡眠。若哺乳方法不当，应先纠正不正确的哺乳方法，否则会影响治疗效果。

治疗乳汁不足在传统针灸方面具有非常成功的经验，在董氏奇穴方面经验尚不足，故在临床中主要以传统针灸为主的治疗方案。

附：回乳治疗

在临床多注重催乳的治疗，往往忽视回乳的治疗。在回乳时有许多患者前来就诊，多因没有有效的治疗方法，而使有些乳汁分泌旺盛的人遭受到断乳的痛苦。针灸治疗回乳则有良效，无论传统针灸，还是董氏穴位皆有良好的功效。在临床对回乳有效的穴位：光明、足临泣、指驷马。

针刺上述穴位回乳作用速效，一般 1~3 次即可达到回乳之功，每日 1 次，每次 30 分钟，行泻法。

应当注意的是，在哺乳期的妇女应当禁用上述穴位，否则会引起断乳或乳汁不足的后果，故哺乳期时为禁忌穴位。

第九节　阴挺（子宫脱垂）

一、体针治疗方案

取穴　百会、气海、足三里、维胞。

配穴　肾虚配下三皇、太溪；脾虚配脾俞、三阴交；湿热下注配阴陵泉、三其。

注释　百会位于巅顶，属于督脉，督脉起于胞宫，上行至巅顶交会诸阳经，有升阳举陷、固摄胞宫作用。对一切气虚下陷之疾皆可用之；气海穴元气所生之处，其穴位于脐下，属于任脉，邻近胞宫，可调理冲任、温下元、振肾阳；足三里能健脾益胃以利中气；维胞是经外奇穴，其穴在下腹部，髂前上棘内下方，专用于治疗本病。

二、操作方法

诸穴以补法为主。百会从后向前平刺 1 寸，并加用灸法；气海穴针尖成 70° 角向下斜刺，针感向小腹两侧或下腹部放射，或加用灸法；维胞穴操作时嘱患者取仰卧位，下肢屈曲，沿腹股沟韧带成 30° 斜刺 2 寸。每日 1 次或

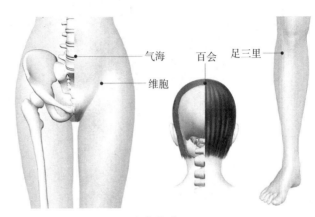

阴挺取穴

隔日1次，每次30分钟。

三、按语

阴挺是指子宫从正常位置下降至子宫颈口或达坐骨棘水平以下，甚至子宫全部脱出阴道口外，称为子宫脱垂。又被称为"阴菌"、"阴脱"、"阴茄"、"阴纵"、"阴疝"、"阴痔"等。

本病祖国医学文献多有记载。早在隋代巢元方编著的《诸病源候论》中云："胞络伤损，则会阴挺出，谓之下脱。"《妇人大全良方》曰："妇人阴挺下脱，或因胞络损伤，或因子脏虚冷，或因分娩用力所致。"又曰："产后阴脱，五门不闭，因坐产努力，举动房劳所致。"《医宗金鉴》载："妇人阴挺，或因胞络伤损，或因分娩用力太过，或气虚下陷，湿热下注。"而致本病，由此可见本病所发生之因。凡产时太过用力或用力过早、过急，或产后过劳、早劳，或长期劳倦、举重、负重，或长期咳嗽、泄泻等，造成脾气损伤，中气下陷；或因难产、滞产、产伤、临产处理不当等，造成胞络伤损，胞失所系；或因先天禀赋不足、多产、房劳、年老体衰等导致肾气不足，系胞无力，均可导致本病。

针灸治疗本病则有较好的疗效，通常针与灸并用，本病的针灸治疗多以传统穴位为主，很少用到董氏穴位。对于病情严重的患者需要综合治疗。在治疗期间，指导患者做提肛锻炼；患者应注意休息调养，不宜过劳，也不宜久蹲及从事担、提重物等体力劳动，减少房事，在治疗期间应该首先消除对腹压增高的病变，如便秘、咳嗽等；并且宣传加强围产期保健知识，重视产后摄生，加强营养，增强体质。

第五章　五官科病证

第一节　麦粒肿

一、刺血治疗方案

取穴　耳尖、至阳、肝俞。

注释　取患侧耳尖穴，先将耳尖部推擦揉捻至发热充血，再将耳廓由后向前对折，对准耳尖穴，常规消毒，用一次性无菌注射针头迅速点刺，挤出5～10滴血即可，再用消毒干棉球按压止血；然后再在至阳、肝俞处的皮肤常规消毒，分别在至阳、肝俞用一次性无菌注射针头点刺出血，少出血即可，也可在点刺后加拔火罐5分钟。每日1次，中病即止，多数1次可愈。

本病以刺血疗法治疗作用甚佳，在临床中报道的刺血穴位较多。常用的有太阳、大椎、肩胛区反应点、足中趾趾腹、麦粒肿红肿处等，这些穴位取效也极为满意。刺血疗法简单、易于操作，效果确实，所以治疗本病应以刺血疗法为主。

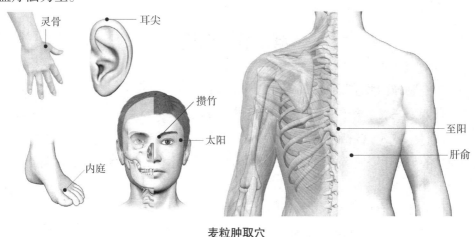

麦粒肿取穴

二、体针治疗方案

取穴　攒竹、太阳、内庭、灵骨。

配穴　风热外袭配风池、商阳；热毒炽盛配大椎、曲池；脾虚湿热配三阴交、阴陵泉；病在上眼睑配睛明、瞳子髎；在下眼睑配承泣、四白。

注释 攒竹为足太阳膀胱经穴，与太阳穴均位于眼区，可疏泄眼部郁热而散结；内庭为足阳明经之荥穴，荥穴可泄本经之热；灵骨是董氏穴位，治疗本病有佳效，在日本本穴可被称为偷针眼穴，专用于治疗本病，临床用之确有实效，很多患者仅取用灵骨一穴可治愈本病。

三、操作方法

诸穴均施以泻法。攒竹用透刺法，可透鱼腰或丝竹空；内庭用强刺激重泻手法；灵骨取用健侧穴位，针深 1.5 寸。

四、按语

麦粒肿为眼睑的皮脂腺或睑板腺急性炎症。本病多由化脓性细菌引起，眼睑边缘生小硬结，红肿疼痛，形似麦粒，化脓时可穿破，又名"针眼"、"土疳"，俗称"偷针眼"。相当于西医学的睑腺炎。中医认为本病的发生多因风热相搏，客于胞睑；或因脾胃蕴积热毒，上攻于目所致。本病病位在眼睑。基本病机是热邪结聚于胞睑。

针灸治疗本病初期疗效甚好，多数可在 1～2 次而愈，尤其是刺血疗法对本病作用最效。因点刺出血以清除脏腑经络之邪热，热祛病退。但是对成脓之后用针灸疗效不佳，需转眼科切开排脓。在初起时可用热敷方法治疗，但切忌用手挤压患处，以免脓毒扩散。在患病期间饮食宜清淡，禁用辛辣之物。

第二节　近视

一、刺血治疗方案

取穴 攒竹、丝竹空、阳白、光明、肝俞。

注释 穴位常规消毒，用一次性无菌注射针头在以上穴位区，依次点刺出血，每穴挤出 3～5 滴，每周 2 次，6 次为 1 个疗程，一个疗程后休息 1 周再行下一个疗程。

二、体针治疗方案

取穴 睛明、四白、太阳、风池、腕顺一、腕顺二。

配穴 肝肾亏虚配肝俞、复溜；心阳不足配心俞、膈俞、神门；脾虚气弱配足三里、三阴交、脾俞。

注释 睛明、四白、太阳均位于眼部周围，局部的穴位治疗局部的病，

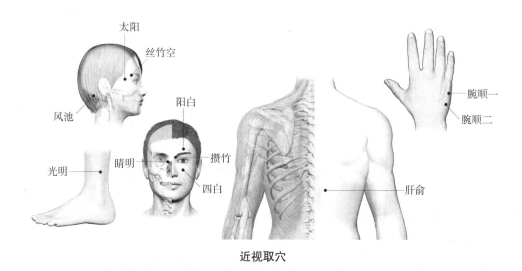

近视取穴

这是穴位最基本的作用。用之可疏调眼部周围之气血，同时可通经活络，益气明目，三穴均是治眼疾的常用穴。风池为足少阳与阳维之交会穴，内与眼络相连，可疏调眼络。腕顺一、腕顺二是董氏穴位，对近视的治疗有很好的治疗功效，其作用原理可能与补肾作用有关，中医有肝肾同源之说，补水则润木，本穴区在董氏掌诊中为肾区范围。

三、操作方法

睛明近于眼球，针刺时应注意固定眼球，缓缓进针，不行提插捻转手法，当出针时按压针孔2～3分钟，以防出血造成眼部周围瘀肿；风池穴应注意把握针刺方向、角度和深度，不可向上深刺，以免刺入枕骨大孔；余穴常规刺。

四、按语

近视是以视近物清晰，视远物模糊为临床特征的眼病。临床上有先天遗传（指高度近视）与后天用眼不当，如光线过强或过弱的情况下用眼造成近视，故又有假性近视与真性近视之分。假性近视属功能性，只要积极治疗，正确使用或矫正眼睛，能够恢复正常视力；真性近视是属器质性近视，往往难以恢复。属于中医学中的"视近怯远症"、"目不能远视"之范畴。

本病的发生常与禀赋不足、劳心伤神和不良用眼习惯有关。本病病位在眼。基本病机是目络瘀阻，目失所养。

若能正确用眼，积极地防护眼睛，则会避免近视的发生。加强宣传和贯彻预防为主的方针，提高青少年对眼保护工作的认识。在治疗的同时，必须注重用眼卫生。在看书、写字、看电视、用计算机等用眼时间较长后，应闭目养神或远处眺望。避免卧床及坐车看书。针灸对轻中度近视、假性近视疗效好，年龄越小，治愈率越高。

传统针灸在近视治疗方面有非常成功的经验，眼保健操的运用、按摩的治疗等，均是从传统针灸系统理论的运用，穴位也均以十四经穴为主。

第三节 斜视

一、刺血治疗方案

取穴 太阳穴。

注释 点刺放血拔罐法。穴位常规消毒，用一次性无菌注射针头点刺，加拔火罐，每次出血5～10毫升。每周1次，连用3次为1个疗程。

二、体针治疗方案

取穴 风池、睛明、光明、下三皇。

配穴 内直肌麻痹配攒竹、足三里；外直肌麻痹配瞳子髎、内关；上直肌麻痹配鱼腰、臂臑；下直肌麻痹配承泣；上斜肌麻痹配阳白、臂臑；下斜肌麻痹配球后、鱼腰。

注释 目系"上出于脑，后出于项中"。故取项后风池以祛风活络，调目系；睛明穴属于手太阳经、足阳明经、阳

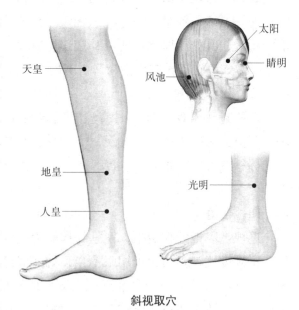

斜视取穴

跷、阴跷五脉之交会穴，用之可通调五经之气血。其穴并处于眼睛之部位，可直舒眼部之气血。针刺睛明穴可调节眼肌的舒缩功能；光明穴为足少阳胆经之络，别走于足厥阴肝经，用之可清肝泻胆，化瘀通络；下三皇是董氏一组重要穴位，其功效主要补肾气。临床刺之本穴组治疗斜视疗效甚佳，根据临床统计用下三皇穴组治疗斜视有效率达60%以上，因此有效地提高了针灸

对斜视的治愈率。

三、操作方法

风池穴应注意掌握针刺的方向、角度和深度，切忌向上深刺，以免刺入枕骨大孔；睛明针刺时将眼球推向外侧并进行固定，缓慢进针，靠近眶缘处直刺0.5~0.8寸，不可提插，起针时要按压针孔1~2分钟，以免出血造成眼部瘀胀；其他穴位常规刺。

斜视是以双眼注视目标时黑睛向内或向外偏斜为特征的眼病。中医学中称为"睊目"、"风窜偏视"、"双目通睛"。两眼向内对视，称为"对眼"，向外斜视称为"斜白眼"。以儿童为多见。根据不同的原因，可分为共转性斜视与麻痹性斜视两大类。

四、按语

中医学认为，本病的发生有内外因之分。外因多系脾胃之气不足，经脉空虚，正虚邪入，风邪乘虚侵袭目系拘急而成；或头面外伤，经络受伤而致；内因多因素体虚弱，致肝肾素亏、精血不足，不能上注于目，目系失养，目珠维系失调，而致斜视。

针灸对斜视疗效肯定，尤其对病程短的疗效作用更佳。但对麻痹性斜视患儿须查明引起麻痹的原因，对有占位性病变以及感染外伤等所引起者，要针对原发病治疗。对斜视患儿不宜在床前放置颜色鲜艳的物品，以免患儿长期注视而引起眼外肌疲劳，加重症状。多鼓励患儿参加户外活动，以调节机体的整体功能。

第四节　视神经萎缩

一、刺血治疗方案

取穴　太阳、阳白、风池、尺泽、肝俞。

注释　用点刺放血法。穴位常规消毒，用一次性无菌注射针头对准所选穴位，依次点刺出血，或挤压或加拔火罐使之出血。出血量宜控制在50毫升左右，本病要求出血量宜多，一般7~10天1次，连用3次为1个疗程。

二、体针治疗方案

取穴　球后、睛明、风池、三叉一、肾关。

配穴　肝气郁结配太冲、侠溪；气血瘀滞配膈俞、太冲；脾胃虚弱配足

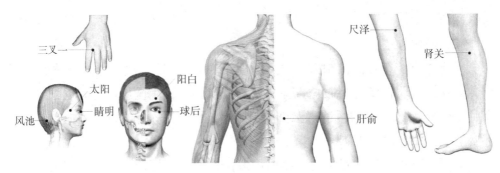

视神经萎缩取穴

三里、三阴交；肝肾亏虚配太溪、肝俞、肾俞。

注释 球后、睛明均处于眼部，是治疗眼疾的常用要穴。球后与睛明二穴，对本病则有甚效，其用是通调眼部之气血，直接发挥治疗作用；风池属足少阳胆经，内通目系，可通络明目；三叉一处于食指与中指叉口之中央处，主要以治疗眼睛疾患为主，尤其对本病的治疗作用更佳；肾关为董氏要穴，大补肾气。治疗本病当以补肾为本，因肾为肝之母，补肾即可以养肝，肝木得养，其目自明，用之本穴是养精明目之用，以治其本。

三、操作方法

球后、睛明均处于眼球之周围，操作应特别注意小心，以防止伤及眼球及眼部大血管，且忌提插。治疗本病时针刺深度要适当深刺，尤其是球后穴宜深，可针刺1.5～2.0寸深，针刺时沿眼眶下缘，从外斜向内下，向视神经孔方向刺入；风池穴应把握好进针的方向、角度和深浅，最好能使针感向眼部传导；余穴常规刺。

四、按语

视神经萎缩是指视神经纤维在各种病因影响下发生变性和传导功能障碍。临床以视力功能损害和视神经乳头苍白为主要特征。本病严重影响视力，致盲率极高。在临床上根据视乳头改变，将其分为原发性和继发性两类。

视神经萎缩属于中医学中"青盲"、"视瞻昏渺"等范畴。本病在祖国医学中记述甚早。如《外台秘要方》载曰："青盲者，谓眼本无异，瞳子黑白分明，直不见物耳。"其病因一般认为是由肝肾亏损或七情所伤。盖肾为水脏，系先天之本，先天亏损则不能养木；肝开窍于目，木失养则肝血虚而不能上注于目。本病病位在眼。基本病机是精血虚乏、神光不得发越于外；或脉络瘀阻，精血不能上荣于目。

视神经萎缩属于难治性疾病，目前为止尚无满意的疗法，本病是导致失明的一个重要原因。针灸治疗本病有一定的疗效，可控制病情的进展，提高视力，延缓致盲等方面有重要的作用。但需要坚持较长时间的治疗，方能达到治疗效果。在治疗期间注意生活起居规律，调节情志，保持乐观的心态，不过劳，尤其注意眼睛的养护。

第五节　目赤肿痛

一、刺血治疗方案

取穴　耳尖、耳背、太阳。

注释　穴位常规消毒。用一次性无菌注射针头分别点刺出血。取耳尖穴连其耳背的瘀络一同刺之，首先按揉使其充血，然后再点刺出血，耳尖刺血5～10滴即可；太阳穴处刺血时将其皮肤捏起刺之，使出血量在2～3毫升，多数1～3次可愈。

太阳为经外奇穴，点刺出血，可疏通组织的血液循环，而收祛风活血、清热明目之效。《玉龙歌》云："两眼红肿痛难熬，怕日羞明心自焦，只刺睛明鱼尾穴，太阳出血自然消。"耳尖、耳背刺血，有退热、消炎、镇静、止痛作用。刺血治疗本病作用甚效，许多患者经1次刺血即可而愈。

二、体针治疗方案

取穴　睛明、太阳、合谷、上白。

配穴　风热外袭配外关、少商；热毒炽盛配大椎、内庭；肝胆火盛配行间、侠溪。

注释　睛明处于眼部，为足太阳与阳明经交会穴，能宣泄眼部之郁热，有通络明目作用；太阳位于眼旁，可疏泄眼部之郁热；合谷清热解毒，疏阳明经邪热；上白应用于眼科的治疗非常广泛，可用

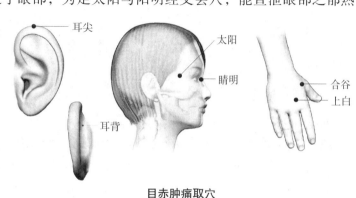

目赤肿痛取穴

于角膜炎、结膜炎、眼痒、眼干、散光、迎风流泪等眼疾。

三、操作方法

睛明穴操作宜仔细，穴近于眼球，针刺时将眼球向外侧固定，轻柔进针，忌提插手法，出针按压针孔2～3分钟，防止出血；风池穴注意把握针刺方向、角度和深度，切忌向上深刺，以免刺入枕骨大孔；余穴常规针刺。

四、按语

目赤肿痛是指由于化学、物理等因素刺激或微生物侵犯而发生有眼结膜炎症反应，是一种传染性很强的疾病。相当于西医学中的结膜炎，有急性和慢性之分，急性结膜炎多发生于春秋季节，也可因各种病毒感染，造成流行性结膜炎；慢性结膜炎多系急性结膜炎失治转变而成。在中医学中称为"天行赤眼"、"风热眼"、"暴发火眼"等，俗称为"红眼病"。

本病多因感受时邪疫毒或肝胆火盛，以致经脉闭阻、血气壅滞而成。本病病位在眼。基本病机是热毒蕴结目窍。

祖国医学对本病有较早的认识，针灸治疗也有着丰富的实践经验。《审视瑶函》载"天行赤热，时气流行，三焦浮燥""痰火热病，尔我传染不一"。在《银海精微》中载有："天行赤眼者，谓天地流行毒气，能传染于人。"《针灸大成》中对本病的治疗已有详细的记载"上暴赤肿疼痛，攒竹、合谷、迎香"。由此可见，无论在理论方面的认识，还是在治疗方面的经验，皆与现代医学相一致。近代针灸治疗目赤肿痛的配穴方法，也是由古人经验的基础上发展而来的，针灸治疗本病疗效肯定，可迅速缓解病情，因本病为传染性疾病，所以在发病期间不要去公共场所，防止传染，引起流行。在患病期间要注意休息，保证充足的睡眠，减少视疲劳，少食辛辣之物，并且要注意眼部卫生。

第六节　耳鸣、耳聋

一、刺血治疗方案

取穴　少泽、外踝周围瘀络、耳尖、耳背。

注释　点刺放血。穴位常规消毒，用一次性无菌注射针头依次点刺出血，可挤捏或加拔火罐出血。出血量为3～10毫升，急性期3～5天1次，慢性患者7～10天1次。虚证刺血量宜少，实证刺血量宜多。

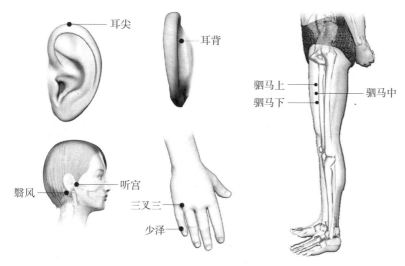

耳鸣、耳聋取穴

刺血疗法，可排出体内瘀滞，扶正祛邪，增强免疫，改善微循环，本方刺血，可疏风泻火、聪耳开窍、清肝利胆。

二、体针治疗方案

取穴　听宫、翳风、三叉三、足驷马。

配穴　肝胆火盛配行间、侠溪；肾气亏虚配下三皇、太溪、关元；风邪外袭配外关、合谷；痰火郁结配丰隆、内庭；气滞血瘀配太冲、膈俞。

注释　听宫为手太阳经与手、足少阳之交会穴，三经皆直接通于耳内，具有聪耳通窍、疏散风热、通经止痛功效，用于治疗突发性耳鸣、耳聋疗效显著，有治疗耳疾"第一穴"之称。是历代治疗耳疾之要穴。翳风为手少阳经穴，手少阳经从耳后入耳中，出走耳前，在古代手少阳经有耳脉之称，专调耳部之气血，用之可疏导少阳经气，泻三焦之火而清耳窍。三叉三、足驷马均是董氏要穴，足驷马治症甚广，是调治肺气之主穴，并且治疗鼻病、皮肤病、耳病作用甚效。本组穴位对其耳病无论虚实皆可调之。三叉三在三焦经上，其用也是根据经脉所行之用，用之既可泻三焦之火，又能补肾，能补虚又泻实。

三、操作方法

实证泻之，虚证补之。听宫张口取穴，进针1寸左右；翳风针刺时针尖向耳廓内方向进针；三叉三、足驷马常规刺。急性患者每日1次，慢性患者隔日1次，留针30分钟，10次为1个疗程。

四、按语

耳鸣、耳聋是听觉异常的症状。耳鸣是听觉功能紊乱产生的一种症状，自觉耳内鸣响，如蝉如潮，以妨碍听觉为主症；耳聋以听力减退或听觉丧失为主症。临床上耳鸣、耳聋既可单独出现，亦可先后发生或同时并见，故一并论述。

本病的发生多因暴怒、惊恐而致肝火上逆，少阳经气闭阻或外感风邪，壅遏清窍均可致耳鸣、耳聋；或因肾气弱、精气不能上达于耳则可致虚证耳鸣、耳聋。前者为实证，后者为虚证，本病病因虽然复杂，但不出于虚实二证，故在临床施治时，当以此为要，虚证以益精补肾为主。实证以清泻肝胆为主。本病病位在耳。基本病机是邪扰耳窍或耳窍失养。

针灸治疗耳鸣、耳聋，记载甚早。《内经》中已有详细的论述，如《灵枢·厥病》载："耳聋无闻取耳中……耳聋，取手小指次指爪甲上与肉交者；先取手，后取足。"《灵枢·口问》载："耳者宗脉之所聚也，故胃中空则宗脉虚，虚则下溜，脉有所竭者，故耳鸣，补客主人，手大指爪甲上与肉交者也。"《针灸甲乙经》载："聋，翳风及会宗、下关主之。耳聋无闻，天窗主之。"由此可见，历代医家不但对本病病因有了全面的认识，并且用针灸治疗也积累了丰富经验。

临床实践证明，针灸治疗本病的疗效是肯定的。但要掌握适应证，对鼓膜损伤、先天性耳聋、动脉硬化而引发的耳聋、耳鸣非针灸所能治疗，需积极治疗原发疾病，所以在治疗时应明确诊断。在治疗期间调适生活，生活因素和精神因素对耳鸣、耳聋的恢复有重要意义。应避免过度劳累，节制房事，保持舒畅的心情，避免嘈杂的环境。

第七节　鼻渊（各种鼻炎）

一、刺血治疗方案

取穴　肺俞、太阳、印堂、足三里。

注释　用刺血拔罐法。穴位常规消毒，用一次性无菌注射针头在所选穴位处，依次点刺出血，当血止后拔罐5～10分钟，出血量为5～30毫升，根据年龄、体质、病情而定，每周1次，3次为1个疗程。

二、体针治疗方案

取穴 迎香、鼻通、印堂、合谷、足驷马。

配穴 外感风寒配列缺、风池；外感风热配曲池、外关；气滞血瘀配膈俞、通天；肺气虚配太渊；肺经风热配尺泽、少商；胆腑郁热配阳陵泉、侠溪。

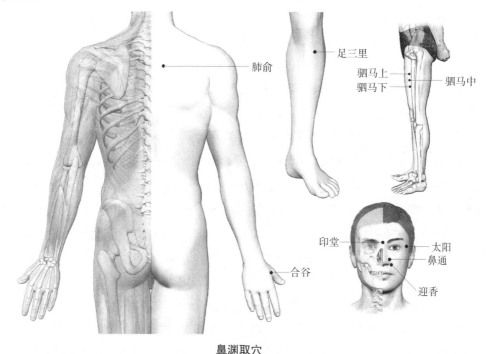

肺俞

足三里

驷马上
驷马下
驷马中

印堂
太阳
鼻通
迎香

合谷

鼻渊取穴

注释 迎香为手足阳明经之会穴，手阳明大肠经"上挟鼻孔"。足阳明胃经"下循鼻外"其穴位鼻旁，通利鼻窍，是治疗一切鼻病之要穴。鼻通为经外奇穴，又名上迎香，其穴位于鼻根，醒鼻通窍。印堂位于鼻上，归属督脉，督脉沿前额下行鼻柱，直接通于鼻，是经络所行之用，能通利鼻窍。三穴均是治疗鼻渊之要穴，并处于鼻子周围，三穴之用也是靳三针之鼻三针。合谷乃为手阳明经之原，善治头面诸疾，历有"面口合谷收"之用。足驷马是董氏之穴，主治肺部之疾，因肺开窍于鼻，足驷马对鼻部各病皆有特效。诸穴合用，远近相配，疏风宣肺，调和营卫，通利鼻窍。

三、操作方法

迎香穴向鼻翼部斜刺；鼻通穴向上斜刺 0.3～0.5 寸，不宜直刺或斜刺过深，以免针体进入口腔；针刺印堂时将局部皮肤捏起，沿皮从上垂直向下平刺达鼻根部；余穴常规刺。

四、按语

鼻渊是以鼻流腥臭浊涕、鼻塞、嗅觉减退为主症的一种病证，又称"鼻漏"、"脑漏"。本病发生的主要原因多为外感之邪与伏郁之热相结，熏蒸清窍；或因肺气虚寒，津液不得下降，留滞于空窍而形成。其主要症状为鼻塞、流涕（或浓或稀）、嗅觉减退、头昏、头痛等表现。相当于西医学中的急、慢性鼻炎，急、慢性鼻窦炎和副鼻窦炎等疾病。

在中医学中对本病的认识非常早，在《内经》时期已有了较为成熟的认识，如《素问·气厥篇》载："鼻为肺窍，又曰天牝，则辛頞鼻渊。鼻渊者，浊涕下不止也。"《景岳全书》中云："鼻为窍，又曰天牝，乃宗气之道……若其为病，则窒塞者谓之鼽，时流浊涕而或臭者谓之鼻渊，又曰脑漏。"古人不仅对本病在发病机制方面认识深刻全面，而且对针灸治疗运用也有着丰富经验。如《资生经》载："王执中母氏，久病鼻干有冷气……后因灸绝骨而渐愈。执中亦患此，偶因绝骨微痛而著灸，鼻干亦失。"又如《针灸甲乙经》载"鼻鼽不利，窒洞气塞……迎香主之"。《针灸大成》载"鼻塞……合谷、迎香"。目前这些经验依然在临床中广为应用，为临床治疗起到了重要的指导作用。

鼻渊一病，针灸治疗效果良好，尤其对急性患者效果显著，对改善症状作用迅速，针之即效。慢性患者疗程长，需要患者坚持治疗；急性患者需适当休息，多喝温开水，少食辛辣之物；对过敏性鼻炎要积极查找过敏源，避免接触，积极锻炼身体，增强抵抗力。平时预防感冒的发生，积极治疗上呼吸道疾病。

第八节　鼻衄（鼻出血）

一、刺血治疗方案

取穴　少商、大椎、委中、上星。

注释　用点刺放血法。上述穴位根据病情可以单独选用，也可以联合取用。常规消毒，用一次性无菌注射针头对准所选穴位处刺之出血。出血量不宜太多，每穴出血数滴即可。笔者在临床多以上星穴和少商穴合用，其效非常满意。

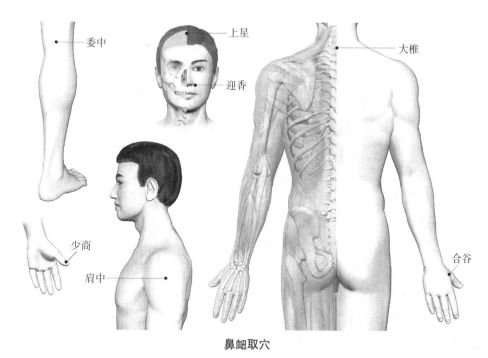

鼻衄取穴

二、体针治疗方案

取穴　迎香、上星、合谷、肩中。

配穴　肺经郁热配尺泽、少商；胃热炽盛配内庭；肝火上炎配行间、侠溪；阴虚火旺配照海；脾气虚弱配足三里、三阴交。

注释　迎香为手足阳明之会穴，处于鼻旁，针刺迎香可直接疏鼻部之气血，又能作用于肺、大肠和胃，不仅是治疗鼻衄之主穴，也是统治鼻病之要穴。早在《铜人腧穴针灸图经》记载"迎香治鼻有息肉，不闻香臭，衄血"。上星是督脉之穴，督脉为阳脉之海，阳热亢盛，迫血妄行，刺之上星穴清泄督脉，以解亢盛热邪，则使鼻出血而立止。本穴是历代治疗鼻衄常用要穴。《世医得效方》中曾云"鼻出血不止，名脑衄，灸上星五十壮"。合谷为手阳明大肠经原穴，可清头面之热，而鼻衄止，自有"面口合谷收"。肩中是董氏奇穴四四部位最重要的穴位，治症广泛，疗效突出，对鼻出血也有良好的治疗作用，尤其对老年人血管硬化所致的鼻出血最效，是针对性的治疗。

三、操作方法

均用泻法。迎香向鼻根方向透刺；上星向神庭方向沿皮刺0.3～0.5寸；肩中穴针刺不宜超过1寸深，以免伤到滑囊，扎针后手臂不可大幅度移动，避免万一针到滑囊再因移动而划裂更大。

四、按语

鼻衄是指鼻腔不因外伤而出血的病证。在中医学中还被称为"鼻红"、"鼻洪"。相当于西医学中的鼻出血。鼻衄这一病名出现甚早，早在《内经》中对其病因、治疗已有较详细的记载。如在《灵枢·经脉》载"胃足阳之脉……衄衄"。《灵枢·百病始生》中云"阳络伤则血外溢，血外溢则衄血"。《灵枢·杂病》载"衄血不止衃，血流，取足太阳……不已，刺腘中出血"。在隋代的《诸病源候论》中也有论述："凡血与气内荣脏腑，外循经络，相随而行于身，周而复始。血性得寒凝涩，热则流散。而肺气之所生也，肺开窍于鼻，热乘于血，则气也热也。血气俱热，血随气发出于鼻，为鼻衄。"由此可见，历代医家已经完全掌握了鼻衄发病之病因，以及针刺技术。

鼻衄的发生常与外感风热、过食辛辣、情志不畅等因素有关。本病病位在鼻窍。基本病机是热伤鼻络，迫血妄行。

针灸对单纯性鼻出血疗效满意。对复杂性鼻出血、继发性鼻出血应查明原发病，如鼻中隔偏曲、肿瘤、高血压、动脉硬化、凝血障碍性血液病、肝硬化等疾病，应积极治疗原发病。对血液病引起的鼻出血慎用针刺法，所以针刺前应明确诊断。当出血急、出血量大时应采取综合措施，以免延误治疗，发生意外。在治疗期间避免过劳，少食辛辣香燥之品，少挖鼻孔，多食富含维生素的食物。

第九节　咽喉肿痛

一、刺血治疗方案

取穴　少商、商阳、肺俞。

注释　上述穴位根据病情可以单独选穴，也可以联合取用。穴位常规消毒。用一次性无菌注射针头对准穴位点刺出血。点刺少商、商阳时应先局部按揉使其充血，再行点刺；点刺肺俞时加拔火罐。实证出血量宜多，虚证出血量宜少。急性患者每日1～2次，中病即止，慢性患者每日1次或隔日1次。

少商穴为手太阴肺经的井穴，点刺出血，可清泄肺热，为治疗咽喉之疾之主穴。《十四经要穴主治歌》云："少商惟针双鹅痹，血出喉开功最奇。"《胜玉歌》中言"颔肿喉闭少商前"。商阳为手阳明大肠经的井穴，阳明经多气多血，点刺出血可清泄阳明之邪热。《针灸大成》云："商阳穴主口干颐颔肿。"肺俞是肺的背俞穴，刺血拔罐，能疏风解表、清热利肺。

二、体针治疗方案

1. 实证

取穴　曲池、合谷、足千金、足五金。

配穴　外感风热配风池、外关；肺胃热盛配内庭、鱼际；痰瘀互结配丰隆、太冲；扁桃体肿大配外三关；急性疼痛配土水；慢性疼痛配火主。

注释　曲池、合谷均为手阳明大肠经之穴，阳明经为多气多血之经，用之有清热祛风、调和营卫的作用，两穴合用尤其对头面之疾作用佳。临床中有"头面耳目口鼻疾；曲池、合谷为之主"之说。曲池为手阳明经之合穴，能宣行气血、清热解毒；合谷为手阳明经原穴，其性能升能散，又能清气分之热。而头为诸阳经之所会，禀清阳之气，开清窍于上，善治上焦之邪。二穴合用故治此病甚效。足千金、足五金是董氏一组要穴，对咽喉均有治疗作用，主要用于扁桃体炎、喉炎、甲状腺肿及喉咙生疮，也可以在这一部位刺血治疗咽部疾病。

操作方法　均施以泻法，常规刺，每日1次，急性病症可每日2次。

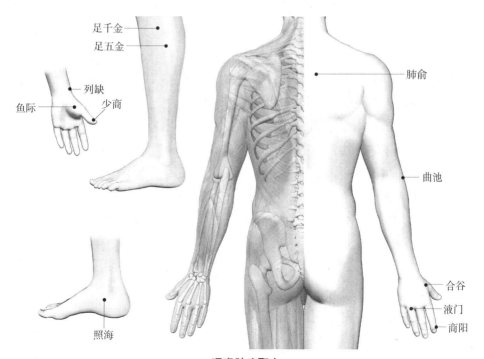

咽喉肿痛取穴

2. 虚证

取穴 列缺、照海、鱼际、液门。

配穴 咽部干痒配足千金、足五金；肺阴不足配肺俞，太渊；阴虚火旺配太溪、三阴交。

注释 列缺属于手太阴肺经之络穴，又为八脉交会穴之一，通任脉。照海属足少阴肾经，也是八脉交会穴之一，通阴跷脉，二穴相配，为八脉交会之用。"列缺任脉行肺系，阴跷照海膈喉咙"。列缺泻肺火，照海滋肾水，一泻火，一补水，水上火祛咽喉滋润。鱼际为手太阴经之荥穴，可清肺热，利咽喉。《针灸大成》曰："鱼际穴主喉中干燥。"液门为手少阳三焦经之荥水穴，用之可清泻三焦之火，消肿利咽喉。

操作方法 用补法或平泻法，列缺、照海针刺得气后配合做吞咽动作，疗效更佳，余穴常规刺。

三、按语

咽喉肿痛是指以咽喉部红肿疼痛、吞咽不适为主症的一种病证，是多种疾病的一种表现症状，可见于西医学中的急、慢性咽炎，急、慢性扁桃体炎，扁桃体周围脓肿，咽旁脓肿，急、慢性喉炎等疾病，一般统称为上呼吸道感染。相当于中医学中的"乳蛾"、"嗌肿"、"嗌痛"、"嗌干"、"咽喉干燥"、"声嘶"、"喉喑"等范畴。

咽喉肿痛的发生常与外感风热、饮食不节和体虚劳累等因素有关，本病病位在咽喉，基本病机是火热或虚火上灼咽喉。

咽喉肿痛是临床中的常见病、多发病，易反复发作，尤其是慢性患者，缠绵难愈，西医学往往仅治其标，难治其本。针刺治疗多标本兼治，一般针之即效，一定要重视刺血疗法，刺血疗法是获效的重要手段。平时加强保护咽部，避免有害气体的不良刺激，在治疗期间忌食辛辣刺激性食品，禁烟酒，多饮水。避免大声、过度讲话，加强体育锻炼，增强体质。

第十节 牙痛

一、刺血治疗方案

取穴 胃火牙痛：厉兑、商阳；风火牙痛：少商、商阳；虚火牙痛：少商、涌泉。

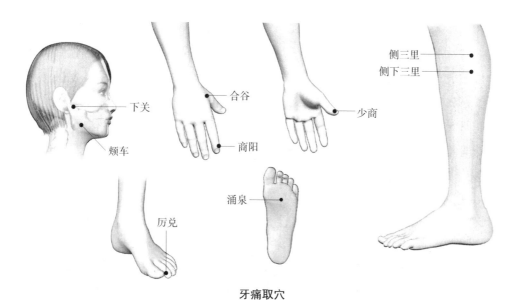

牙痛取穴

注释　根据患者病症选穴，点刺放血法，用一次性无菌注射针头在所取穴位点刺放血，实证出血量宜多，一般需十几滴血；虚证出血量宜少，一般3~5滴，每日1次，中病即止。若能正确辨证选穴，一般针之即效。

二、体针治疗方案

取穴　合谷、下关、颊车、侧三里、侧下三里。

配穴　风火牙痛配翳风；胃火牙痛配内庭；虚火牙痛配太溪；龋齿牙痛配偏历；上牙痛配内庭；下牙痛配二间。

按语　手阳明入下齿中，足阳明入上齿中。故取手阳明经原穴合谷，其脉入上齿中，合谷穴是治疗头面五官疾病"第一要穴"。《杂病穴法歌》云："头面口鼻病，曲池合谷为之主。"《四总穴歌》云"面口合谷收"。下关、颊车为局部取穴，均为足阳明胃经之穴，是治疗牙痛之效验穴，刺之既可疏调足阳明经之气血，又能直接通畅局部之瘀滞。侧三里、侧下三里是董氏穴位，可适用于各种牙痛的治疗，并且对三叉神经痛也有很好的治疗效果，是笔者治疗这类疾病的常用主穴。本方具有疏通经气，利齿止痛之功。当然根据患者具体病症配穴也不容忽视，是获得疗效的一个重要方面。故在临证时，应据患者的具体病情辨证加配相关穴位。

三、操作方法

若是虚火痛时可选用平补平泻法，其余均用泻法，颊车向前斜刺0.5~1.0寸，余穴常规刺，急性疼痛可每日2次。

四、按语

牙痛是指牙齿因各种原因引起的疼痛，是口腔疾病中最常见的疾病，因此在日常生活中有"牙痛不算病，疼起来不要命"之说。这说明本病甚为常见，不被人们所重视，但却给患者造成很大痛苦的一种痛证。

牙痛一证，在中医学中有虫牙痛和火牙痛之分。火牙痛又有风火牙痛、胃火牙痛之分。其病因多为外感风火邪毒，过食膏粱厚味、体弱过劳等因素有关。本病病位在齿。基本病机是风火、胃火或虚火上炎所致。

民间有"牙痛方一大筐"之说。这说明治疗牙痛的方法甚多，但作用疗效不佳，用针灸治疗牙痛，确有良好的疗效，针刺具有快速止痛消炎的作用，效果极佳，是非常好的一种治疗方法，一般针之即效。但对于龋齿痛仅能达到暂时止痛的作用，多需牙科进一步的处理。平时应注意口腔卫生，避免咀嚼过度的硬物和冷、热、酸、甜等刺激性食物，对于反复发作顽固性的牙痛要注意和三叉神经痛相鉴别。

十四经穴治疗牙痛有着丰富的临床治验，疗效确定。手阳明大肠经在古代被称为齿脉，主要用于牙齿的病变。本经的许多穴位对牙痛的治疗确有很好的实效性，临床治疗时可据病情调配相关穴位。在董氏奇穴方面，笔者临床运用最多的穴位就是侧三里及侧下三里，其次是灵骨及四花外穴。

第十一节　口舌生疮

一、刺血治疗方案

取穴　金津、玉液、太阳、四花中。

注释　以上穴点均为刺血常用穴位，操作时常规消毒。金津、玉液刺血方法：首先让患者将舌头抬起，选择较粗大、最明显的静脉速刺，使其出血，出血完毕后，用淡盐水或0.9%的生理盐水漱口；太阳穴常规针刺，使之出血3~5毫升，每周2次，适宜于溃疡比较多的患者；也可以在四花中穴点刺放血。

二、体针治疗方案

取穴　劳宫、照海。

配穴　实证配内庭；虚证配太溪；上唇溃疡配人中、地仓；下唇溃疡配承浆、颊车；舌部溃疡配廉泉；面颊部溃疡配颊车、地仓。

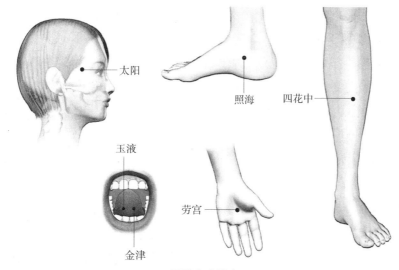

口舌生疮取穴

注释　《素问》所言"诸痛痒疮皆属于心"。劳宫穴为手厥阴心包经之穴，心包代心用事，故用心包之穴可以治心之疾，劳宫穴为荥火穴，"荥主身热"，刺之可以泻火，当取劳宫可起泻心火、疏通舌络、止痛的作用，用治口舌生疮、溃疡。《针灸大成》中云："口中生疮，承浆、劳宫。"《十四经要穴主治歌》中说："痰火胸痛刺劳宫，小儿口疮针自轻。"照海为足少阴肾经穴，又为八脉交会穴，通于阴跷，可滋补肾水，有"滋阴第一穴"之称。用之达壮水之主以制阳的效果，足少阴肾经从经脉循行来看，肾经挟舌本而行，故用之可荣养舌窍，直达舌咽。二穴合用，一祛心火，一补肾水，使心肾协调，口疮自愈。

三、操作方法

实证用泻法，虚证用平补平泻法，常规刺。

四、按语

口疮是以口腔内的唇、舌、颊、上腭等处黏膜发生单个或多个溃疡，以灼热、疼痛为特征的疾病，又称"口糜"、"口疳"。本病的发生常与过食辛辣厚味、嗜饮醇酒、外感风火燥邪、病后劳损等因素而引起。本病病位在口舌，基本病机是火热上炎于口舌。

本病相当于西医学中溃疡性口炎、复发性口疮等疾病，多易反复发作。在西医治疗中尚无特效药物，用针灸治疗取效甚佳，具有效速、治本之作用。针刺治疗可以通过调节神经、内分泌功能而起到消炎、镇痛的作用，通过调节免疫功能，减轻或减少本病的复发。对于顽固性反复发作的口腔溃疡性疾病，要排除干燥综合征、白塞氏病等器质性疾病。平时要注意口腔卫生；少食辛辣、肥甘之物，戒烟酒，多食富含维生素的食品；避免急躁之情绪，保持平和的心态；加强体育锻炼，增强体质，提高免疫力。

第六章　皮肤科病证

第一节　斑秃

一、刺血治疗方案

取穴　阿是穴（斑秃局部）。

注释　常规消毒，用梅花针从脱发区边缘开始，呈螺旋状向中心区均匀叩刺，施以中度叩刺法，叩至皮肤发红或出现散在出血点为度。叩刺完毕可用艾条行局部温灸，行环状灸或雀啄灸，或加神灯15～20分钟，隔日治疗1次，10次为1个疗程。当局部已有稀疏新发生长时，改用轻叩法。

用梅花针治疗斑秃早有记载。《医宗金鉴》云："宜针砭其光亮之处，出紫血，毛发庶可复发。"叩刺患处能使其血脉流通，疏通经络，活血化瘀，达到活血生新的作用。当加用艾条局部温灸，可具有温通经络，活血化瘀，促进局部组织代谢。

二、体针治疗方案

取穴　百会、足三里、膈俞、生发穴、阿是穴。

配穴　气血两虚配气海、血海；肝肾不足配三阴交、太溪；血虚风燥配风池、曲池；气滞血瘀配太冲。

注释　头为诸阳之会，百会为足太阳经与督脉交会穴，其穴近于脱发患区，疏通局部经络气血；足三里为足阳明之合穴，足阳明经多气多血，刺之能补气养血调理气机，养血润发；膈俞为八会之血会，刺

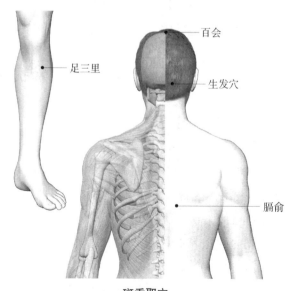

斑秃取穴

之可祛瘀活血；生发穴在天柱穴上1寸，本穴是治疗斑秃的经验穴；阿是穴用之可直接疏导局部经气，促进新发生长。

三、操作方法

阿是穴用法是从脱发区边缘向中心沿皮刺；膈俞不可直刺、深刺，以免伤及心肺脏器；余穴常规刺。

四、按语

斑秃是指头部毛发突然发生斑状脱落的病症，严重者头发可全部脱落，属于中医学的"油风"，俗称"鬼剃头"。本病主要表现为头发呈斑片状脱落，无自觉症状或轻微瘙痒，轻者仅有一处脱发区，重者有数处或多处融合成大片脱落，本病以青壮年多见。

中医认为本病的发生是由肝肾不足，营血不能荣养皮肤，致毛孔开张，风邪乘虚袭入、风盛血燥，或肝气郁结、气机不畅，以致气滞血瘀、发失所养而成。本病病位在头部毛发，基本病机为精血亏虚或气滞血瘀，血不养发。

针灸对本病有较好的疗效。但宜早期治疗，如果病久，则效不佳，不仅增加治愈的难度，还会增加反复发作的概率。尤其重用局部叩刺法，对本病具有肯定的疗效，在民间用鲜姜反复涂患处治疗本病运用广泛，临床用之也确有良好的实效。多与局部叩刺法合用，可明显加快治疗时间。本病的发生与情绪、过度劳累有重要的关系，因此作息要有规律性，保证充足的睡眠，若有失眠，及时治疗，且忌疲劳过度。每天保持舒畅快乐的心情，避免各种压力，忌焦躁、忧虑不良情绪。

第二节　带状疱疹

一、刺血治疗方案

取穴　阿是穴。

注释　用刺血拔罐法。穴位区常规消毒，用梅花针叩击皮损处至皮表微出血。手法宜用轻、中度手法，均匀叩击患部，然后加罐2~3分钟，隔日1次，也可用一次性无菌注射针头将水疱点刺。

刺血疗法具有泻火解毒、活血化瘀、消肿止痛、调和气血的功效，通过刺血可排出局部代谢废物，调动机体内的抗炎因素，增加炎症组织的白细胞吞噬能力，减轻病理性刺激而达到治疗目的。

二、体针治疗方案

取穴 龙眼、阿是穴。

配穴 病在头面部发病配曲池、合谷；病在胸胁及侧腹部配阳陵泉、支沟；背部配委中；腰腹部配带脉、足临泣；热盛配合谷、曲池；湿盛配阴陵泉、足三里；血瘀阻络配血海；肝经郁热配行间、侠溪。

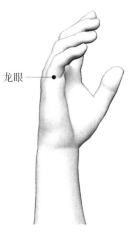

龙眼

带状疱疹取穴

注释 龙眼为经外奇穴，位于手小指尺侧第二指关节的横纹尽头，尺侧的赤白肉际处，处于小肠经脉中，是治疗带状疱疹的经验效穴。临床运用疗效肯定，针刺本穴能清热利湿、活血化瘀，止痛功效，有针下疼痛立止之功。阿是穴针刺，具有活血通络、祛瘀泻毒之功。

三、操作方法

龙眼穴取穴时嘱患者握拳取之，直刺0.2～0.3寸，施以捻转手法，强刺激，出针后不按压针孔，任其出血几滴；阿是穴用围刺法，在疱疹带的头、尾各刺一针，再在疱疹带的两边病区范围针刺1～3针，均向疱疹带中央沿皮平刺。每日1次，每次留针20分钟。

四、按语

带状疱疹是由水痘—带状疱疹病毒感染引起的一种皮肤病，以沿身体单侧神经分布区的局限性疼痛及相应区域内出现排列成束状簇集水疱为特征的特异性皮肤损害。因其多发于腰部，故又名"缠腰火丹"。在中医学还被称为"蛇丹"、"蛇串疮"、"蜘蛛疮"、"火带疮"等病名。

本病多因脾湿久困、肝胆经外受风热毒邪，或肝气郁结、久而化火，以致肝胆火盛、湿热蕴蒸，溢于肌肤脉络发为疱疹。本病病位主要在肝、脾两经。基本病机是火毒湿热蕴蒸于肌肤、经络。

针灸治疗带状疱疹不仅有迅速止痛之效，并且可以短时而愈。若发病早期选用针灸治疗，多数可在3～5天而愈。在民间有用薄棉灸法治疗本病的记载，这一方法的临床运用，疗效也十分可靠，尤其适用疾病初发期，水疱较多，疱疹尚未破的患者，一般经1～2次治疗疱疹结痂。总而言之，针灸治疗带状疱疹非常满意，是值得推广运用的一种理想方法。在治疗期间注意休息，多饮水，宜清淡饮食，忌辛辣、油腻、鱼虾、牛羊肉等食物。

董氏奇穴治疗本病方面笔者尚无更优势的经验，故仅从十四经方面论述。

第三节　痤疮

一、刺血治疗方案

取穴　耳尖及耳背瘀络、大椎、肺俞。

注释　常规消毒，耳尖穴针刺前先按揉耳廓，然后将患侧耳廓自耳房对折，用一次性无菌注射针头对准针刺部位点刺，挤压使其出血3～5滴；再在耳背寻找瘀络，将瘀络一一刺之，后用消毒干棉球按压止血。大椎、肺俞均用一次性无菌注射针头点刺出血，并加拔火罐，留罐5～10分钟，隔日1次，10次为1个疗程。

痤疮点刺出血有肯定的临床疗效。在上述穴位进行刺血，使恶血排出，起到疏通经络、调节气血、协调阴阳的作用。临床上根据"耳，宗脉之所聚也"、"十二经脉、三百六十五络，其气血皆上面而走空窍"、"血实宜决之，菀陈则除之"的理论，刺耳尖耳背出血，可泄血中郁热，使郁热得解，经络畅通。大椎是督脉与六条阳经的交会穴，可调整人体诸阳之气，宣泄阳热。

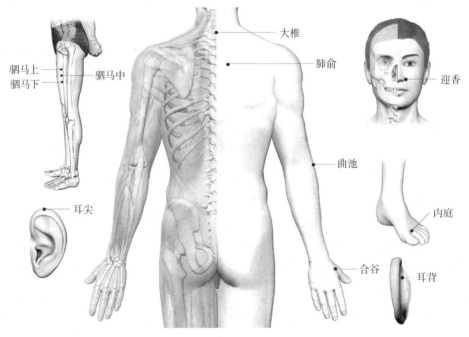

痤疮取穴

肺俞为肺之脏腑气血输注之处，有宣泄肺气之功，改善皮毛血液循环之效。

二、体针治疗方案

取穴　合谷、曲池、内庭、迎香、足驷马。

配穴　肺经风热配列缺、尺泽；湿热蕴结配足三里、阴陵泉；痰湿凝结配丰隆、三阴交；冲任不调配血海、关元；红肿较大的痤疮配外三关。

注释　阳明经多为气多血之经，其经脉上走于面，且手阳明与肺经相表里，肺主皮毛，取曲池、合谷舒阳明经气，解阳明之邪热。《杂病穴法歌》中说："头面耳目口鼻病，曲池、合谷为之主。"内庭为阳明经荥穴，"荥主身热"，刺之可清解阳明之邪热。迎香处于面部，为手足阳明经之会穴，面部基本上属阳明经所过，用之既可疏局部之气血，又能调理阳明经之气血，使肌肤疏泄功能得以调畅。足驷马是董氏穴位，是治疗皮肤病之主穴，疗效甚佳，用之既有即时之效，又有治本之功。

三、操作方法

在上述穴位施以泻法。诸穴均常规针刺。

四、按语

痤疮系毛囊、皮质腺慢性炎症性皮肤病，多发于青年男女，好发于面部、胸背等处，形成丘疹、脓疮等损害，严重则可影响美容，又称为"肺风粉刺"、"粉刺"、"青春痘"。

中医学认为，过食肥甘厚味，脾胃湿热内蕴上蒸；肺经蕴热、外受风邪或冷水渍洗，使血热蕴结，均导致本病。本病病位在肌肤腠理。基本病机是热毒郁蒸肌肤。

针灸治疗痤疮取效满意，部分患者可较快地达到治愈目的，是临床治疗本病的一种有效手段。尤其重视刺血疗法，许多患者仅用刺血疗法即可治愈。在治疗本病时要掌握好以下几点，治疗起来不但好得快，也不易复发，是保证疗效的重要因素。①少食甜食；②少吃油腻食物；③少吃辛辣之物；④保持大便通畅；⑤不要长期熬夜；⑥多吃水果蔬菜；⑦用温水勤洗脸，少用或不用化妆品；⑧严禁用手挤压粉刺，以免继发感染，遗留瘢痕。如果能够做到上述几点，既可以预防，又可以治疗，因此务必重视。

第四节　瘾疹（荨麻疹）

一、刺血治疗方案

取穴　大椎、肺俞、膈俞、耳尖及耳背瘀络。

注释　常规消毒。用一次性无菌注射针头依次点刺出血，大椎、肺俞、膈俞点刺出血后，均加拔火罐，留罐5～10分钟。耳尖针刺时，先充分按揉使其充血，然后挤捏出血2～3滴，再在耳背寻找瘀络点刺出血。上述穴位可一次性均用，每周2次。也可以分次交替用之，每日交替点刺。

本病为风邪郁于肌表，中医有"治风先治血、血行风自灭"之用。通过泻血而祛瘀，瘀祛血行，血行而风息。

二、体针治疗方案

取穴　曲池、合谷、血海、足驷马。

配穴　风热配风池；风寒配风市、肺俞；疹色鲜红者配膈俞、内庭；胃痛配足三里、中脘；血虚风燥配三阴交、足三里。

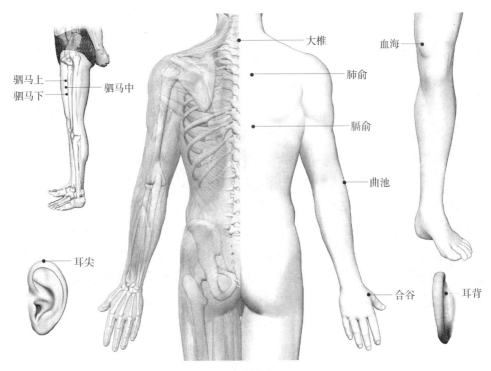

驷马上　驷马中
驷马下

大椎
肺俞
膈俞
曲池
血海
合谷

耳尖
耳背

瘾疹取穴

注释　曲池为手阳明大肠经之合穴。《内经》云："病在阳之阳（皮肤）者，取阳之合。"故可取用曲池。本穴为治疗各种皮肤病之主穴，具有散风清热止痒的作用，临床用于瘾疹的治疗有确实的疗效。《马丹阳天星十二穴治杂病歌》中说"曲池……遍身风癣癞，针着即时瘳"。与合谷同用，善于开泄，既可疏风解表，又能清泻阳明，因此各种原因所致的瘾疹皆可用之。血海为血之海，刺之可理血和营，行血祛瘀，根据"治风先治血，血行风自灭"之理可取用。本穴也是治疗各种皮肤病常用要穴。足驷马是董氏之穴，为治疗皮肤病有效穴位组，既可速效止痒，又能防止复发的治本之功。

三、操作方法

诸穴均用泻法。一般针刺宜浅，急性患者每日 1 ~ 2 次；慢性患者每日或隔日 1 次，慢性患者 10 次为 1 个疗程。

四、按语

瘾疹是一种常见的过敏性皮肤病，以皮肤上出现风团，伴有瘙痒为特征的皮肤病，又称为"风疹"、"风团"、"风疹块"。在临床中表现为局限性风疹块样损害。骤然发生迅速消退，愈后不留任何痕迹，有剧烈瘙痒及烧灼感，也可为慢性过程。分急性与慢性两种类型，相当于西医学中的急、慢性荨麻疹。

本病多因禀赋不足，又食鱼虾等腥荤动风之物，或饮食失节胃肠实热；或因平素体虚卫表不固、复感风热、风寒之邪，郁于皮毛肌腠之间而发病；再有情志不遂、肝郁不舒、气机不畅、郁而化火、灼伤阴血、感受风邪而诱发。本病病位在肌肤腠理。基本病机是营卫失和，邪郁腠理。

针灸治疗本病效果良好，尤其对急性患者疗效更加迅捷，一般经几次治疗即能而愈。对于反复发作慢性患者要查明原因，针对根本原因整体调节。如果急性患者出现了严重症状，如呼吸困难等表现症状，应采取综合急救措施，不可仅用针刺法，以免延误病情。来源于民间神阙穴闪罐法，疗效非常可靠，用火罐在神阙穴闪罐，连续拔 3 罐为 1 次，每 1 次留罐 3 ~ 5 分钟，每日 1 次，3 次为 1 个疗程。可与针刺配合使用，急、慢性患者均可适用。

《证治要诀》中载曰"瘾疹，非特分寒热……有人一生不可食鸡肉及獐鱼动风等物，才食则丹随发"。《诸病源候论》中说"邪气客于肌肤，复逢风寒相折，则起风瘙瘾疹……白轸得天阴雨冷则剧出，风中亦剧，得晴暖则减，着衣身暖亦瘥也"。由此可见，各种外界因素对本病有着至关重要的关系，所以应避免接触过敏性物品及药物。忌食鱼腥、虾、蟹、酒类、辛辣等食物，避免风寒、潮湿等不良环境。

第五节　神经性皮炎

一、刺血治疗方案

取穴　阿是穴（皮损处）。

注释　局部常规消毒。用一次性无菌梅花针沿皮损区边缘，旋转式向皮损区中心处叩刺，每次叩 2~3 遍，叩刺皮损区微出血为度，再用艾条艾灸叩刺部位。一般灸 15~20 分钟（在灸疗时，可产生痒感，甚至瘙痒较为剧烈，这为正常反应，应继续灸之，最好灸到不痒为止）。隔日 1 次，1 周为 1 个疗程。

二、体针治疗方案

取穴　合谷、太冲、曲池、阿是穴。

配穴　病在颈项部配肩中穴；病在上肢配外关；病在面部配迎香；病在下肢配风市、三阴交、血海；病在胸腹及两胁配足三里、阳陵泉；血虚风燥配足三里、三阴交；阴虚血燥配太溪、血海；肝郁化火配行间、侠溪；风热侵袭配风池、大椎。

注释　本病发生之因多与情志不遂有关，精神因素是主要的诱因，所以舒畅情志、镇静安神为治疗之大法。合谷与太冲合用被称为"开四关"，有镇静和镇定的作用。合谷为手阳明大肠经之原穴，阳明经多气多血，刺之可舒调阳明之气血，改善局部气血循环；太冲为足厥阴之原穴，刺之能解郁通经。曲池既可疏风清热，又能清血分之郁热。皮损局部围刺，疏通局部经气，祛风泻火，化瘀止痒。

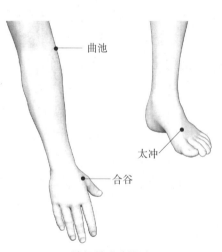

三、操作方法

皮损局部取 4~6 个针刺点毫针围刺，针尖沿着病灶基底部皮下向中心平刺，当针刺后加用局部艾灸，疗效更佳；余穴均常规刺。留针 30 分钟，隔日 1 次。

神经性皮炎取穴

四、按语

神经性皮炎是一种皮肤神经功能障碍性疾病，以皮肤肥厚、对称性发病、苔藓样改变和阵发性剧烈瘙痒为特征。临床上分为局限性神经性皮炎和播散性神经性皮炎两种。本病多见于成年人，好发于颈后两侧、肘膝、尾骨、腹股沟等处。皮损初起为正常皮色或淡红色扁平丘疹，呈圆形或多角形，密集成片，边缘清楚。当日久后局部皮肤增厚、干燥粗糙、纹理加深，形成苔藓皮变，故目前本病又称为苔藓样病变。

神经性皮炎属于中医学"顽癣"、"摄领疮"、"湿癣"、"干癣"、"风癣"和"刀癣"等病范畴。又有"赖皮疯"之称。其发生多因风湿、热毒之邪蕴于肌肤，阻滞经络，日久生风化燥。热伤阴，阴生燥，而致皮肤失于濡养；或肝郁不舒、情志不遂、血虚肝旺等风湿蕴阻肌肤所致。本病病位在肌肤腠理络脉。基本病机是风热外袭或郁火外窜肌肤；化燥生风，肌肤失养。

针灸对神经性皮炎有较好的疗效，能通过调整神经系统的兴奋、抑制功能，起到明显镇静、止痒的作用。治疗本病尤其重视局部刺血法与局部围刺法，对本病作用极效，是治疗本病的重要方法。本病患者要避免精神刺激，减少各种思想负担，保持情绪稳定。要有规律作息时间。皮损处尽量避免搔抓，不宜用热水洗烫和使用刺激性药物；避免烟酒、喝浓茶及食用辛辣鱼虾等食物。

第六节　皮肤瘙痒症

一、刺血治疗方案

取穴　委中、大椎、肺俞、膈俞、耳尖及耳背瘀络。

注释　用刺络放血法。穴位常规消毒后，用一次性无菌注射针头依次在委中、大椎、肺俞、膈俞点刺出血，使出血5～20毫升，当出血停止后拔火罐5～10分钟，3～5天1次。再在耳尖及耳背瘀络刺之出血，一般每2～3天1次。

二、体针治疗方案

取穴　曲池、三阴交、血海、风市、足驷马。

配穴　湿热配阴陵泉、合谷；阴虚血燥配心俞、脾俞；肝肾亏虚配太溪、肾关、肝俞；病在阴囊、会阴、肛门部位局限性瘙痒配承山、蠡沟。

注释　曲池为手阳明大肠经之合穴，既清肌肤之热，又清胃肠湿热，起

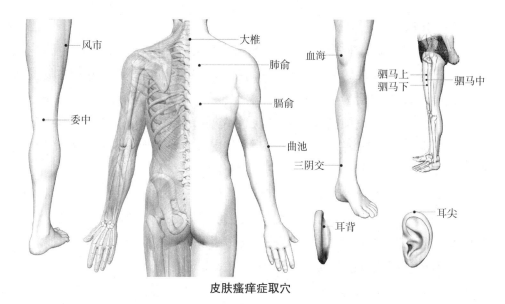

皮肤瘙痒症取穴

到搜风止痒的作用；三阴交属足太阴经，是足之三阴交之会穴，可养血活血、润燥止痒；血海为血之海，根据"祛风先行血，血行风自灭"之理，用之养血润燥、祛风止痒；风市乃祛风之要穴，因痒无定处，乃属风证，故取风市；足驷马是董氏穴位中止痒抗过敏的有效穴组。

三、操作方法

上述穴位均施以泻法。曲池向少海透刺，三阴交向悬钟透刺；余穴常规刺。急性发作时每日1～2次，慢性患者每周2～3次。

四、按语

皮肤瘙痒症是一种自觉瘙痒而临床上无原发性损害的皮肤病。初起时皮肤无损害，主要以阵发性剧烈瘙痒为主要症状。后期由于经常搔抓，患处可出现抓痕、血痂，日久皮肤增厚，皮纹增粗，发生于色素沉着、苔藓化等继发损害。中医学根据其发病部位不同而有不同的疾病名称。如发于阴囊的称肾囊风，发于四肢弯面的称四弯风，发于面部的称面游风，又统称为"痒风"。根据发病部位又有泛发性（全身性）和局限性（发于某一部位）之分。

中医学认为，本病的发生多是因为湿热蕴于肌肤；或复感风邪，不得疏泄，营卫失和；或因血虚生风、火燥，肌肤失养所致。因此，搜风、祛湿、清热为本病的主要治疗方法。

皮肤瘙痒症的病因至今尚不明确，可与某些全身疾病有关，如糖尿病、肝病、肾病等疾病可引发，因此对某些顽固性反复发作的患者，要正确积极地治疗全身性疾病。在接诊治疗时，首先要与湿疹、皮炎、荨麻疹、脂溢性皮炎等其他皮肤病相鉴别。本病的发生、加重与外界因素刺激有重要的关系，因此要避免一些可能的诱发因素，如鱼虾海鲜、化纤衣物、碱性强的洗剂用品，尽量避免接触；且忌热水烫洗；避免过度搔抓；平时多吃新鲜蔬菜、水果，戒烟酒；要保持舒畅快乐的心情，清心寡欲，保证充足的睡眠。

第七节　丹毒

一、刺血治疗方案

取穴　阿是穴（患部）。

配穴　头面丹毒配大椎、耳尖及耳背瘀络；上肢丹毒配曲池、大椎；下肢丹毒配委中、阴陵泉；急性发作者配十二井穴。

注释　先于患处寻找紫暗色充盈怒张的小静脉或周围皮下呈现暗紫色的皮肤，常规消毒后，用一次性无菌注射针头点刺出血，每个穴点出血数滴即可，然后用无菌干棉球擦拭干净，最好保护好创面，以免引发感染。配穴刺血后同时加用火罐使之出血，每穴点加火罐5～10分钟，隔日治疗1次。

丹毒用刺血疗法治疗效佳，多以阿是点为主穴，根据发病部位加配相关穴位同时刺血，可将人体之瘀排出。清泄诸阳之热，泄血中之郁热，此乃是治疗大法中的"菀陈则除之"之用。

二、体针治疗方案

取穴　合谷、曲池、血海、心门。

配穴　风热上扰配大椎、风池；湿热蕴结配阴陵泉、内庭；头痛者配太阳、风池；痛重配神庭、神门。

注释　本病多由热郁化火而成，治疗当以清经络之热毒为主。合谷、曲池均属手阳明大肠经之穴，一为原穴，一为合穴，二穴合用善清泄阳明之热毒。《医学入门·治病要穴》中说"曲池有清热消肿之功，又可散风止痛"。血海为足太阴脾经穴，泻之可活

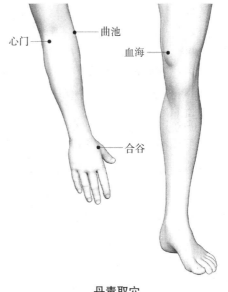

丹毒取穴

血化瘀，《医学入门·治病要穴》有言"血海，主一切血疾，及诸疮"。《胜玉歌》中言："热疮臁内年年发，血海寻来可治之。"心门是董氏穴位，治疗丹毒有奇效。其作用原理可能是调节血液循环而起效。

三、按语

丹毒是患部皮肤突然灼热疼痛，色如涂丹，游走极快的一种急性感染性皮肤病。本病起病突然，迅速扩大，好发于颜面和小腿部。发于头面者称"抱头火丹"，发于腿胫者称"流火"，发于臀部者称为"赤游丹"。

本病相当于西医学中的网状淋巴管的急性炎症。临床表现为起病急，局部出现一界限清楚之片状红疹，颜色鲜红，并稍隆起，压之褪色，皮肤表面紧张炽热，迅速向四周蔓延，有烧灼样痛，伴高热畏寒及头痛等。

中医对丹毒早有认识，《内经》中有"丹胗"等病名。中医学认为本病是由风邪湿热相搏，袭于肌肤所致。本病病位在肌肤腠理。基本病机是血热火毒蕴结肌肤。

针灸治疗丹毒有较好的疗效，对慢性丹毒作用更效，尤其是刺血疗法作用效佳，但对于病情较严重，特别是病在头面部及新生儿丹毒患者，要采用综合疗法。在治疗期间忌食刺激性食品，保持皮肤清洁，避免损伤加重感染。对所使用的针具、火罐应严格消毒，以防交叉感染。并应避免劳累，注意休息。

第八节　雀斑

一、刺血治疗方案

取穴　阿是穴（患部）。

注释　用点刺放血法。用一次性无菌注射针头对准斑点中心点刺，点刺深度根据患者色素的深浅掌握，斑色深者针刺宜深，斑色浅者针刺宜浅。根据斑点的面积大小决定针刺方案。对斑点比较少、斑色比较淡者，可经一次点刺完毕，对斑点密度比较高、面积比较大、颜色比较深的患者要分片、分批点刺。首先要先点斑点明显且较大的斑点，再点中斑点，最后再消除小斑点。每一点点刺出血少许即可，一般隔日1次。连用7天为1个疗程。

二、体针治疗方案

取穴　阿是穴、合谷、曲池、三阴交、足三里。

配穴　肾水不足配太溪、肾关；风邪外蕴配风池、膈俞、血海。

注释　阿是穴位的取用，能疏通局部经络之气，活血祛斑；合谷、曲池均为手阳明大肠经之穴，手阳明经多气多血，可通调面部之气血，疏阳明之邪热，凉血化斑。二穴尤善治面部诸疾。《杂病穴法歌》中曾载曰："头面耳目口鼻病，曲池合谷为之主。"三阴交为足太阴脾经之穴，是足

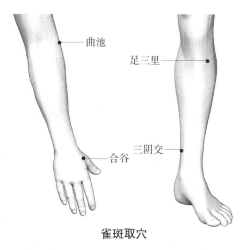

雀斑取穴

三阴之会穴，脾主肌肉，刺之，可疏肝、健脾、补肾，起到了补血养阴、调和气血的作用。足三里为胃的下合穴，"合治内腑"，可调和胃肠，通络化瘀。

三、操作方法

阿是穴为皮损部位，每次选择颜色最深的斑点为针刺点，大约隔1厘米刺1针，直刺进针，针刺深度0.1~0.2厘米，选用细毫针，针刺不宜过深，针刺手法要轻，进针后不使用任何手法。余穴常规刺。

四、按语

雀斑是临床常见的黑色素增多而形成的淡褐色米粒大小的斑点皮肤病，其斑如雀卵之色，故称雀斑，又称为"雀子斑"。本病为常染色体显性遗传，多在5岁左右出现，随着年龄增长雀斑数目增多。好发于面部，几乎无性别差异，尤易见于皮肤白皙而干燥者，是一种严重影响容貌的疾病。

引起本病的原因尚未完全明了，其发展与日晒有重要关系，冬季数目减少，颜色变浅，损害缩小；夏季斑点数目增多，颜色加深，损害变大。一般认为与遗传有关，此外，盐吸收过多、肝脏功能衰退也会引发雀斑。中医学认为，本病的发生多因禀赋不足，肾水不能荣华于面，面部火郁于孙络而为斑；或腠理不密，卫外不固，风邪外搏，风为阳邪，上先受之，邪蕴于面部皮肤而生斑。本病病位在面部肌肤。基本病机是风邪外搏，火郁络脉，循经上犯于面部。

针灸对本病有一定的效果，但需要较长时间的治疗。对于雀斑比较大、颜色比较深的情况下加用火针，效果良好。注意火针刺入不宜过深，治疗后保持创面清洁，以防感染。根据雀斑多少、面积大小分期治疗，火针治疗后

到结痂脱落期不要用化妆品。每隔3～4天1次。在治疗期间或治疗后避免日晒或紫外线照射；多食富含维生素C、维生素E的食物，如西红柿、黄瓜、柠檬、梨、西瓜、茄子、鸡肝等；保持心情愉快，心态平和，且忌抑郁。

第九节　黄褐斑

一、刺血治疗方案

取穴　太阳、大椎、肺俞、膈俞、肝俞。

注释　常规消毒，用一次性无菌注射针头依次点刺出血，然后拔罐5～10分钟，将瘀血拔出，每周2次，10次为1个疗程。

本病发生主要因为气血瘀滞，因瘀气血不能上荣于面，使颜面失于荣养而出现瘀斑，刺之出血，是通过祛除邪气、解除瘀滞而达到调和气血、平衡阴阳和恢复正气为目的的一种有效治疗方法。

二、体针治疗方案

取穴　阿是穴、合谷、三阴交、血海、上三黄。

配穴　气滞血瘀配太冲、蠡沟、膈俞；气血不足配足三里、灵骨、大白；肾气亏虚配太溪、关元、肾关；脾虚湿困配阴陵泉、脾俞。

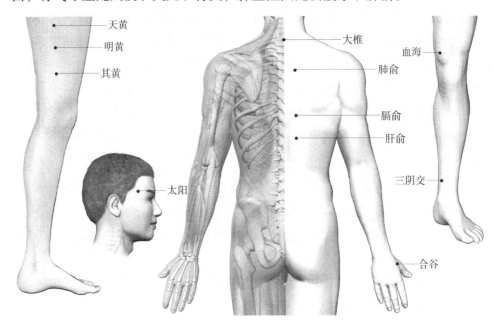

黄褐斑取穴

注释　阿是穴的运用，可疏通局部经络之气，活血祛瘀，使邪有出路；合谷为手阳明经的原穴，为治面部诸疾的要穴；血海、三阴交补益脾胃、调和气血，使脏腑之精气、津血能上荣于面，从而可化瘀消斑的目的；上三黄是董氏一组要穴，专为治疗肝病而设，并是治疗面部色斑的一组有效穴，尤其对黄褐斑效佳，其原理可能是因舒肝解郁而发生治疗作用。

三、操作方法

阿是穴为面部皮损区，操作时应根据皮损区的范围大小而选用针刺法。小斑点仅正中直刺一针即可；小斑片在其周围向中心斜刺2～4针，稍大的斑片在正中直刺一针，再在四周斜向中心斜刺4～6针；更大的斑片可在斑片中密刺，针间距约1厘米。无论直刺还是斜刺，浅刺至皮下即可，不可过深。选用细毫针，进针时一次到位，进针后不需用任何手法；余穴常规刺。隔日1次，15次为1个疗程。

四、按语

黄褐斑是面部常见的皮肤病，多见于怀孕、人工流产及分娩后的女性，是一种色素代谢异常的疾病。主要表现为面部出现淡褐色或深褐色斑，多不被注意而渐渐发生。色素斑最初为多发性，渐渐融合成大小不一、不规则的斑片，多对称性分布于颧部、前额、两颊部。本病大多病因不明，可与女性内分泌失调、精神压力大有关，并与日晒、长期使用化妆品或长期服用某些药物（如避孕药、氯丙嗪、苯妥英钠等）以及某些慢性病如月经不调、肝病、甲状腺功能亢进症、慢性酒精中毒、结核病等有关。

中医在古代文献中很早就有关于黄褐斑的记载，其名称不一，有"面尘"、"肝斑"、"面黑皯"、"黧黑斑"等病名之称。又俗称"妊娠斑"、"蝴蝶斑"。本病病因病机较为复杂。其发生多与情志不遂、暴怒伤肝造成肝郁气滞，气血瘀阻于面则发生斑；或病久体弱、水湿久留、思虑伤脾导致脾虚不能化生精液，气血两亏，面部肌肤失养而生斑；或房劳过度、惊恐伤肾使肾气亏虚，水邪上泛于面则生斑。本病病位在面部肌肤。基本病机是气滞血瘀，面失所养。

针灸治疗黄褐斑重在调理，有效地调整机体失调的状态，不同于其他疗法。如使用激素或祛斑的化妆品，仅有暂时之作用，不会有长期的疗效，更重要的是长期使用则会造成皮肤萎缩变薄、汗毛变粗黑、毛孔增大、皮肤粗糙等不良反应，应用激光、电灼、冷冻等物理疗法，有一定的创伤性，易伤及皮肤深层，造成更大的伤害；目前的换肤法，也多有治疗后不良现象。因此针灸治疗黄褐斑是一种既有效又安全的疗法，需要患者积极坚持治疗。若同时配合刺血、埋线、中药等疗法，会明显提高疗效，缩短疗程。在治疗时首先要查明病因，如因一些慢性疾病引起，要彻底治疗原发病。如因某些药物引起，应及时停用或调整换药。在治疗期间要尽量避免日光照射，保持舒畅快乐的心情，避免抑郁不良的情绪，则可加快治疗，预防复发。

第四篇

针灸要领与临床验案

第一章 略谈针灸要领

《灵枢·九针十二原第一》中言："小针之要，易陈而难入。"意思是针灸说起来容易做起来难，初学容易精通难，确实如此。针灸医学内容丰富，卷帙浩繁，初学者一时不易看懂，也不易记牢，现将一些入门关键性问题，通过实践经验之总结，撮其精华，择其概要，不揣浅陋，以较简练的总结写在下面，以供大家参考，望能起到抛砖引玉的作用，以使更多经验丰富的针灸医师把相关的临床经验辑录成册，奉献于临床。

一、通过系统理论掌握特要穴位

针灸治病就是在穴位上施术，因此学习针灸首要的任务就是要掌握穴位，仅在传统针灸中，单单经穴就有360多个，如果再加经外奇穴、经验穴等则难以计数。如何较快地掌握最基本、最常用穴位，对针灸初学者来说是非常需要的。因为每一个穴都有好几个方面的治疗作用，和药物一样，非常复杂，要一一记住实属不易。尤其在短时间内更难做到，即使一些经验丰富的针灸医师，也往往难以全面掌握。只有由博返约，抓住要领，掌握原则，执简驭繁，临床使用才能得心应手，左右逢源。在临床中经验丰富的针灸大家平时最常用的穴位也仅有几十穴而已，历史上有名的一些针灸先辈，一生中常用几个穴位交互配用即治疗全身疾病。如马丹阳仅用12个穴可治疗全身疾病，窦汉卿仅用八脉交会穴也能治疗各种疾病，这是历史上善用精穴杰出的代表。现代针灸大家张士杰前辈也常用3个穴治疗上百种疾病。董氏奇穴著名传人杨伟杰博士，临床上所常用之穴有50余穴而已。

什么穴位是重要穴位？该要掌握哪些穴位？应从何处着手掌握？古人早已为我们留下了宝贵的经验，先辈们经过了千百年来无数次的实践得知了哪些穴位具有重要的作用，他们将这些重要的穴位称为了特定穴（或称为特要穴）。这些特定穴具有作用广、规律性强、疗效高的特点，并根据一定的规律特点进行归纳总结，有了相关的系统理论，这样就便于在临床中学习及运用。这些特定穴具有特别重要的作用，针灸医师是必须首先切实掌握的内容，是治疗学的根基，也是精穴疏针、提高治疗水平的关键。只有熟记于心，在临床上才能运用自如，只有掌握了这些穴位的真正内容，才开始了针灸学的第一步。

十四经中特定穴有十大类：有五输穴、原穴、络穴、郄穴、背俞穴、募穴、下合穴、八会穴、八脉交会穴、交会穴10类。

各类特定穴皆有一定的规律特点，只要掌握住各自规律性特点，便可抓住运用的要领，只有掌握了这些精简取穴的要领，虽取穴少，而却精当。正如《灵枢·官能》载"先得其道，稀而疏之"。因此，《内经》中反复地论述了各类特要穴的主治和运用方法。以下将十大类特定穴历代运用之精华规律性总结，以供参考。

（一）五输穴

五输穴的应用方法很多，但最实用最重要的原则为《内经》及《难经》之经典用法。即《灵枢·顺气一日分为四时》中说："病在藏者，取之井；病变于色者，取之荥；病时间时甚者，取之输；病变于音者，取之经；经满而血者，病在胃，及以饮食不节得病者，取之于合。"《难经·六十八难》作了以下补充："井主心下满，荥主身热，输主体重节痛，经主喘咳寒热，合主逆气而泄。"如果能掌握了这两篇的内容，基本上就可算是掌握了五输穴的应用要领，便能在临床中灵活运用。

根据古代相关文献记载结合现代临床实践，将五输穴在近代临床上的应用特点归纳如下。

井穴 多位于手指、足趾末端，善治脏腑急症。如昏迷、休克，各种急救可选用十二井穴。

荥穴 多位于掌指或跖趾关节之前方，善治本经脉之热证，"荥主身热"。如肺热可泻鱼际清泄肺热，胆热上攻可针刺侠溪而泻之，胃热引发的各种病证（如胃火牙痛、牙龈出血、口舌生疮、咽喉肿痛等）均可刺内庭而解之。

输穴 多位于掌指或跖趾关节之后方。阳经输穴多用于治疗肢节疼痛，"输主体重节痛"。如手太阳小肠经肩痛可针后溪而立愈，足太阳膀胱经之坐骨神经痛针束骨而解。阴经的输穴多用于治疗五脏的病证（阴经中输原同穴），如肺病可取手太阴肺经的输穴太渊。此外，十二经的输穴皆可治疗时间性病证，如足少阴肾经的输穴太溪可以治疗酉时病证，足厥阴肝经的输穴太冲可以治疗丑时病证等，以此而推，均可如此运用。

经穴 多位于腕踝关节以上，善治喘咳、寒热、失音等咽喉病，"经主咳喘寒热"。如咳嗽气喘可选用肺经经渠，如暴喑时取用间使均是这一理论的运用。

合穴 多位于肘膝关节附近。"合主逆气而泄"指气机不利、二便失调的病症，病变部位主要在六腑和肾及前后二阴。如呕吐、泄泻、遗尿、遗精、阳痿、早泄、肾及纳气之气逆而喘等。凡此，均可选用相关脏腑的"合"穴而调理。"经满而血者"取之于合，故常在委中、尺泽、曲泽、足三里等合穴刺血治疗相关疾病。

附：井荥输原经合歌

> 少商鱼际与太渊，经渠尺泽肺相连。
> 商阳二三间合谷，阳溪曲池大肠牵。
> 厉兑内庭陷谷胃，冲阳解溪三里随。
> 隐白大都太白脾，商丘阴陵泉要知。
> 少冲少府属于心，神门灵道少海寻。
> 少泽前谷后溪腕，阳谷小海小肠经。
> 至阴通谷束京骨，昆仑委中膀胱知。
> 涌泉然谷与太溪，复溜阴谷肾所宜。
> 中冲劳宫心包络，大陵间使传曲泽。
> 关冲液门及中渚，阳池支沟天井索。
> 窍阴侠溪临泣胆，丘墟阳辅阳陵泉。
> 大敦行间太冲看，中封曲泉属于肝。

（二）原穴

原穴为脏腑之原气经过、留止的部位，有十二原之称。均处于腕踝关节附近。每一个原穴是本经脉中气血最充盛的部位点，故能调节本经脉的气血失调。《灵枢·九针十二原》说："十二原者，主治五脏六腑之有疾也。"《难经·六十六难》中如是说："五脏六腑之有病者，皆取其原穴。"刺灸原穴，能够和内调外，宣上导下，通达一身之元气，调节脏腑的各种功能，促使阴阳平衡。所以原穴的主治作用和范围很广，凡本脏腑、本经脉的寒热虚实证均有较好的调治作用。在《灵枢·九针十二原》中还说："五脏有六腑，六腑有十二原，十二原出于四关，四关主治五脏，五脏有疾，当取之十二原。"也就是说五脏有病时最常取用原穴来治疗，临床运用确有实效。如咳嗽、气喘取之肺的原穴太渊，心痛、心悸可取心包经之原穴大陵，肾气亏虚可取肾之原穴太溪等，均有较好的疗效。这是原穴首用的原则。在本篇又载曰"十二原各有所出，明知其原，睹其应，而知五脏之害矣"。由此可见，可以通过原穴诊察脉气盛衰现象，推断脏腑的病情，诊查内脏疾病。现代临床运用的经络测定仪，便是在原穴上测定皮肤导电量的数值来判断疾病的，可见原穴有很强的临床实效性。

（三）络穴

络脉在由经脉分出的部位各有一个腧穴，称络穴，有十五络（或十六络）之称。在《灵枢·经脉》篇中专载有十五大络的虚实病情。现在《经络腧穴学》中均有全部摘录，这里不再赘述。络穴在现代临床中的运用主要有两个方面。一是治疗相表里经脉病变，若表里两经同时有病，首先取用络穴治疗，一穴可治疗两经之病；二是治疗某些慢性疾病，这是根据"病初在经，久病入络"的认识而运用。临床运用时可以单用络穴，也可以和其他相关穴位配用，临床上以原络配穴法最为常用。例如肺脏有病，累及到大肠时，取肺的原穴——太渊为主，再取大肠的络穴——偏历；反过来大肠先病，累及到肺脏时，先取大肠的原穴——合谷为主，再取肺经的络穴——列缺。这就是原络配穴法的运用。

运用络穴也能起到诊断的作用。早在《黄帝内经》中就指出了望络、扪络的一系列诊法，称为"诊络脉"。在《灵枢·经脉》篇说："十五络者，实则必见，虚则必下。""凡诊络脉，脉色青则寒且痛，赤则有热。胃中寒，手鱼之络多青矣。胃中有热，鱼际络赤。其鱼黑者留久痹也。其有赤有黑有青者，寒热气也。"就是用以说明观察络脉的色泽、形态变化对某些病症有诊断作用。

附：十六络穴歌

> 肺络列缺大偏历，胃丰隆脾公孙记；
> 心络通里小支正，膀飞扬肾大钟去；
> 包焦络穴内外关，胆取光明肝蠡沟；
> 脾之大络为大包，督脉长强任尾翳。
> 胃之大络为虚里（乳根）。

（四）郄穴

经脉气血深聚之处的腧穴，称郄穴，十二经脉及阴跷脉、阳跷脉、阴维脉、阳维脉各有一个郄穴，总称十六郄穴。除了胃经的郄穴梁丘处于膝关节以上，其余的穴位均处于肘、膝关节以下。郄穴主要用于治疗本经脉、本脏腑急性、发作性痛证，其中阴经的郄穴还可用于治疗各种出血证。这一理论在临床中确有极高的实用价值。如急性胃痛发作立取梁丘往往可使疼痛即止，小肠经急性肩背痛可取郄穴养老来治之，心绞痛发作时可取用心经郄穴阴郄、心包经的郄穴郄门来治疗。如咳血、痔疮下血等均可用肺经的郄穴孔最来治疗，崩漏下血、便血及痛经均可用脾经的郄穴地机针刺。以上所述这些内容均是根据这一系统理论而用。

附：十六郄穴歌

> 郄是孔隙意，气血深藏聚；
> 阳维系阳交，阴维筑宾居；
> 阳跷走跗阳，阴跷交信毕；
> 肺郄孔最大温溜，脾郄地机胃梁丘；
> 心郄阴郄小养老，膀胱金门肾水泉；
> 心包郄门焦会宗，胆郄外丘肝中都。

（五）背俞穴

脏腑之气输注于背腰部的腧穴，称背俞穴，各脏腑各有一个背俞穴，即有十二背俞穴。在传统针灸中特别重视背俞穴的运用，各种脏腑之疾均可取背俞穴用之，尤其是五脏之疾。《素问·阴阳应象大论篇》说："阴病治阳"，就是其意。笔者因董氏奇穴思想的影响，临床中很少用到背俞穴，用到也多是以点刺放血为常用，故不再多述。但临床常用背俞穴来诊断疾病用之，如《灵枢·背俞》说："则欲得而验之，按其处，应在中而痛解，乃其俞也。"若在某背俞穴处按压到结节、陷下、条索状物、压痛、过敏等异常变化时，可以协助诊断何脏何腑有病，临床用之多有效验。临床通过在背俞穴行拔罐、刮痧等方法也能够有效地诊断疾病。

附：十二经背俞穴歌

> 胸三肺俞四厥阴，心五肝九胆十临；
> 十一脾俞十二胃，腰一三焦腰二肾；
> 腰四骶一大小肠，膀胱骶二椎外寻。

（六）募穴

脏腑之气结聚于胸腹部的腧穴，称募穴，各脏腑均有一个腹募穴，故称为十二募。募穴均分布于胸腹部，其位置大体上与脏腑所在部位相对应，募穴不一定分布在脏腑所属的经脉上，分布于任脉者为单穴，分布在其他经脉者为左右对称一名两穴。《素问·阴阳应象大论篇》说："阳病治阴。"说明募穴主要用六腑病证的治疗，如胃病取中脘、大肠病取天枢、膀胱病取中极等，是临床常用的治疗原则。临床中募穴可以和其他穴位互为配用，最常配用的是和背俞穴之合用，形成了一固定的配穴模式，称为"俞募"配穴法。在临床中腹募穴常与下合穴合用治疗六腑病，这是非常实用的有效结合方法。

附：十二腹募穴歌

> 大肠天枢肺中府，关元小肠巨阙心；
> 中极膀胱京门肾，胆日月肝期门寻；
> 脾募章门胃中脘，气化三焦石门针；
> 心包募穴何处寻？胸前膻中觅浅深。

（七）下合穴

六腑之气下合于足三阳的6个腧穴，称为下合穴，又称为六腑下合穴，与六腑关系密切。共有6个穴名。凡六腑有病首取其下合穴。《灵枢·邪气脏腑病形》篇说"合治内腑"，《素问·咳论》篇说"治腑者，治其合"。均指出下合穴是主要用来治疗六腑病变。如胃有病首取用足三里，阑尾炎、便秘取用上巨虚，小腹痛、腹泻取用下巨虚，黄疸、胆绞痛取用阳陵泉，尿频、尿急取用委中等均是这一运用原则，是临床指导六腑病用穴的重要理论。在临床中下合穴常和募穴合用治疗六腑之证，为有效的治疗搭配取穴方案。

附：下合穴歌

> 胃腑下合三里乡，上下巨虚大小肠；
> 膀胱当合委中穴，三焦之合是委阳；
> 胆腑合于阳陵泉，合治内腑效必彰。

（八）八会穴

八会穴，是脏、腑、筋、脉、气、血、骨、髓八者精气会聚的腧穴。因此凡脏、腑、气、血、筋、脉、骨、髓的病变，皆可以取其相聚会的腧穴进行治疗。明代医家袁坤厚说："治病所取，总不外脏、腑、筋、脉、气、血、骨、髓八者而已，从诸穴之中，分测所会之处，即可分治所属之病。"比如半身不遂、下肢痿痹、筋脉拘挛、抽搐等疾病用阳陵泉治疗有着独特的疗效；膈俞可用于血证的治疗，如咯血、吐血、尿血、便血、崩漏以及瘀血痹阻经络之证；六腑之病均可取用中脘；五脏病均可配用章门，均是这一理论的具体运用。临床中八会穴皆可以和其他相关穴位配合用之，尤其是与郄穴的配用最多，形成了一种固定配穴法，称为郄会配穴法。如咳喘气逆突然发作，是肺经的病，可以取肺经的郄穴孔最，再取八会穴中的气会膻中合用。

附：八会穴歌

> 腑会中脘脏章门，髓会绝骨筋阳陵，
>
> 血会膈俞骨大杼，脉会太渊气膻中。

（九）八脉交会穴

八脉交会穴，是奇经八脉与十二正经脉气相通的8个腧穴，又称交经八穴，流注八穴，分布于四肢肘、膝关节以下。临床上8个穴作用广泛、疗效高。李梴在《医学入门》中说"八法者，奇经八穴为要，乃十二经之大会……周身三百六十穴统于手足六十六穴，六十六穴又统于八穴"。在此即言明了八脉交会穴的重要性，历代对8个穴的运用都极为重视，用之最经典的当为窦汉卿，仅用8个穴可治疗全身疾病。用之八穴不仅主治本经脉循行所过的四肢躯干（包括内脏）头面五官病变，也主治奇经八脉的有关病变，且为治疗所通奇经病证的首选腧穴。如督脉病证见腰脊强痛、角弓反张可选与督脉相通的后溪治疗，公孙主治胸腹气逆而拘急、气上冲心的冲脉病变。

八脉交会穴既可以单独使用，也可以配伍运用。合用时多是两两相伍，形成了固定配穴法，形成四对有效治疗对穴。组合的方法是内关配公孙、列缺配照海、后溪配申脉、外关配足临泣。一个上肢穴配一个下肢穴，为上下取穴法的典型代表。阴经两对按五行相生关系配伍，主治五脏在里之疾；阳经两对按同名经同气相求的关系配伍，主治头面肢体在表之病。因此这8个穴既可以治疗头面躯体病症，又能治疗脏腑之疾，统治全身疾病。

附：八脉交会穴歌

> 公孙冲脉胃心胸，内关阴维下总同。
>
> 临泣胆经连带脉，阳维目锐外关逢。
>
> 后溪督脉内眦颈，申脉阳跷络亦通。
>
> 列缺任脉行肺系，阴跷照海膈喉咙。

（十）交会穴

交会穴是两条或两条以上经脉交会通过的腧穴，是经脉之间互通脉气的处所。人体全身的交会穴有100个左右，在临床中常用的交会穴仅有三四十个穴位，其中有些交会穴同时也属于其他类特定穴，如中脘穴不仅是交会穴，同时还属于八会之腑会，又属于胃的腹募穴，关元、中极除了是交会穴，还分别属于小肠、膀胱之腹募穴，申脉、照海之所以是交会穴，就是因与奇经的交会，故是特定穴中的八脉交会穴。所以在临床中学习交会穴时抓住这一些特点即抓住了重点。

二、针灸治病最基本的辨证体系

辨证论治是中医学的特色和精华之一，适宜于中医临床各科，针灸临床也不例外。因为针灸医学是建立在中医学基础理论之上，也就不能脱离中医理论的指导，掌握辨证是针刺取效的关键因素，中医学的辨证非常复杂，辨证方法有很多，在临床中常取用的有八纲辨证、脏腑辨证、卫气营血辨证、经络辨证、六经辨证、气血津液辨证、三焦辨证等方法，这是中医中药的常用辨证方法。要想全面掌握这些辨证内容实属不易，更重要的是这些全部辨证方法也不完全适宜于针灸临床，因为针灸学又有自己独特的理论体系——经络学说，所以针灸治疗疾病有自己的特色。故针灸治病不能照搬中医所有的辨证方法，针灸治病到底应该使用何种辨证方法呢？

经络学说是针灸医学的核心理论，针灸临床辨证论治也必须突出强调经络辨证这个核心，再以八纲辨证为总纲的针灸辨证理论体系。也就是说针灸治疗首先确定疾病的经络归属，从而选择相应的经络治疗，再在八纲辨证的指导下，明确疾病的性质做到不同的矛盾用不同的方法解决——或针或灸或针灸并用；或补或泻或补泻兼施。

经络辨证就是辨经，是针灸辨证的基础，通过辨经可以首选确定疾病的发病部位及可能的病变脏腑，是通过经络分布和体征表现而做出的诊断。例如头痛一证，由于所在部位不同，选穴配方自当有异。根据疼痛部位结合头部经脉分布的特点辨证归经，前额痛与阳明经有关，治疗以取阳明经穴为主；后头痛则与太阳经相关，治疗以取太阳经穴为主；侧头痛与少阳经相关，治疗以取少阳经为主；巅顶痛多为厥阴经或督脉病变，治疗以取厥阴经穴为主。由此而诊断出病变之经脉选择合适的穴位，这是经络辨证法中最基本的循经辨证。循经辨证在临床应用中主要有5个方面：①经脉所过，主治所及。②本经自病，调其本经。③某经病症，表里经同治。④某经病症，同名经并用。⑤本经有病，兼调子母经。这是根据患者的具体病症确定了病变经脉及相关的经络辨证内容。

虽然确定了病变经脉，要如何确立具体治疗方法，这是针灸治疗的第二步。是用针还是用灸，或是针灸并用，用补法还是用泻法，或是补泻兼施，这需要明确疾病的性质才能确立。在辨经基础上，根据疾病的发展变化和具体的临床表现，再行八纲辨证，确立是在表还是在里，是寒还是热，是虚还是实等情况。以便采取最准确的治疗措施。根据经络辨证（病位点）和八纲辨证（病性）相结合起来，来确定相应主治作用的经穴，在所选的穴位上采用针还是用灸，当用补法，还是用泻法等具体实施方法。如前面列举的头痛问题，虽然通过疼痛部位确立了病变经脉，但是如何在选的穴位上施术呢？是用针是用灸？是用补是用泻？针刺需要多深？留针时间需要多长？这一系列的问题均需要进一步通过病性（八纲辨证）的确立，才能制订出完整的治疗方法。这是针灸治病最基本的辨证体系，一般的疾病均以这种思路选穴组方确立治疗方案，即可迎刃而解，是针灸治疗最基础、最核心的内容，是治疗学的根基。只有掌握了这些精简的辨证法则，掌握疾病过程中各个阶段的具体情况，灵活多变地采用适当的治法，在临床中才能做到得心应手，游刃有余。

三、注重局部穴位与远端穴位的相互配用

（一）局部腧穴

穴位有近取与远取之用，近取的运用就是局部的穴位治疗局部的病变，即"腧穴所在，主治所及"。所有的穴位均可治疗其所在局部或邻近的脏腑组织器官的病证。尤其是头面部的穴位更为突出，如眼部周围的睛明、丝竹空、攒竹、鱼腰、承泣、四白、瞳子髎均能治疗眼疾；听宫、听会、耳门、翳风均能治疗耳病。

腧穴的近治作用在临床应用非常广泛，尤其是传统针灸更重视局部穴位的运用。虽然这些局部穴位并不属于同一个经脉，但可以取穴使用发挥作用疗效。即使内脏有病也可以取其相应体表上的穴位、压痛点、阿是穴及邻近处腧穴，都同样有效。如胃痛取上脘、中脘、梁门等，膀胱病取关元、水道、中极、曲骨等治疗。当然这种取穴法是最简单、最简便、最易记的穴道主治作用，这种穴位的运用类似"头痛医头，脚痛医脚"的治疗方法，临床治疗绝不能单靠这种方法，临证时经辨证与远端取穴全面结合运用，才是正确的治疗方法。

（二）远道腧穴

穴位的远治作用是十四经腧穴的主治规律，尤其是十二经脉四肢肘膝关

节以下的腧穴，远治作用比较突出，即"经脉所过，主治所及"的道理。是指腧穴具有治疗其远隔部位的脏腑组织器官病症的作用。

腧穴的远治作用在临床中对疾病治疗有非常重要的指导意义，有如高巅之疾射而取之，如刺巅之穴以愈下部之疾，或如泻络远针以起顽疾沉疴。《标幽赋》所言："交经缪刺，左有病而右畔取；泻络远针，头有病而脚上针。"历代歌赋皆有相关记载。《针灸大全·千金要穴歌》中载曰："三里、内庭穴，肚腹妙中诀；曲池与合谷，头面病可撤；腰背痛相连，委中、昆仑穴；头面如有痛，后溪并列缺；环跳与阳陵，膝前兼腋胁。"《四总穴歌》中说："肚腹三里留，腰背委中求，头项寻列缺，面口合谷收。"《针灸聚英·肘后歌》载有"头面之疾寻至阴，腿脚有病风府寻，心胸有病少府泻，脐腹有病曲泉针"等。这些历代记载均是腧穴远取的典型代表，此类例证比比皆是，举不胜举。是精穴疏针选穴的重要方法。

（三）局部腧穴与远道腧穴配合运用

以上两类腧穴处方，是针灸治病取穴的两种方式，在这里虽然分开来谈，但是临床运用时绝不可完全孤立地分割开来。虽然有些病症可以单纯采用局部腧穴处方，而有的疾患可以只选远道腧穴处方，然而在大多数病变则必须两者相互配合起来运用方能获效。远针的运用在于调气，近针的运用在于通滞。对于邪实矛盾突出的疾患，能近取就近取，若是正气虚经络不通的疾患，多在远端取穴通经来发挥治疗作用。例如《百症赋》说："廉泉（局部）中冲（远道），舌下肿痛堪攻"。"强间（局部）丰隆（远道）之际，头痛难禁"。"观其雀目肝气，睛明（局部）行间（远道）而细推"。《玉龙赋》中载："大陵（远道）人中（局部），频泻口气全除。"《医学入门·杂病穴法歌》载曰："牙风面肿颊车（局部）神，合谷、临泣（远道）泻不数。"《席弘赋》载曰："但患伤寒两耳聋，金门（远道）听会（局部）疾如风。"等，都是常用的治例，均采取局部腧穴与远道腧穴相互配合的有效处方。这是针灸临床治病配穴的主要规律，这种远近联合搭配取穴，能发挥更好的调整治疗作用。

四、艾灸、三棱针与毫针并重

针灸包括针与灸。因针与灸常相互为用，故称为针灸。如果在临床中只用针刺，不用灸，就称为下干针，只有灸法就称为灸疗，只有针与灸相互为用，才能称为针灸。也就是说在针灸中针与灸各占50%的比例，所以在针灸临床中应相互并重，不可截然分开。早在《灵枢》上就说："针所不为，灸之所宜。"后李梴更指出："凡病药之不及，针之不到，必须灸之。"说明灸法有其独到之处，不能以针代灸，绝不可忽视。所以在针灸临床中应重视灸法的运用。灸法的临床适应范围非常广泛，可涉及临床各科，尤其是各种虚证、寒湿证更适宜于灸法的运用。在针灸治疗原则中有"陷下则灸之"的运用总则，这说明灸法在针灸治疗中的重要性。

艾灸不仅对治疗疾病有重要的作用，而且对预防与保健更有独到的临床价值，历代有："若要安，三里常不干。""夏秋交时关元焦，耄耋保寿。""身柱风门着艾香，婴幼体强。""常灸足三里，胜吃老母鸡。"等各种灸法之说，这足以说明灸法在人们心目中的作用价值。所以在针灸临床中发挥好灸法的作用价值，时刻与针刺密切配合。在针灸临床中有"新病宜针，久病宜艾"之用。"浅恙新疴，用针之因；淹病延患，着艾之由。"也就是说慢性久治不愈的疾病皆可想到用灸法的治疗，在临床中确有很强的实用性。

在古代针灸中针具有9种，但目前主要用的是三棱针与毫针，所以在临床中所提及的针具一般即指毫针与三棱针。针灸中针与灸平分秋色，针中的毫针与三棱针又平分秋色。三棱针类似于古九针中之锋针，为刺血疗法专用针具，随着针刺疗法的不断发展，刺血工具越来越多，目前最常用的是一次性刺血针头或各种刺血笔，现仍习惯以三棱针代刺血疗法之称。刺血疗法起源甚早，在帛书《五十二病方》中已有记载，在《内经》中全书162篇，论及刺血疗法的多达40多篇，说明刺血疗法普及运用甚早。

刺血疗法适应证非常广泛，也涉及临床各科之中，不但能够治疗常见病，而且对一些重病、顽疾仍然能用刺血疗法而治愈。在《灵枢·九针十二原》中载曰："锋针者，刃三隅，以发痼疾。"《灵枢·官针》云："病在经络痼痹者，取以锋针。"由此可见，古人对刺血疗法早已积累了许多经验。在针灸治疗总则中有"菀陈则除之"之用，也就是说脉络瘀阻之类的病证用清除瘀血的刺血疗法。

刺血疗法重在消除经络之瘀滞，刺血调络；毫针重在调气，以调气通经。三者相互为用，更加完善地发挥好针灸之应有的效能。

第二章　临床验案30例分析

病例1　急性支气管炎

刘某，男，34岁。头痛，鼻流清涕，微热，干咳3天。经口服感冒灵、银翘解毒片、阿莫西林等药，头痛、鼻流清涕症状好转，但咳嗽症状渐重，于是转来针刺治疗。诊断为急性支气管炎。治疗：先于少商穴点刺放血，再针水金、水通、尺泽，针后咳嗽渐止。次日来诊：咳嗽明显好转，且次数减少，继守方治疗。三诊：偶咳几声，又同法治疗1次而愈。

小结　急性支气管炎在临床中甚为常见，西医多以抗生素为主法，药物副作用大，并易形成抗药性。针刺疗效满意，具有效速、无副作用等优势特点。笔者常以针刺法治疗急慢性支气管炎，临床验案甚多，经1次而愈者不乏少数。在针刺的患者中，有许多是经较长时间的用药治疗无效而选择了针刺，有时也仅仅几次治疗而立愈。笔者的许多学生在学习期间常常有本病发作，均予以针刺，多立见显效。由此使他们亲身体验到了针灸之神奇，提高了对针灸的热爱，增强了学习的信心。

对年龄偏大、病程较长、免疫功能极低的老年慢性支气管炎患者，针灸疗效差，尤其已并发了肺气肿、肺心病的患者，需综合性治疗。

病例2　支气管哮喘

陈某，女，53岁。哮喘反复发作4年。患者经常服用平喘止咳药物，一直未愈，时常发作。此次突发呼吸困难，口唇发绀6小时来诊。检查：痛苦表情，唇青面紫，张口抬肩，呼吸气急，听诊两肺布满哮鸣音。诊断为支气管哮喘。治疗：首先在肺俞、尺泽、膻中点刺放血（每3天1次）。立针三士、水金、水通、定喘、天突，哮喘即时立减。6小时后又继按上方治疗1次，喘息症状基本控制。次日复诊，哮喘明显减轻，仍继用上方治疗。三诊时诸症消失，双肺呼吸音清晰，守方巩固治疗7次。5个月后又再次发病，但症状轻微，及时来诊，按前方治疗，经2次治疗后已基本正常，共治疗7次。以后每月2次在大椎、肺俞、定喘、膻中点刺放血，加拔火罐。连续治疗4个月，随访1年未见复发。

小结　支气管哮喘属于难治性疾病，多反复发作，迁延不愈。在临床中有"内不治喘，外不治癣"之说。由此足以说明本病的顽固性。时常急性发作，给患者带来极大痛苦，并有生命危险，成为临床之急证。

针灸治疗本病有标本兼治之效，对缓解期可有远期巩固疗效，对急性发作期可有即时平喘救急之作用。对顽固性久治不愈的患者，多几种方法联合运用，艾灸疗法、刺血疗法、埋线疗法及贴敷疗法等，均有各自之优势，对本病皆有良好的治疗作用，临床常常相互并用。

笔者以针刺疗法治疗多例病案，最小的患者9岁，最大的患者76岁，最快者1次可止喘，均有不同程度的治疗效果，临床治愈者也有数例。

病例3 胃脘痛

沈某，男，32岁。胃脘部反复疼痛6年有余。患者于6年前即出现胃脘部疼痛，曾在某医院行胃镜检查，诊断为十二指肠球部溃疡。胃痛反复发作，屡治无效。此次发作5天，感觉胃胀多气、嗳气、反酸、胃寒。当饥饿或情绪不佳时更甚，食热饭而减轻。检查：面色少泽，痛苦表情，肝脾未扪及，上腹部压痛。舌紫，苔薄黄，右脉沉细，左脉沉弦。诊断为胃脘痛。治疗：首先在四花中、外找瘀络点刺放血（每3天1次）。再针通关、通山、中脘、足三里、太冲，针后疼痛渐缓。第2天复诊时症状大有好转，继续按上方治疗。在第五次复诊时，仍偶感胃脘部不适，此时减去通关、通山，加用内关、公孙，再继针5次巩固治疗。随访1年无复发。

小结 胃脘痛仅为一种临床症状，常见于各种胃炎、胃溃疡、十二指肠球炎、十二指肠球部溃疡、胃痉挛、肠胃炎、胃神经官能症等消化系统疾病中。针灸对改善疼痛有非常明显的作用，若非急腹症，针灸多能达到满意的疗效，可见针灸疗法是治疗胃脘痛的有效方法。

俗有"十人九胃病"之说，说明胃病发病率之高，确实如此，是临床常见病。在临床治疗时，经1次而痛止的患者占绝大多数，疗效突出、作用迅速。在所治的许多患者中，有一部分是经长期服用药物无效或疗效不佳，以试治想法而求于针灸治疗。

笔者以针灸疗法治疗过胃脘痛为主症的患者60余例，均有疗效。由此得之，针灸对消化系统疾病治疗效果非常好，是针灸临床值得大力推广运用的优势病种。

病例4 便秘

田某，女，54岁。大便艰难5年余，3～5天大便1次，近半年来每间隔

7～8天排便1次，时感腹部胀满不适，曾多次用药治疗，服药时有效，停药后恢复如常。诊断为便秘。治疗：取三其、天枢、上巨虚、照海，隔日1次，第一次针后2小时即已排便，共治疗7次，大便基本正常，后在天枢、腹结埋线1次。半年后随访大便如常。

小结　便秘是许多疾病发病之诱因，但在临床中往往被忽视。如肛周病变，面部色素沉着、脑出血、心肌梗死等疾病的发生常与便秘有着重要的关系。西医治疗本病多以导泻药物用之。导泻药仅有即时疗效，不能从根本上调节，久而久之则形成恶性循环，反而加重病情。针灸对便秘作用甚效，一般针后3天内即有效。笔者从事针灸临床以来，治疗各种便秘无不效者，既可治标，又能治本。

治疗便秘常用的主穴有：三其、天枢、支沟、足三里、上巨虚、照海等。可根据临床实际情况调配组方选穴，主要治则为疏通肠胃，润肠导滞。

病例5　胆囊炎

高某，女，41岁。反复发作上腹痛2年余，加重3天。患者于2年前无明显诱因出现上腹部隐痛，以右上腹为明显，当劳累或情绪郁怒时诱发或加重，曾在某医院行B超检查，诊断为慢性胆囊炎。3天前因暴食后出现腹部绞痛，呕吐后缓解，并伴有口苦嗳气。检查：腹部平软，未触及包块，肝、脾肋下未及，墨菲征（+）。B超显示：胆囊壁毛糙，胆囊内可见数枚增强光团，伴声影。诊断为胆囊炎。取火枝、其黄、火全、胆囊穴、足三里，经针1次后，患者自述上腹痛好转，治疗4次后，所有不适症状消失。后隔日1次治疗，再继守方巩固治疗6次。以后因其他疾病来诊，未见本病复发。

小结　胆囊炎常反复发作，难以根治，临床治疗较为棘手。用针灸治疗本病，相关文献报道较少。笔者通过针灸治疗数例急。慢性胆囊炎患者，疗效非常满意。慢性胆囊炎患者一般1～2次即可见效，5次左右的治疗，可明显好转或症状消失。急性胆囊炎患者，针后1次即可有效地缓解症状，一般也在3～5次症状消失。对于复发的患者，再次针灸治疗，仍然能够获得良好的效果。

针灸治疗本病有效穴位较多，常见的主穴有：上三黄、火枝、火全、木枝、木炎、阳陵泉、丘墟、胆囊穴、侠溪，临床可据症调配选穴组方。

病例6　面痛（三叉神经痛）

郑某，女，54岁。右侧鼻旁及面颊阵发性刀割样刺痛近3个月。发病后就诊于他院，行中西药物及针灸治疗，效果均不佳，转来就诊。每日发作10余次不等。多因吃饭、喝水、说话、咳嗽等动作而诱发。每次发作几秒至十几秒不等。痛止后无任何不适。检查：舌红、苔薄黄，脉弦。诊断为面痛（三叉神经痛）。治疗：首先在太阳、颧髎、颊车三点刺血拔罐，再针健侧侧三里、侧下三里，患侧听宫，双侧合谷、内庭。每日1次，经治疗3次后发作次数及疼痛程度均明显缓解。针治7次时，期间症状未明显改善，于是在患处加用火针（隔日1次）治疗，并在上述原方的基础上加患侧翳风、颊车、双侧天枢，再经治疗4次后完全控制发作。后未见复发。

小结 三叉神经痛药物治疗副作用大，疗效缓慢，故成为临床中疑难疾病。针灸治疗本病的临床报道较多，是目前对本病保守治疗的一种有效方法，尤其对原发性三叉神经痛作用明显，若为继发性三叉神经痛，应全面综合性治疗原发病。

笔者用针灸治疗多例三叉神经痛患者，取效理想。其中治疗发病时间最长的患者有7年之久；最严重的患者3天难以下咽任何食物、难以张口喝水；治疗最快的患者仅1次可使疼痛症状消失。

临床取用穴位是以远端与局部相结合的方式针刺，局部轻刺激，远端重刺激。并结合刺血与火针治疗，可以有效地提高临床疗效，尤其是顽固性患者，应多种方法相互为用。

病例7 面瘫

徐某，男，38岁。右侧口喎眼斜16天。患者于16天前清晨起床后发现右侧面肌板滞，口眼喎斜，经中西药及针灸治疗，症状无改善，故来诊。检查：右侧口眼喎斜，面肌麻木、抽搐板滞，额纹消失，不能抬眉，眼裂扩大约1.5厘米，鼻唇沟变浅，口角漏风，向左侧歪斜。舌质红，苔白，脉沉弦。诊断为面瘫。首先在患侧的口腔黏膜与足三重瘀络点刺放血（两个部位交替用之）。取健侧侧三里、侧下三里，双侧的合谷，患侧的太阳透地仓、牵正、翳风、地仓透颊车，经治疗7次后诸症明显改善，共治疗13次而愈。

小结 面瘫在历代中医文献均列为中风门户，为中风四大证候之一的"中络"。故在治疗方面应以祛风散寒、活血通络为治则。因此在治疗中应重视刺血疗法的应用。刺血既可祛外邪，又可祛瘀而通络，根据"祛风先行血，血行风自灭"之理，可以同时发挥双重治疗作用，从而达到风邪祛、经络通等治疗目的。

对于新病患者宜多针浅刺，重用健侧穴位；中期的患者宜用透刺疗法；病久的患者宜用透穴固定配用火针疗法。笔者曾治疗不同时期的患者53例，均效，治愈41例。

病例8 心悸

谢某，男，49岁。患阵发性心动过速3年余，每年发作3~8次不等。本次发作4天，自觉心悸、失眠、疲乏、胸闷。检查：血压125/80毫米汞柱，心动快而规则，心率156次/分，X线及心电图检查未发现明显的器质性病变。苔黄厚，脉细数。诊断为心悸（阵发性心动过速）。治疗：取心门、内关、神门、通关、通山，经治疗1次后心率转为106次/分，每日1次，治疗4次后心率恢复正常。再继守原方隔日1次巩固治疗5次，随访1年，未见复发。

小结 "有感而心动"谓惊。"无惊而自动"谓悸。治疗惊悸主要与心经和心包经有关，传统针灸多以内关为主穴，内关为心包之络，主治心胸及血液循环系统的病症，有强心、镇静和安神的作用。《针灸甲乙经》载"心澹澹而善惊恐，内关主之"。临床常与心门、心常、通关、通山、通天、神门、三阴交、间使等相关穴位协调用之。通关、通山、通天作用于心，对各种心脏之疾均有很好的治疗效果，作用非常迅速。但是在治疗时开始见效快，到一定程度后见效就缓慢了。故常和上述相关穴位配用。

病例9 痫病（癫痫）

宋某，男，37岁。间断性意识障碍发作8年。患者于8年前在工作时曾伤到头部。于半年后的某天晚上突发晕倒，口吐白沫，肢体强直，继则四肢肌肉阵发性抽搐，持续约5分钟，此后多次反复发作，每月可发作1~4次不等。曾于多家医疗机构就诊治疗，诊为痫病大发作，予口服抗痫药治疗，效果不佳。经他人介绍来诊，诊为痫病（大发作）。处方分为两组：第一组为通关、通山、上三黄、镇静；第二组为火枝、火全、土水、百会。这两组穴交替用之，经治疗1个月，本月未发作，又继续按上方隔日1次治疗到20次，在治疗期间发作1次，发作不足2分钟即可好转，发作程度轻微。再每周治疗2次，又治疗10周，未见发作。以后去外地打工而中断联系。在2年后介绍一名同病患者来诊，得知本患者2年间未再发病。

小结 痫病是临床疑难杂症之一，中西医治疗均较棘手，治疗时间较长。针灸在本病中的治疗记载甚早，《内经》、《针灸甲乙经》、《针灸大成》等名典中均有相关记述，可见古人对本病的治疗曾积累了较为丰富的经验。通过古今临床运用来看，均以督脉为首取经脉。在《素问·骨空论》载："督脉为病，脊强反折。"督脉循环起于会阴，上循脊柱，至风府而进入脑内。

董氏针灸对本病的治疗也有丰富的临床经验。有许多相关的有效穴位选择，在临床常用的效穴有火枝、火全、通关、通山、通天、上三黄、镇静等穴位。

本病在针刺治疗期间，不得随意调换更改所用药物及药品用量，需在专科人员的指导下调用药物，防止诱发或加重发作。本病治疗疗程较长，需要患者积极的配合，坚持治疗的信心，才能发挥应有的效能。

病例10　偏头痛

段某，女，51岁。患者间断性左侧头痛4年余，每月发作数次，轻时每月发作两三次，重时可达七八次，每次发作可持续数小时，疼痛部位以太阳穴周围为明显，并波及同侧眼睛，或视物不清，痛时需服止痛药缓解。曾多次服中西药物治疗，效果不显。本次发作2小时，疼痛如前。查体见患者呈痛苦面容，舌质红，苔黄白，脉沉弦。诊断为偏头痛。治疗：首先在太阳穴点刺放血（每3天1次）。再针侧三里、侧下三里、侠溪、门金、丝竹空透率谷，1次后疼痛立止，继守原方巩固治疗3次。后因其他病或陪同患者经常来诊，偏头痛一病未再复发。

小结　针灸治疗头痛，历代文献多有记述，已对此积累了丰富的经验。针灸治疗本病多以辨经论治为主。前头痛属阳明经痛、后头痛属太阳经痛、偏头痛属少阳经痛、头顶痛属厥阴经痛。实践证明，针灸治疗非器质性疾病引起的头痛效果良好，多可立时止痛，远期疗效比较满意，有治本之功。

笔者治疗各种头痛病患较多，疗效确切，仅经1次治疗，症状完全消失的患者占半数以上。临床治疗时多先刺血，再以局部与远端相结合的方式配穴，一般选穴较少，多数在3穴左右。

病例11　后头痛

孙某，男，37岁。不明显原因出现后头痛有半年时间。疼痛发作无规律性，时痛时止，曾就诊于某院检查未发现明确原因，诊为后头痛，口服中西药物未效。本次发作4个小时后来诊，患者呈痛苦面容，自感后头部涨痛，舌苔白，脉沉弦，诊为后头痛。治疗：冲霄刺血，针正筋、正宗、至阴，针后5分钟即感头痛症状减轻，当起针后几乎无痛感，守原方隔日1次治疗，总治疗5次。3个月后咨询，有时还偶有痛感，程度较轻，经休息后可缓解。于是再在风池与委中点刺放血3次（每隔1周1次）。随访1年未见复发。

小结　头痛前已述及，在此不再赘述。

病例12　中风偏瘫后遗症

张某，女，58岁。患者左侧半身不遂46天。患者于46天前发生脑血栓，住院治疗20天，病情稳定后出院，继在他处针灸并口服中西药物，但治疗效果不理想，故来诊。查体见：患侧臂痛挛急，手臂能左右摆动，但不能抬举，手指不能屈伸，下肢行走困难，需要别人搀扶，纳食可，二便尚调。血压158/95毫米汞柱，舌质淡润，苔白，脉沉细。诊为中风偏瘫后遗症。治疗：首取木火穴（常规针刺法）。再针健侧灵骨、大白（重用动气针法）、足三重、风市、肩中，患侧的尺泽、腕骨，双侧的水通、水金、肾关、足三里、曲池，以及百会，经针5次后上肢疼痛未作，挛急缓解，且上肢自己能抬起，抬腿较前有进步。再针7次后（在治疗中，根据患者病情有时调配相关穴位），上肢将抬至平肩，手指能轻微伸屈，但不能持物，能够扶拐在屋内行走数步。继守方隔日1次，治疗5次，上肢自己能抬至平肩，手自己能持物，且能够行走数十米。

小结　中风为目前高发病种，是中医针灸临床常见疾病，也是各医院针灸科住院患者最多的一个病种。针灸对本病确有肯定的疗效，是目前治疗本病中行之有效的首选方法。若能够及时采取正确的治疗，均有良好的治疗效果，尤其是董氏奇穴对本病有更好的治疗作用。如常用的木火、灵骨、大白、肾关、水金、水通等穴位的运用。倒马针法、动气针法在本病中的应用，大大增强了治疗效果。笔者以董氏奇穴为主穴治疗百余例中风偏瘫后遗症患者，取效甚为满意。经治疗后，许多患者不仅生活能够自理，而且恢复到正常工作。

因本病是目前常见病，并且致残率高，药物治疗难以获效，针灸疗效高，所以很有必要大力推广针刺在本病中的应用，成立更多的专科，使更多的患者早日接受专业的治疗，减少致残率，提高生活质量。

病例13　落枕

丁某，男，36岁。后项部疼痛不适3天。患者3天前因睡眠姿势不当，致后项不适，晨起后即感颈项活动受限，尤以左侧颈肩部明显，抬头及左右旋转受限，经在他处按摩拔罐治疗，未见好转，故来诊。诊为落枕。治疗：

立取右侧的重子、重仙配承浆，经用动气针法1分钟左右，症状已明显改善，留针20分钟，取针后已无大碍，第二天来电告知已无不适。

小结 落枕是临床上针灸疗效相当理想的病症，若能正确治疗，一次均能见显效或达到治愈。其发病原因，不外乎枕席位置失当，复因外感风寒所致。针灸治疗本病必须辨清病在何经，方能痛随针去。

落枕一病，在针灸治疗中记述甚早。《灵枢·杂病》载："项痛不可俯仰，刺足太阳，不可以顾，刺手太阳也。"临床以此而用之，确有实效。笔者每遇落枕患者，常用本法治疗而获效。若再用董氏奇穴相关穴位，疗效更佳。董氏奇穴中用之最多的穴位是重子、重仙穴。

病例14　五十肩（肩周炎）

于某，女，52岁。肩臂疼痛3个月。患者于3个月前始感肩臂僵硬疼痛，以右肩为重，抬举不利，动则疼痛加重，重时穿脱衣服、梳头均感困难，夜间痛重，外展、外旋、抬高均受限制，得温则缓，得寒则剧。曾口服药物及贴膏药（药名不详）拔罐等治疗，未愈。诊断为五十肩（肩周炎）。治疗：局部火针与点刺放血交替用之，再针刺肾关、四花中、后溪，行动气针法。经治疗1次后疼痛即有所缓解，抬举改善，继守原方治疗5次，疼痛基本消失，临床治愈。4个月后陪女儿来诊治妇科疾患，经咨询情况良好。

小结 五十肩，相当于西医学中的肩周炎，其致病因素分为外感和内伤两种，根据其病因施以不同的疗法与针刺手法。本病针灸为首选疗法，轻者仅几次可愈，对轻症患者效果快速明显，但对于肩关节粘连者常缠绵难愈，需坚持长时间，多种治疗方法相互配合，方能获得预期疗效。据患者的具体症情配用刺血、艾灸、火针、小针刀、按摩等方法的运用。

董氏奇穴对有功能障碍者疗效甚佳，一次往往即可见到治疗效果。肾关穴治肩不能往上抬，肩臂不能往后转则用足五金、足千金，疗效甚佳。

针灸治疗本病获取疗效的关键因素必须抓住辨经与病性的辨证。看病在何经选用何经相关之穴，再根据病之虚实施以不同的疗法或手法。

病例15　肘劳（肱骨外上髁炎）

任某，男，45岁。左肘部疼痛3个月余。左肘关节屈伸受限，持物无力。用药治疗，效果不佳。某院建议封闭治疗，未接受本疗法，经人介绍来诊。检查：左肘肱骨外上髁有明显压痛点，局部无明显红肿。诊断为肘劳（肱骨外上髁炎）。治疗：局部火针与点刺放血交替用之，取右曲池、右犊鼻、左灵骨，针1次后疼痛立缓，隔日治疗1次，第二次复诊时疼痛已明显改善，经治3次而愈。

小结　肘劳，相当于西医学中的肱骨外上髁炎。其病因多为气血亏虚、脉络不通，不通则痛。在西医学中治疗本病多以封闭治疗为主，余尚无更好之法。针灸对本病治疗极效，若能够正确选穴，多在1～5次内可获愈。

针灸治疗本病多以阳明经为主，阳明经多气多血，刺之可激发阳明经经气，活跃气血，濡利关节，通络止痛。尤其是火针的运用治疗，对本病有更强的治疗效果，笔者以火针1次治疗而愈的患者则有数例。因此在本病的治疗中，笔者首先以火针疗法为主。

病例16　坐骨神经痛

夏某，男，53岁。患者自感右下腰部向足趾方向沿坐骨神经分布区疼痛近2个月。曾在某医院就诊检查，腰部CT片显示增生性腰椎关节炎及腰椎间盘向后突出。诊断为继发性坐骨神经痛。曾行多种方法治疗，效果不佳，故来诊。检查：自右臀中部、腘窝、小腿外侧中部等压痛明显，直腿抬高试验阳性。舌质淡、脉虚无力。治疗：首先在委中、腰阳关点刺放血（每3～5天刺血1次），加拔火罐。再针健侧的灵骨、大白（运用动气针法），患侧的束骨，双侧的上三黄，经治疗5次症状基本消失，守方继针3次巩固治疗。

小结　坐骨神经痛属于祖国医学中痹证的范畴。西医学中有原发性坐骨神经痛和继发性坐骨神经痛之区分。本病为针灸的适应证，只要取穴准确，手法得当，治疗及时，一般均可获良效。本病在针灸临床中为常见病，自愿选择针灸疗法的患者甚多，有近半数患者用过其他方法的治疗，疗效不理想，而进一步求治选择了针灸疗法。与其他治疗方法相比，其针灸疗法则更优。

通过临床治疗经验来看，针健侧穴位治疗坐骨神经痛的疗效更优于针患侧，传统针刺疗法多以患侧取穴为主，其效远不及健侧取穴法。此种针法在《内经》中称为缪刺。《素问·缪刺论》载："左邪客于大络者，左注右，右注左，上下左右，与经相干，而布于四末，其气无常处，不入于经俞，命曰缪刺。"董氏取穴治疗本病均以此法为主，配用动气、倒马针法的合用，大大加强了针刺疗效。甚值得大力推广运用。

病例17　膝痛

王某，女，37岁。左膝内侧疼痛1月余，活动受限，伸屈不利，曾在某院行X线检查，未查出原因，常规治疗乏效，经人介绍来诊。检查：现左膝关节活动不利，不能完全屈伸，左膝关节内侧按压疼痛，但无红肿热痛，其他正常。诊为膝痛。治疗：三金穴点刺，再针健侧肩中、尺泽治疗，运用动气针法，经针后10余分钟，疼痛即已减轻，诊治到第四次时，收效缓慢，但痛点较局限，故于痛点加用火针，并在原方加用心门，再经3次治疗，疼痛完全消失。3个月后来治疗便秘，经咨询，膝痛未再复发。

小结 膝关节结构复杂，活动度大，故极易发生病变。常见的疾病有膝关节骨关节炎、风湿性关节炎、髌骨软化症、半月板损伤、脂肪垫劳损、关节软组织损伤等病变。针刺治疗多有良好的治疗效果。传统针刺治疗本病多以局部取穴为主，局部取穴的疗效远不如远端取穴为佳，笔者在治疗膝痛时多以远端选穴为主，很少在局部取穴，若局部取穴多以用火针。

董氏针法治疗膝痛，特别重视刺血疗法，多在背部三金穴与委中点刺放血，尤其对久年膝痛更有佳效。再配以远端取穴，以动气针法而用之，即见其效。笔者近几年曾治疗数例顽固性膝痛患者，多数达到临床治愈或基本治愈的治疗效果。

病例18 踝关节扭挫伤

郭某，女，46岁。右踝关节损伤3天。患者3天前走路不慎扭伤右侧踝关节，疼痛明显，走路受限。检查：右踝关节外踝处肿胀、青紫且有明显的压痛，踝关节屈伸时疼痛加重。诊为踝关节扭挫伤。治疗：首先在患处梅花针叩刺拔罐，再针健侧的小节与外关，利用动气针法，经1次治疗疼痛立缓，第二天复诊，仅感轻微不适，再针小节穴1次而愈。

小结 踝关节扭挫伤临床常见，尤其是外踝关节扭挫伤更为常见。针刺对本病作用效速，一般1~3次即可治愈。若为其他疗法，大多要经过数日或更久的时间治疗。针刺治疗时多以同名经对应取穴法而用之，疗效确实，一般针之即效。董氏奇穴的小节穴作用更优，临床用之不需辨经，无论内外踝皆可治疗，针之配用动气针法。

病例19 足跟痛

吴某，男，57岁。右足跟痛近半年，当走路多时疼痛明显，休息后缓解，硬物触到足跟部会引发疼痛，于某院行X线片示有轻微骨质增生，口服药物（药名不详）、中药外洗等治疗，未见明显疗效，故来诊。诊为足跟痛。治疗：先于患侧的委中瘀络点刺放血，再于患处痛点火针刺之，针健侧的五虎五、小节及患侧的大钟、下关，并用动气针法，1次治疗后即感疼痛有所缓解，第三次复诊时疼痛减半，共治疗7次临床治愈。

小结　足跟痛在临床中并不少见，是常见病、多发病，尤多见于中老年人。主要见于跟骨骨刺、跟骨滑囊炎、跟骨骨垫炎、跟骨骨质疏松和跖腱膜起点筋膜炎。用针灸治疗足跟痛疗效确切，常用的穴位有大陵（或足跟痛点）、下关、太溪、灵骨、小节、五虎五，针刺治疗时运用动气疗法（用力适当地跺脚跟部）是取效的关键。上述所选取的穴位多远离病患处，这是根据《内经》"下病上取"之意所用。

病例20　痛风

肖某，男，44岁。左侧第一、第二跖趾关节反复疼痛2月余，时轻时重，尤以第一跖趾关节为重，夜间痛甚，痛如针刺，常在夜间痛醒。就诊于某院，经化验血、尿酸等检查，确诊为痛风。并服用秋水仙碱等药物治疗，服用后反应明显，难以坚持用药，故致病情迁延不愈。近几天因生活不当，疼痛加剧，经人介绍来诊。检查：局部发热、胀痛、压痛明显，舌质暗红，苔黄腻，脉弦紧。诊为痛风关节炎。治疗：首先在疼痛处周围瘀络点刺放血（每3天1次）。并于痛点火针治疗（隔日1次），针刺足三里（透天凉手法）、五虎二、五虎三、内庭、外关治疗。第二天复诊时告知治疗当晚未再痛醒，继续守方治疗10次，诸症消失，自愿要求巩固治疗5次。以后介绍几名同病患者来诊，经问之未见复发。

小结　痛风是一种难治性疾病，易反复发作，成为临床常见疑难杂症。西医常以秋水仙碱控制急性关节炎的发作，或用促进尿酸排出的丙磺舒和抑制尿酸生成的别嘌呤醇等治疗，均以副作用大而不能久用。针灸作为一种绿色疗法，已在临床广为用之。在治疗时常以刺血、火针等方法并用，由此可大大地提高治疗效果，快速达到治疗的目的。

笔者在临床以刺血、火针、体针法联合用之治疗9例痛风患者，均有良好的治疗效果，疼痛症状迅速缓解，并能达到长期无复发的治疗作用。

病例21　胸部挫伤

任某，男，26岁。因车祸伤住某院治疗，经住院治疗其他部位伤痛基本缓解，唯有胸部伤痛未解，经做各种检查，未发现脏器以及骨骼的损伤，故出院。出院后继续用药物治疗，但疗效不佳，故来诊。检查：当咳嗽、深呼吸时疼痛明显加重，在右侧第二至第五肋骨区范围内压痛明显，无红肿表现。诊为胸部挫伤。治疗：取用驷马、内关、支沟，并嘱患者用力憋气深呼吸动气针法，治疗1次后即感疼痛有所缓解，5次治疗后疼痛完全消失。

小结　胸部挫伤、肋间神经痛及胸膜炎等胸部疼痛疾患，在临床经常会遇到，西医对此往往束手无策，而针灸治疗多能立起沉疴，痛随针去。中医认为本病是由气机阻滞，经脉失畅所致。临床常取用驷马、灵骨、内关、支沟、阳陵泉、膻中、太渊等穴，临证时据病情选用相关穴位刺之。笔者曾治疗多例不同原因所致的胸痛患者，治疗理想，有时仅取用1穴1次即可将疼痛而解。

病例22　骶尾部疼痛

唐某，女，28岁。产后3个月渐出现腰骶尾部疼痛，尤以起坐时明显，严重影响活动，曾自贴膏药治疗无效，后去医院就诊，行CT检查，CT片结果正常，给予活血止痛类药物治疗，效不显，故来诊。查体：局部无肿胀及其他变化，骶尾部明显压痛。诊断为骶尾部软组织损伤。治疗：取心门、昆仑、中白针刺治疗，运用动气针法，每日1次，3次治疗后已无不适症状，后又以本方巩固治疗2次，临床治愈。3个月后与小儿来本处推拿治疗，随访本病治疗效果，未见复发。

小结　骶尾部疼痛在临床并不少见，发病之因多为肾气亏虚、外伤、劳损或风寒湿邪侵袭所致。选择针刺治疗本病为有效之法，作用迅速，疗效持久。一般针之即效。常取用的主穴有肺心、心门、中白、昆仑、鱼际。笔者在临床中，选用上述相关穴位治疗24例患者，均获效理想，一般3~5次症状消失。

病例23　不孕症

徐某，女，29岁。患者婚后6年未孕，曾去多家医院就诊，未查出明显的器质性疾病（男方检查一切正常）。长期服用中西药物，多方治疗无效而终。患者体质健壮，月经色紫暗有块，并感小腹坠胀，舌质暗红，苔薄白，脉弦。诊断为原发性不孕症。治疗：首先在内踝至三阴交瘀络刺血（在每个疗程的首次刺血1次）。再取用妇科、还巢（左右交替用针）、三阴交、归来、中极、肾关、蠡沟、太冲治疗。每次月经结束后第三天开始治疗，治疗10次为1个疗程。连针治疗到第三个月经周期后经查已怀孕。

小结　不孕症是中医临床常见的疑难杂症。就诊中医药治疗的患者甚多，一开始就诊于针灸临床的患者极少。通过在临床实际治疗效果来看，针灸对本病的疗效相当不错，值得大力推广用之。笔者在临床中以单纯针灸法，或以针灸为主法治疗28例不孕症患者，有21例受孕，3例中断治疗。

导致不孕症病因甚多，常见的有排卵障碍、精子和卵子结合障碍、受精卵着床障碍等。概括起来分为两个方面。一是先天性生理缺陷，二是后天病理变化。针灸治疗主要针对后者。在治疗前必须明确诊断，首先排除男方及生理因素造成的不孕。针灸对于内分泌失调或卵巢功能不佳而呈无排卵性月经或黄体功能不全者，针刺作用甚为理想。尤其是董氏奇穴中的妇科穴、还巢穴有较好的功效，因此有"送子观音穴"之称。常配用十四经穴中的三阴交、关元、子宫等穴用之。对于虚证、寒证重用灸法。

病例24　妊娠恶阻

田某，女，26岁。患者怀孕2个月余，恶心呕吐10余天，近3天来呕吐剧烈，曾服用维生素B_6及中药，疗效不佳，食入即吐，闻到特殊气味或饥饿时亦呕吐黄疸水，坐卧不安，舌淡红苔薄，脉细。诊为妊娠恶阻。针刺通关、通山、内关、公孙针1次后即感缓解，已能少量进食，又针3次后症状基本缓解，饮食正常，未再呕吐。

小结　针灸治疗妊娠恶阻有很好的疗效。具有见效快，无药物副作用之优势。但孕妇是一个特殊的患者，在针刺时应特别注意小心，腰、腹为禁针区，刺激量不宜过大，中病即止，以免扰动到胎气。治疗本病常见的主穴有通关、通山、内关、公孙，这些穴位处于四肢部，安全性大，对孕妇无针刺禁忌。

笔者用上述相关穴位，常以二穴配用，治疗妊娠恶阻患者几十余例，均在1~5次内达到治疗效果。故值得临床推广运用。

病例25　乳癖（乳腺增生）

王某，女，38岁。患者两侧乳房肿块伴周期性疼痛2年余。以左侧为重，肿块局部胀痛，尤以经前1周左右疼痛为甚，至月经来潮时症状渐消，曾就诊于多家医疗机构，行B超、远红外线等检查，诊为乳腺小叶增生。服用多种中西药物治疗，症状时轻时重，尤当情绪不佳时症状明显加重。近3个月来因不良情绪的影响，症状加重，检查：两侧乳房散在大小不等的结节（小如豆粒、大如花生），质稍硬，可移动，有明显压痛，舌边略有齿痕，苔薄白，舌质略暗，脉弦细。诊断为乳癖（多发性乳腺小叶增生）。治疗：取指三重、内关、太冲、膻中、足三里，针3次后，症状已减轻，仍以左乳为重。针6次后胀痛缓解，至月经来潮时停止针刺，连续治疗3个月经周期（在每次月经前5~7天开始治疗）。乳房肿块消失，已无胀痛，因长期来访，得知效佳。

小结 乳癖相当于现代医学的乳腺增生。是目前女性常见疾病，严重困扰女性身心健康。西医学尚无有效疗法，临床主要以激素药治疗，因其较大的副作用而不能长期服用。针灸治疗本病的报道十分常见，通过大量的实践证明，针灸治疗本病效果尤佳。本病主要因为肝郁气滞，经气不畅是本病病机的关键，治疗本病主要以辨证论治为前提，从"气"着手，肝胃并治，兼调冲任。

针灸治疗乳腺增生安全可靠，疗效确切，并经得起重复，具有很好的临床实用价值，应当引起重视，予以肯定，推广用之。

病例26　甲状腺腺瘤

王某，女，41岁。颈部肿大发现20余天。在某院就诊，经同位素检查为甲状腺左叶显影正常，右叶增大，放射性分布均匀，未见明显稀疏缺损区。B超显示右甲状腺内可见2.8厘米×1.6厘米渐低回声区，内部光点略粗，边界清楚、整齐。提示：甲状腺腺瘤。检查：于右颈平喉节可触及一肿物，质硬，无压痛，活动度好，表面光滑。诊断为甲状腺腺瘤。治疗：取足三重（或外三关）、内关、足三里、合谷、肿块局部区。共治疗26次后，临床触诊肿物消失，B超检查正常。随访1年颈部肿物未再出现。

小结 甲状腺腺瘤是起源于甲状滤泡细胞的良性肿瘤，是甲状腺最常见的良性肿瘤。西医对本病尚无有效的保守疗法，主要以手术切除为主，少数患者术后又可复发。针灸可有消瘤之功能，是保守治疗的一种有效途径。针灸不仅对甲状腺腺瘤有治疗作用，而且对甲亢、单纯甲状腺肿大、甲状腺结节等多种甲状腺疾病均有一定的治疗功效。

传统针灸治疗甲状腺疾病主要以局部阿是穴为主，局部取穴具有宣通局部经气、疏导壅滞、消肿散结。再配用远端的合谷、足三里、内关为常用。董氏奇穴主要以远端穴位为主，其疗效非常满意，常用的主穴有足三重、足千金、足五金、侧三里、侧下三里、足驷马、三泉穴等，临证要据患者的具体病情选用相关的穴位，再配以局部阿是穴。远近相配，标本兼顾，共同发挥祛邪扶正、疏经通络、调理气血、消瘤散结的治疗作用。

病例27　荨麻疹

韩某，女，37岁。全身反复发作性荨麻疹2年。患者于2年前无明显原因出现全身瘙痒，发作时出现鲜红色疹块，面积逐渐扩大，继则成片，此起彼落，奇痒难忍，以躯干两肋为多。外受风冷刺激可引发，多以夜间为重。曾长期服用抗过敏药及中药治疗，病情时轻时重，反复发作。诊为荨麻疹。治疗：首先在大椎、肺俞、膈俞点刺放血（每周1次）。再取足驷马、曲池、血海针刺，隔日1次，共针14次，症状即全部消失。4个月后偶有发作，发作部位较局限，症状较轻微，于是再在上述穴位刺血，并于神阙穴闪罐治疗5次。随访1年，未再复发。

　　小结　荨麻疹相当于中医学中的瘾疹。本病有急、慢性两种。急性荨麻疹若治疗不当可迁延为慢性荨麻疹，慢性荨麻疹反复发作，缠绵难愈，短则数月，长则十几年不愈。笔者曾治疗急、慢性荨麻疹37例，其中治愈或基本治愈29例，有4例中断治疗。

　　针灸治疗本病能取得较好的疗效，但是需要坚持治疗，尤其是慢性荨麻疹患者，更要持之以恒，方能获得良好效果。在治疗初期疗效多不稳定，易反复发作，在治疗时与患者说明，需患者积极配合。若配用刺血疗法，可明显提高疗效，一般均加用刺血法。治疗本病常见的主要穴位有足驷马、风市、曲池、血海、三阴交、百虫窝、膈俞等穴。

　　在治疗过程中应尽量找出过敏源，减少或杜绝过敏机会，并注意保暖，避免受风寒。

病例28　耳鸣、耳聋

许某，男，56岁。患者无明显原因出现两耳鸣响伴有听觉障碍几月余，以右耳为重。感觉耳内闷胀感，呈蝉鸣声，时轻时重，听觉明显减退。曾口服药物（药名不详）治疗，治疗效果不显，而求于针灸。诊断为耳鸣、耳聋。治疗：取足驷马、三叉三、太冲、听宫、翳风、太溪针刺，隔日1次，共针12次基本恢复如常。

　　小结　大量的临床证明，针灸治疗耳鸣、耳聋的疗效是肯定的。笔者近几年治疗耳鸣、耳聋患者33例，有效27例，治愈及基本治愈22例，在治疗不足10次而中断治疗的有3例，也有经1次性治疗而使暴聋而愈者。

　　本病在临床中分为虚实两种。虚证以清肝泄胆为主。临床针刺以局部穴位（常用的有听宫、耳门、听会、翳风、完骨）配远端（常用的有足驷马、肾关、太溪、行间、外关、中渚、侠溪）穴位相互用之。穴位远近相配，补虚泻实，功效相得益彰。

病例29　迎风流泪

焦某，男，49岁。双眼迎风流泪，并感发痒10余年。患者于10年前无明显原因出现双眼迎风流泪，并伴眼角发痒、发干，以右侧为重，当天气寒冷时明显加重。曾就诊于多家医院，行眼科检查除外泪道阻塞、泪囊炎等其他眼科器质性疾病，并运用多种滴眼液及药物治疗，效未显。治疗：取木穴、明黄、光明、睛明、中白治疗15次，诸症消失。

小结　迎风流泪是眼部疾病常见的症状，有这一症状的患者并不少见，但是到医疗机构就诊的人并不多，到针灸科来诊的患者则更少。笔者近几年曾治疗数例本病患者，其治疗结果较为满意，尚值得研究推广。

在接诊时首先排除眼部器质性疾病，如泪道堵塞、泪囊炎、角膜炎、沙眼、结膜炎等相关病变。本病多因肝风内动、胆火上扰而致，因此临证治疗多以肝肾论治，中医有肝肾同源之说，常用的主穴有木穴、上三黄、下三皇、睛明、攒竹、太阳等穴。尤其木穴作用较为明显，对眼睛发干、眼易流泪尤具特效。

病例30　脑震荡后遗症

郑某，男，26岁。因工作时伤及到头部，伤后出现短暂性的昏迷，经救治后清醒，醒后不能记起当时的情况，近事遗忘。从此出现头痛、头晕症状，经住院15天后，头晕症状缓解，但头痛无变化，做CT检查未发现异常情况，故出院继续用药治疗。用药后未效，于是四处求治，效不佳，经人介绍来诊。患者伤后至今40余天，查体神清，舌质紫暗，有瘀点，脉沉而数。诊为脑外伤综合征。治疗：首先于足三重部位瘀络点刺放血，再针足三重、正筋、正宗、上瘤、百会，经1次治疗症状立显，感头脑清醒，连治6次后诸症悉解而愈。

小结　经大量的临床病案实践证明，针灸对脑震荡后遗症昏迷不醒等均有很好的治疗功效。许多伤后昏迷不醒经西医治疗不效，而用针灸使其恢复，或有些患者遗留头晕、头涨、头痛等后遗症状，以其他治疗方法往往难以奏效，经久不愈，多用针灸而解。

近些年因交通事故的增多，脑部损伤的患者也大量随之增多，这种脑震荡后遗症在临床十分常见，笔者治疗过相关病例数十例，确有其佳效，某些患者仅经治疗1次，使其缠绵几月的症状明显改善。笔者曾治1例车祸伤后3

年遗留头痛、头晕的患者，几经治疗，难以奏效，以致不能正常工作，经笔者治疗17次而恢复正常。

治疗本病在董氏奇穴方面更有其优势，常用的主穴有足三重、正筋、正宗、上瘤、正会、州昆、州仑等穴。在治疗时若配用刺血疗法则明显提高疗效，急性昏迷患者多在然谷部位瘀络刺血，后遗症患者多在足三重、四花穴、委中部位刺血，均选用瘀络刺之。

图文编辑： 刘立克　刘美思　林　玉　张　宏　刘　实　张婉春
　　　　　　苏　涵　秦国鹏　王　颖　李　洋　周　伟　黄丽莉
　　　　　　王　欣　李晓华　张献文　张　野　武志国　韩莲玉

图书在版编目（CIP）数据

董氏奇穴与十四经穴临证治验 / 杨朝义编著. —沈阳：
辽宁科学技术出版社，2015.2（2024.3 重印）
ISBN 978-7-5381-8917-9

Ⅰ. ①董…　Ⅱ. ①杨…　Ⅲ. ①经穴 — 研究
Ⅳ. ① R224.2

中国版本图书馆 CIP 数据核字（2014）第 268921 号

出版发行：辽宁科学技术出版社
　　　　　（地址：沈阳市和平区十一纬路 25 号　邮编：110003）
印 刷 者：辽宁新华印务有限公司
经 销 者：各地新华书店
幅面尺寸：170mm×240mm
印　　张：17.25
字　　数：300 千字
出版时间：2015 年 2 月第 1 版
印刷时间：2024 年 3 月第 10 次印刷
责任编辑：寿亚荷
封面设计：翰鼎文化 / 达达
责任校对：李　霞

书　　号：ISBN 978-7-5381-8917-9
定　　价：60.00 元（赠光盘）

联系电话：024-23284370
邮购电话：024-23284502
邮　　箱：syh324115@126.com